TRAVAUX DU MÊME AUTEUR.

RECHERCHES STATISTIQUES sur l'aliénation mentale, faites à l'hospice de Bicêtre avec M. AUBANEL. Paris, 1841.

RÉSUMÉ STATISTIQUE de la clinique chirurgicale de l'Hôtel-Dieu, avec M. MAUNOURY. Paris, 1843.

MÉMOIRE ET OBSERVATIONS sur le vice de conformation du cœur, consistant seulement en une oreillette et un ventricule. (*Archives*, 1842, 1843.)

DE LA RÉSECTION DU COUDE et d'un nouveau procédé pour la pratiquer. 1843. In-4°, avec deux planches lithographiées par M. Jacob.

MÉMOIRE sur la courbure accidentelle et la fracture incomplète des os longs chez les enfants. (*Archives*, 1844.)

OBSERVATION ET RÉFLEXIONS sur la trachéotomie dans le traitement du croup. (*Gazette médicale*, 1845.)

OBSERVATIONS sur le tétanos des enfants nouveau-nés (*Archives*, 1845.)

OBSERVATION d'hermaphrodisme féminin. (*Gazette médicale*, 1846.)

DE LA PÉRITONITE chez les nouveaux-nés. (*Archives*, 1846.)

Paris. — Imprimerie de L. MARTINET, rue Jacob, 30.

ÉTUDES

SUR LES

MALADIES INCIDENTES

DES ALIÉNÉS,

PAR

A.-M. THORE,

Docteur et lauréat de la Faculté de médecine de Paris,
ancien interne des hôpitaux, membre adjoint de la Société anatomique, membre correspondant
de la Société statistique de Marseille et de la Société médicale
d'encouragement de [illegible]

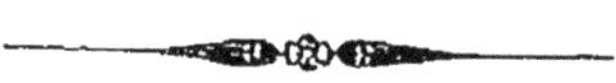

PARIS.

VICTOR MASSON,

LIBRAIRE DES SOCIÉTÉS SAVANTES PRÈS LE MINISTÈRE DE L'INSTRUCTION PUBLIQUE,

PLACE DE L'ÉCOLE-DE-MÉDECINE.

1847.

A MES ONCLES,

Comme un témoignage de reconnaissance et d'affection.

A.-M. THORE.

Frappé de la physionomie toute spéciale que la folie imprime aux maladies qui se développent pendant son cours, je fis, pendant une année entière que je passai à l'hospice de Bicêtre en qualité d'interne, de nombreuses observations sur ce sujet, un des plus intéressants, mais aussi un des plus négligés de la pathologie mentale. Mes premières recherches furent présentées à la Faculté de médecine qui m'engagea à leur donner suite, et m'adressa, par l'organe d'un de ses plus éloquents professeurs, des éloges dont j'ai senti tout le prix (1). C'est pour m'en rendre plus digne que je me suis remis à l'œuvre, et que j'ai fait tous mes efforts pour donner plus d'importance à ce travail en ajoutant de nouveaux faits à ceux que j'avais déjà recueillis, en me livrant à des recherches bibliographiques plus étendues et en refondant des articles que le temps ne

(1) Voir *Gazette medicale*, 1840 Rapport sur le concours pour le prix fondé par M de Montyon, par M Hipp Royer Collard.

m'avait point permis de rédiger avec tout le soin nécessaire.

Je prie M. Ferrus, qui a bien voulu m'honorer de ses conseils, de recevoir l'hommage de ma profonde gratitude. Je dois aussi de sincères remercîments à mon excellent ami, M. Aubanel, qui m'a communiqué un grand nombre d'observations et des relevés statistiques recueillis dans l'hospice des aliénés de Marseille, qu'il dirige avec tant de zèle et de distinction.

ÉTUDES

SUR LES

MALADIES INCIDENTES

DES ALIÉNÉS.

L'étude de la folie a toujours été entravée par de fausses croyances qui se sont successivement modifiées suivant les idées prédominantes de chaque siècle. Jamais on n'a pu se décider à regarder un aliéné comme un malade ordinaire, et il a fallu chercher, pour expliquer les troubles de l'intelligence, une cause occulte et mystérieuse.

Il suffit de parcourir les principaux écrits des médecins et des philosophes pour voir sans cesse la raison aux prises avec les préjugés, pour y trouver à chaque pas le désir de donner aux principaux phénomènes de la folie une cause surnaturelle. La sombre mélancolie d'Agamemnon, la fureur d'Ajax, les hallucinations d'Oreste, trouvaient leur explication dans le courroux des dieux ; de même que la présence du démon, de l'esprit malin, rendait compte des nombreux exemples d'aliénation que contiennent les saintes écritures. Cependant le disciple de Socrate, Platon, distingue déjà deux espèces de délire : « l'un causé par les maladies humaines, l'autre par une inspiration des dieux, qui nous fait sortir de ce qui nous semble régulier. » (Platon, *Dial. de Phèdre*, trad. par M. Cousin, t. VI.) Empédocle paraît avoir professé les mêmes doctrines. Hippocrate (*De Morbo sacro*) ne pense point qu'il y ait des maladies plus divines qu'humaines (1).

Toute espèce de folie n'était pas attribuée à la divinité seule ; on reconnaissait l'influence que l'esprit et le corps pouvaient avoir sur sa production ; cependant ces opinions singulières ne continuaient pas moins à se répandre, malgré les sages paroles d'Hippocrate, les belles et exactes descriptions d'Arétée et les nombreux écrits de Galien.

Le démon, qui joue déjà un si grand rôle dans les exemples dont la Bible est remplie, prit plus tard la place de la divinité, et l'on ne manqua point de rapporter à sa maligne influence les phénomènes de l'aliénation mentale. C'était déjà une opinion fort répandue du temps d'Avicenne. Ce médecin cherche il est vrai à lutter contre le torrent.

« Et quibusdam medicorum visum est quod melancholia contin-
» gat a dœmonio. Sed nos, quum physicam docemus, non cura-
» mus si illud contingat a dœmonio aut non contingat. »

Dans les temps où la magie et la sorcellerie étaient si fort en honneur, des médecins instruits et dont on consulte d'ailleurs les écrits avec fruit, étaient obligés de se plier aux croyances de leurs contemporains.

« Le démon, en troublant l'esprit, ne pousse pas seulement à des pensées impies, mais aussi à des crimes horribles, » dit Plater (*Obs.*, lib. Ier) en parlant d'une jeune femme qui, dans son délire, avait tué son mari qu'elle aimait tendrement. On est étonné de trouver dans Sennert, à côté de considérations fort sages et d'idées fort justes sur le siége de la frénésie, les paroles suivantes :

» Alii verò, cum harum rationum nullam verò consentaneam
» videant, statuunt dæmones qui morbis sese immisceant, per-
» mittente Deo, harum affectionum authores esse... Quorum

1) Xenophon, *Mém.*, lib. vj, parle des démoniaques, Aristophane (Plutus) de la cacodémonie. Arétée (lib. 1, cap. 4) remarque qu'on avait donne à cette maladie le nom de sacrée, parce qu'on croyait que le démon s'était introduit chez celui qui en était attaqué.

» opinioni et nos assentimur... Et si enim, Deo permittente, ho- » minum obsidere et occupare dæmon possit, qui verè obsessi » dicuntur et sunt tamen quandoque morbis et præcipuè me- » lancolicis, sese immiscet dæmon et forsan frequentiùs hoc ac- » cidit quam sæpè creditur. »

Il consacre un chapitre tout entier à examiner comment les maniaques peuvent parler des langues qu'ils n'ont jamais apprises, comment ils peuvent prédire l'avenir, comment ils peuvent vivre au milieu de symptômes si graves, lorsque le cœur et le cerveau sont si fortement affectés, et il ne trouve rien de mieux à dire, si ce n'est que : « dæmon tali occasione abusus et se hu- » mori melancolico immiscens multa edit quæ vulgus sæpè » morbo adscribit, cum tamen abscribenda sunt dæmoni. »

A ces citations nous pourrions ajouter les noms de Fernel, de Heurnius (1), de Perdulcis (2) ; ce dernier fait les plus grands efforts pour distinguer les maladies naturelles de celles qui sont sous l'influence diabolique, et conseille, dans ce dernier cas, d'abandonner les remèdes naturels et d'appeler à son aide les remèdes divins, tels que les aumônes, les vœux, les exorcismes, etc.

Le démonisme chrétien a trouvé aussi des défenseurs dans la plupart des théologiens, comme on le voit dans les écrits de saint Augustin et de saint Jean Chrysostôme (sermon 57).

A ces exemples il est bon d'en opposer d'autres qui prouveront que cette manière de voir n'était point partagée par tous les médecins. Qui ne connaît les efforts faits par Jean de Vyer, dans son remarquable ouvrage *De prestigiis dæmonum*, et le chapitre dans lequel il prouve que ceux « que l'on pense être démoniacles, lesquels toutes fois sont seulement tourmentez par la mélancholie, etc. » (Cinq livres *De l'Imposture*, etc., pris du latin, par J. Grévin, Paris, 1567.)

---

(1) *Joannis Heurnii ultratrajecti Op. omn.* Lyon, 1658. *De morbis capitis*, p. 377. *De maniâ.*

(2) *Barth. Perdulcis, De morbis animi.* Paris, 1639, p. 31. *De maniâ demoniacâ.*

Schenk a fait entendre à ce sujet des paroles que je ne puis m'empêcher de rapporter :

« Quod si quis hunc verè dæmoniacum fuisse contendat, ea » res est, vel maximè medicorum illustrat artem, cui comper- » tum est et dæmones impios parere, quemadmodum in resti- » tuendâ vitâ, ita et in exigendis spiritibus divinæ virtutis tum » ministræ tum æmulæ. » Lib. I, p. 137.

Dans des temps plus rapprochés de nous, Mead pense qu'on ne doit point attribuer à la colère divine des maladies auxquelles on peut assigner des causes naturelles, à moins qu'on ne fasse voir clairement qu'elles sont envoyées par la divinité. Il paraîtrait d'ailleurs conforme à la raison que les maux envoyés à titre de châtiment par le souverain juge fussent ou incurables, ou que lui seul se fût réservé le droit d'y remédier, afin de faire éclater encore plus sa souveraine puissance jointe à sa bonté suprême.

On ne s'étonnera point de voir rapprocher tous ces exemples, en réfléchissant qu'ils sont le plus fidèle indice des doctrines qui ont dominé la plupart des médecins dans l'étude de la folie et des retards apportés à ses progrès ; on s'étonnera moins encore en songeant que tout récemment une pauvre fille démonomaniaque fut soumise un grand nombre de fois aux pratiques de l'exorcisme pour être délivrée de sa maladie. (Voir cette curieuse observation dans la *Gazette des hôpitaux*, 1843, p. 396.)

Il fallut arriver à l'époque de Bonet et de Morgagni, époque où tous ces récits merveilleux commençaient à être pesés à leur véritable valeur, pour voir faire justice des préjugés qui avaient apporté un si grand obstacle à l'étude de l'aliénation mentale. C'est alors que les ouvertures de cadavres faites avec soin permirent de reconnaître chez les fous plusieurs altérations pathologiques méconnues jusqu'alors.

Quoi qu'il en soit, ces progrès furent bien lents, et si l'empire des croyances ridicules que nous avons signalées tomba à tout jamais; si les idées mystiques qui avaient régné si longtemps firent place à des idées plus saines et plus raisonnables, le sort des aliénés gagna peu à ce changement; on les traitait comme des criminels, on les plongeait dans des cachots infects, où ils manquaient à la fois d'air, de lumière et de nourriture : ils n'appartenaient point encore à la médecine.

La nouvelle voie ouverte, à la fin du dernier siècle, par les travaux des auteurs français et anglais, et surtout par ceux de Pinel, fut bientôt parcourue par un grand nombre d'habiles médecins. Une science toute nouvelle fut instituée en quelques années; mais beaucoup de faits importants ont dû être négligés et il reste encore de nombreux vides à remplir.

De cette immense tâche, j'ai choisi un des points les plus intéressants, même pour le médecin étranger à la pathologie mentale, je veux parler des maladies qui surviennent dans le cours de la folie. Cette étude était tout-à-fait nouvelle. Cependant quelques résultats généraux ont été indiqués par M. Calmeil (article ALIÉNÉS du *Dictionnaire de médecine*, t. II) et par Georget, dans un petit nombre de pages placées à la fin de son ouvrage sur la folie, devenu fort rare aujourd'hui. M. Ferrus, dans le cours qu'il a fait pendant longtemps à Bicêtre, appelait fréquemment l'attention des élèves sur les maladies incidentes des aliénés et d'importantes remarques sur ce sujet ont été consignées dans les analyses de ses leçons (V. *Gazette des hôpitaux*, 1838, nos 96, 138, 141, 143, et *Gazette medicale* année 1836). A l'exception de ces documents, dont nous ferons plus tard notre profit, les annales de la science sont à peu près muettes sur ce sujet; c'est en vain que j'ai feuilleté les écrits de Heurn, de Payva, qu'on a indiqués comme contenant des observations relatives à cette histoire. Je n'avais aucun guide, aucun modèle à suivre ou à imiter. La lecture de nombreux ouvrages, le dépouillement de la plupart des journaux de médecine, ne m'ont fourni qu'un petit nombre de faits. Aussi n'ai-je point la prétention de présenter l'histoire complète des maladies accidentelles des aliénés, mais j'apporte des observations recueillies avec soin et comparées entre elles de manière à éclairer les parties les plus intéressantes de ce vaste sujet. On doit d'ailleurs peu s'étonner de la pénurie de la science sur ce point, en songeant aux obstacles qui s'opposent à la juste appréciation des causes, aux difficultés quelquefois insurmontables du diagnostic. Aussi, avant d'entrer en matière, allons-nous présenter quelques considérations générales pour ne point nous exposer plus tard à d'inutiles répétitions. Nous examinerons aussi les principales conditions hygiéniques dans lesquelles les aliénés se trouvent placés, l'influence fâcheuse qu'elles peuvent exercer, ainsi que les moyens d'y remédier.

PATHOLOGIE GÉNÉRALE.

Les nombreux préjugés qui ont régné au sujet des aliénés, et que nous avons essayé de dépeindre, ont autorisé une opinion singulière qu'on s'étonnera de voir adopter par les hommes les plus sages et les observateurs les plus judicieux. Pouvait-on croire, en effet, que la maladie avait quelque prise sur des individus qu'on regardait comme sous la possession immédiate des puissances de l'enfer, qui, disait-on, semblaient braver l'intempérie des saisons et s'exposaient impunément au feu, à un froid excessif, etc.? Je ne m'arrêterais pas à examiner jusqu'à quel point cette opinion est fondée, si elle n'avait été mise en avant par un illustre médecin dont le sens exquis et la profonde expérience ne peuvent être révoqués en doute. Richard Mead croit que non seulement la nature a préservé les fous des autres maladies, mais encore que la folie s'empare tellement de l'individu, qu'elle peut chasser une maladie à laquelle il est actuellement en proie; ce qui n'a point lieu seulement pour les incommodités légères, mais encore pour les plus graves et les plus dangereuses.

Ellis (trad. par M. Archambaut, p. 365), tout en convenant que la folie tend à abréger la vie, avance que les aliénés ne sont pas aussi exposés aux maladies accidentelles que les autres hommes.

Mason Cox (*Practic. obs. on Insanity*) pense aussi que la folie met l'individu à l'abri de toute influence étrangère; et, pour lui, il n'y a point de fait mieux démontré que celui-là. Survient-il une épidémie: quelque générale qu'elle soit, les maniaques y échappent, dit-il; et si, par exception, ils en sont atteints, cette nouvelle maladie les guérit pour l'ordinaire.

L'épidémie de typhus qui régnait du temps de Pinel, et pendant laquelle il faillit succomber; plus récemment encore l'épidémie de choléra, ont prouvé combien cette opinion était fausse. Les faits rapportés dans ce travail le prouveront encore d'une manière plus évidente. D'ailleurs tous les hommes qui se sont occupés avec quelque distinction de l'étude de la folie en France, ont protesté contre cette prétendue immunité. (*V.* Esquirol et M. Ferrus, *Des aliénés*, p. 226, 227.)

Il est un autre point plus important à discuter : les aliénés sont-ils exposés à des maladies en tout semblables à celles des autres individus, ou bien la folie imprime-t-elle un cachet particulier aux affections incidentes qui surviennent chez eux? S'il est vrai d'avancer que souvent les lésions de l'intelligence ont trop peu d'importance pour réagir sur le physique, il est aussi d'autres cas où elles sont trop profondément troublées et donnent aux maladies accidentelles une physionomie spéciale. Sans doute on ne trouvera point des différences telles qu'on pourra en faire des maladies tout-à fait distinctes; mais n'en est-il pas de même pour la pathologie de l'enfance et de la vieillesse, qui a de si nombreux rapports avec celle de l'âge adulte? Nous croyons malgré cela faire une chose utile en recherchant quelles modifications elles subissent dans les différentes espèces d'aliénation mentale, en examinant en quoi leurs symptômes, leur marche, leur pronostic, leur traitement, diffèrent de ce qu'on est habitué à observer chez les autres individus.

MORTALITÉ ET DURÉE DE LA VIE CHEZ LES ALIÉNÉS.

Le chiffre de la mortalité chez les aliénés doit, ainsi que nous l'avons fait voir dans nos *Recherches statistiques* (1), tenir le milieu entre celui des prisons et celui des hôpitaux. Il est évident qu'elle doit être plus considérable que chez une grande agglomération d'individus à l'état sain. Ainsi, lorsqu'à Paris M. Villot estime la mortalité à 1 sur 56 habitants, et que M. Villermé calcule qu'il meurt 12 prisonniers sur 100, nous trouvons qu'elle est, dans la division des aliénés de Bicêtre, de 1 sur 8,61. Mais elle est encore moins forte qu'à l'Hôtel Dieu, par exemple, où elle est, suivant M. Bouchardat, de 1 sur 5 38/100.

En effet, aux causes ordinaires de maladie qui peuvent s'observer dans une grande réunion de personnes, il faut ajouter l'influence qu'exerce l'aliénation mentale, cause d'une foule d'autres affections, et qui, dans quelques unes de ses variétés, produit la mort d'une manière directe.

On voit des maniaques mourir au milieu d'une agitation extrême, avec un délire incessant, qui présentent des fuliginosités aux dents, qui ont une langue sèche et fendillée, dont les traits sont fortement altérés, et à l'autopsie desquels il est impossible de découvrir des lésions bien caractéristiques. Chez les déments avec paralysie générale, on ne trouve que les altérations de la substance cérébrale et des méninges propres à cette variété de délire; ils ont évidemment succombé à une profonde détérioration de leur économie, à un épuisement complet de leurs forces. La folie peut donc être à elle seule une cause de mort.

Voici le résultat de nos relevés statistiques faits avec M. Aubanel dans la division des aliénés de Bicêtre pendant l'année 1839.

---

(1) *Recherches statistiques sur l'aliénation mentale*, par MM. Aubanel et Thore, 1841.

Dans la manie.

Aliénés morts dans une première période d'excitation. 8
Aliénés morts dans une période d'excitation prolongée suivie d'affaiblissement. 2

Maladies incidentes.

Tête.	Méningite.	1	4
	Congestion cérébrale.	1	
	Hémorrhagie cérébrale.	1	
	Ramollissement cérébral	1	
Thorax.	Hypertrophie du cœur.	1	4
	Pneumonie.	2	
	Asphyxie par refoulement du diaphragme.	1	
Abdomen.	Entérite chronique.	1	2
	Abcès du foie.	1	
	Escarre.		1
			21

Dans la monomanie.

Suicide par strangulation.	1
Suicide par section du cou.	1
	2

Dans l'épilepsie.

Attaques d'épilepsie répétées. . . .	1
Démence, paralysie générale, marasme.	1
Hypertrophie du cœur.	1
Pneumonie.	1
Pleurésie.	2
Entérite.	2
Cirrhose.	1
Phthisie pulmonaire.	2
Affection tuberculeuse générale . . .	1
	12

Dans la démence.

Mort dans une agitation considérable. .	16
Mort dans le marasme, escarres. . .	58

Maladies incidentes.

Tête.	Hémorrhagie cérébrale ancienne .	3	10
	Ramollissement cérébral	1	
	Congestion cérébrale	1	
	Apoplexie séreuse	1	
	Apoplexie méningée.	1	
	Convulsions épileptiformes . . .	3	
Thorax.	Pneumonie	8	18
	Gangrène du poumon.	2	
	Congestion pulmonaire.	1	
	Phthisie	5	
	Pleurésie.	1	
	Asphyxie par le bol alimentaire. .	1	
Tube digestif.	Cancer de l'estomac.	1	13
	Cancer de l'intestin.	2	
	Entérite chronique.	8	
	Parotide	2	
	Abcès du cou.		1
	Scorbut.		6
	État adynamique.		3
			125

Dans l'idiotisme.

Convulsions épileptiformes . .	2
Pleurésie.	2
	4

En résumant ce tableau, nous trouvons dans la manie que la mort 10 fois sur 21 a été due aux progrès de l'affection mentale; sur les autres cas, 4 fois les maladies du cerveau, 4 fois celles du poumon et du cœur, 2 fois celles de l'appareil digestif, 1 fois une escarre considérable, ont été cause de la mort.

Dans la démence, deux causes principales de mort : tantôt on voit succomber les individus au milieu d'une agitation très intense et dans un état tout-à-fait comparable à la manie aiguë ; tantôt, au contraire, l'économie subit une lente décomposition ; des escarres se forment au sacrum, aux aisselles, aux coudes, aux trochanters, et ces malheureux meurent dans le marasme.

10 fois les maladies de l'encéphale ont été cause de mort, 17 fois celles de l'appareil pulmonaire. La pneumonie et les tubercules pulmonaires ont été le plus fréquemment notés. 14 fois celles du tube digestif. 8 fois nous avons trouvé l'entérite chronique, et 2 fois le cancer du gros intestin.

Le scorbut a déterminé la mort de 6 malades.

Je joindrai à ces résultats ceux que mon excellent ami, M. Aubanel, a recueillis à l'hospice des aliénés de Marseille, qu'il dirige avec tant de distinction. Ce tableau suivant a été établi d'après les autopsies qu'il a faites de 128 aliénés.

MALADIES INCIDENTES.		DÉMENCE PARALYTIQUE.	DÉMENCE SIMPLE.	MANIE AIGUË ET CHRONIQUE.	LYPÉMANIE ET STUPIDITÉ.
TÊTE.	Congestion cérébrale et symptômes d'apoplexie.	20	3	3	»
	Hémorrhagie méningée.	4	»	»	»
	Hémorrhagie interstitielle	1	»	»	»
	Convulsions épileptiformes.	15	»	»	»
	Phrénésie.	»	»	1	»
THORAX.	Pneumonie.	6	2	5	»
	Apoplexie pulmonaire	»	»	1	»
	Pleurésie.	»	2	3	»
	Phthisie	»	1	4	2
	Gangrène du poumon.	»	»	1	»
	Asphyxie par le bol alimentaire . .	1	»	»	»
	Maladies du cœur	»	»	5	»
ABDOMEN.	Entérite typhoïde.	»	»	1	»
	Gastrite.	»	1	»	»
	Rupture de l'estomac, tympanite. .	»	»	»	1
	Empoisonnement par le laudanum.	»	»	1	»
	Hépatite	»	»	1	»
Érysipèle gangréneux		2	»	»	»
Variole.		»	»	1	»
Excitation maniaque.		2	»	»	»
Escarres, marasme, diarrhée.		13	9	7	2
Progrès de la paralysie.		6	»	»	»
Sitophobie, inanition		»	»	1	»
		70	18	35	5

Si nous comparons ces résultats à ceux que d'autres médecins ont obtenus, nous trouvons des différences assez tranchées; elles sont même trop grandes pour qu'il soit possible d'en présenter le tableau. Chez les uns, les maladies de l'encéphale sont aux autres maladies comme 1 est à 2 ; chez d'autres, elles n'occupent que le troisième ou le quatrième rang : même chose pour les affections de la poitrine et de l'abdomen, qui occupent un rang très variable. On se rend compte de ces différences en réfléchissant à la difficulté d'établir une classification convenable et de ne point confondre les lésions produites par la folie avec celles qui en sont indépendantes. Nous renvoyons d'ailleurs aux statistiques qui ont été publiées.

La forme de l'aliénation mentale a sur la mortalité et le développement des maladies accidentelles une influence qu'il faut bien se garder de négliger. Parmi les aliénés, les uns sont condamnés à une réclusion perpétuelle ; d'autres, en raison de l'acuité de leur délire, ne font qu'un séjour de courte durée : ceux ci n'ont que des conceptions délirantes très bornées, et leur santé n'en souffre nullement ; ceux-là refusent toute nourriture, vivent au milieu de leurs excréments, et ressemblent plutôt à des brutes qu'à des hommes. L'action des causes morbifiques doit donc être extrêmement variable, suivant qu'elle s'exerce sur tel ou tel aliéné.

Sur 164 individus décédés en 1839,

21 étaient maniaques.
2 monomaniaques.
125 déments et paralytiques.
4 idiots.
12 épileptiques.

164

D'après des calculs faits sur un nombre plus considérable d'aliénés admis depuis 1831 jusqu'en 1839, nous avons pour la mortalité les proportions suivantes :

Déments paralytiques. . . .	1 sur 1,69
Déments sans paralysie. . .	1 — 1,60
Maniaques.	1 - 4,54
Maniaques à l'état chronique.	1 — 3.30
Mélancoliques.	1 — 3,80
Stupides.	1 - 5,20
Idiots.	1 — 2,65
Épileptiques	1 — 2,88

Monro, Greding, Crichton, Ellis, Georget, ont avancé que la folie abrège la vie ; ce dernier médecin a présenté à l'appui de son opinion le tableau suivant, dans lequel, sur 100 aliénés,

25	étaient morts	après la	1re année.
20	—	—	2e —
18	—	—	3e —
14	—	—	4e —
14	—	—	de 5 à 10 ans,
7	—		de 10 à 15 ans.
2	—	—	après 20 ans.
100			

M. Ferrus aussi pense que tous les genres d'aliénation mentale abrègent la vie, et particulièrement l'idiotisme porté au plus haut degré ainsi que la démence, surtout celle qu'il désigne sous le nom de démence adynamique.

Cette proposition, vraie d'une manière générale, a cependant besoin d'être examinée avec un peu de soin. Nous sommes tout-à-fait de l'avis de M. Esquirol, qui signale avec juste raison l'exagération dans laquelle sont tombés quelques auteurs. On a cependant été jusqu'à dire que ceux mêmes qui ont recouvré la raison ne peuvent vivre longtemps. Il n'est point rare de trouver des aliénés qui existent dans un hôpital depuis un grand nombre d'années, et qui, une fois acclimatés, vivent tout aussi longtemps que d'autres individus.

Sur 274 maniaques recensés au 1er décembre 1839, nous avons trouvé que

63 avaient été admis dans l'année.
203 existaient dans la division depuis 20 ans.
8 existaient depuis 21 jusqu'à 36 ans.

Sur 97 monomaniaques,

38 étaient entrés dans l'année.
55 depuis 1 jusqu'à 20 ans.
4 de 21 à 28 ans.

Sur 169 déments,

87 étaient entrés dans l'année.
79 de 1 à 20 ans.
3 de 21 à 28 ans.

Sur 176 imbéciles et idiots,

20 étaient entrés dans l'année.
115 de 1 à 20 ans.
34 de 21 à 30 ans.
5 de 31 à 40 ans.
2 de 41 à 44 ans.

La durée de la vie est donc fort variable. Parmi les déments qui existaient dans la division des aliénés de Bicêtre au 1er dé cembre 1839, la moitié avait été admise dans l'année; et si l'on en trouve quelques uns qui ont depuis quinze jusqu'à vingt-cinq ans de séjour, ce sont des individus plutôt atteints de démence sénile que de démence compliquée de paralysie générale. Ce qui prouve combien est grande la mortalité chez ces derniers, c'est que sur 120 admis cette année, 65 sont morts, ce qui fait 1 sur 1,84. Il n'en est point de même des maniaques, dont la mortalité est de 1 sur 12. On trouve que la période de un à vingt ans de séjour comprend plus des deux tiers de ceux qui existent à Bicêtre. Les idiots ont une vie fort courte lorsqu'ils sont sales, paralysés, vivant au milieu de l'urine et des matières fécales, lorsqu'ils sont privés de la parole et que leur organisation n'est qu'ébauchée; mais les imbéciles auxquels il reste assez d'intelligence pour qu'on puisse les employer à divers travaux, peuvent parvenir à un âge fort avancé : aussi en trouve-t-on qui comptent jusqu'à quarante-quatre années de séjour, et un bon nombre ont depuis cinquante jusqu'à quatre-vingts ans d'âge.

Nous conclurons donc que la démence avec paralysie générale, que l'idiotie complète, nous paraissent les seules formes d'aliénation mentale qui doivent abréger nécessairement la durée de l'existence, en raison, chez les uns, de l'imperfection des organes, et chez les autres, des troubles profonds survenus dans la motilité; que les maniaques, lorsqu'ils ont résisté aux violentes secousses qui résultent de leurs accès de délire et qu'ils sont soustraits aux causes susceptibles d'amener des rechutes, peuvent vivre fort longtemps. Il est douteux, à quelques exceptions près, que leur vie soit beaucoup abrégée. Il en est de même des monomaniaques. Chez les déments en particulier, les maladies incidentes, presque toujours mortelles, qui les déciment sans cesse, ajoutent encore aux chances défavorables que nous avons signalées.

CAUSES.

Les causes des maladies varient suivant certaines circonstances qu'il importe de noter. Tel modificateur n'aura aucune action sur un individu placé dans les conditions ordinaires, tandis qu'il déterminera une affection grave chez un aliéné. Il est une telle cause puissante de maladie qui s'exercera avec énergie dans un hôpital et restera impuissante sur une personne isolée. Il n'est pas même rare de voir, dans certaines parties d'un même établissement, régner d'une manière endémique le scorbut, des ophthalmies, etc., qui n'existent jamais dans d'autres. Enfin la constitution médicale doit nécessairement amener la prédominance d'une maladie, d'un symptôme, etc.

Autant qu'il nous sera possible nous tiendrons compte de toutes ces circonstances dans l'examen auquel nous allons nous livrer. Nous suivrons dans ce chapitre d'étiologie les divisions adoptées dans les traités d'hygiène.

Circumfusa.

Air. — Il n'est pas toujours réparti d'une manière égale dans les différentes divisions d'un hospice d'aliénés. Ainsi à Bicêtre, il existe des dortoirs où chaque individu a 41 mètres cubes d'air à consommer, tandis que dans certains dortoirs bas et étroits chaque individu a à peine 10 mètres : aussi est-on frappé, lorsque le matin ou pendant la nuit on y pénètre, de l'odeur désagréable qui y règne, ainsi que de l'élévation de la température. Les cellules nouvellement construites ne laissent sous ce rapport que peu de chose à désirer. Elles renferment 33 mètres cubes d'air. La quantité moyenne doit être de 18 à 20 mètres cubes. Beaucoup d'établissements méritent le reproche que je viens d'adresser à l'hospice de Bicêtre : le manque de la quantité nécessaire d'air respirable, son défaut de renouvellement, l'entassement des malades, sont les causes les plus évidentes des affections qui déciment les aliénés.

Les modifications de l'air varient suivant la destination des salles : ainsi il en est qui sont occupées par des malades convalescents et propres, dont l'air est aussi pur qu'il peut l'être dans un endroit où couchent un certain nombre d'individus; tandis que dans les cellules qui renferment les malades gâteux, il s'exhale continuellement une odeur fétide et ammoniacale.

La ventilation qu'on met en usage pour remédier à cet inconvénient est souvent mal employée : c'est au moyen de châssis placés à la partie supérieure qu'on renouvelle l'air; la ventilation par la partie inférieure serait de beaucoup préférable. Dans quelques cas, elle est presque impossible en raison du petit nombre d'ouvertures qui existent.

Le lavage à grande eau est d'une utilité indispensable, et il est souvent pratiqué; mais il entretient une humidité constante qui peut dans certains cas favoriser le développement de plusieurs maladies.

La *privation de lumière* est une condition toujours fâcheuse. En général, les dortoirs sont convenablement éclairés; cependant il en est un à Bicêtre destiné aux épileptiques dans lequel il pénètre une si petite quantité de lumière qu'on y est presque continuellement dans une nuit profonde. Quelquefois on emploie ce moyen comme une punition, et l'on place l'individu qui s'y expose dans une loge tout-à-fait obscure; on l'a aussi employé comme moyen de traitement. C'est ainsi qu'on voit à Aversa une chambre toute tendue de noir et complétement privée de lumière; au-dessus de la porte sont inscrits ces mots : « Sedationem afferre. »

Le *froid* a une très grande influence sur la production des maladies et sur la mortalité. On a souvent répété que les fous n'y étaient nullement sensibles : cela est vrai pour quelques maniaques agités ; mais, même chez ceux qui y paraissent le plus indifférents, son action ne s'en exerce pas moins, et il n'est pas très rare de trouver des aliénés morts de froid pendant les jours de gelée. Nous n'avons point observé cet accident à Bicêtre, mais MM. Esquirol, Rech de Montpellier, Fabre (*Lancette*, 1830, n° 35), en rapportent des exemples; Cox cite un cas de gangrène des extrémités; Haslam en a aussi signalé la fréquence, et ne reconnaît pas du tout que les aliénés jouissent du privilége qui leur est accordé de s'exposer impunément à toutes les impressions extérieures.

Les variations qui surviennent brusquement dans l'atmosphère paraissent avoir une importance plus grande encore que le froid sur la mortalité, ce qui explique pourquoi le maximum se trouve toujours au printemps.

Sur 164 aliénés,

54 étaient morts au printemps.
45 — en hiver.
40 — en automne.
25 en été.

Applicata.

Les *vêtements* sont en général faits pendant l'hiver avec une grossière étoffe de laine, en été avec de la toile forte. Ils sont le plus souvent en fort mauvais état. La coiffure se compose d'un chapeau de paille dans la saison chaude, en hiver d'un bonnet de laine. M. Ferrus a recommandé l'usage d'un bonnet de coton simple, au lieu d'être double comme à l'ordinaire; il cherche à éviter ainsi les congestions cérébrales si fréquentes chez les aliénés; les cravates peuvent servir de moyen de suspension, on doit les refuser aux malades qui inspirent quelques soupçons. Les sabots sont une chaussure fort saine et peu coûteuse; mais ils ont plus d'un inconvénient: ils exposent, surtout dans une longue marche, à des érysipèles, à des excoriations et à des phlébites, ainsi que nous le verrons plus tard. De plus, c'est une arme terrible entre les mains des furieux, et nous avons observé de graves blessures qui avaient été produites par eux. Nous devons, à propos des vêtements, signaler les camisoles et les entraves faites avec une toile très forte : ce sont les seuls moyens qu'on emploie pour contenir les agités; elles sont aussi quelquefois la cause d'érysipèles, de plaies, d'escarres, surtout chez les paralytiques dont l'agitation est assez grande pour rendre leur emploi nécessaire. J'ai vu en Italie, et notamment à Florence, des manchons en cuir mis en usage dans le même but. Tous les autres moyens nous paraissent devoir être bannis. Je ne saurais approuver le lit de fer, sorte de cage dans laquelle on emprisonne à Aversa certains aliénés fort agités, et qui, du reste, doit être rarement employé. Grâces aux efforts et au courage de Pinel, les chaînes sont bannies partout; cependant j'ai encore vu (septembre 1840) à l'hôpital de Gênes les fous contenus par des colliers et des chaînes; j'ai tout lieu de croire que ce déplorable abus n'existe plus aujourd'hui. Jamais je n'ai été témoin d'un plus affligeant spectacle et remarqué une plus grande agitation que dans les salles occupées par ces maniaques.

Les lits sont le plus souvent en fer, quelquefois en bois; on ne fait coucher sur la paille que ceux que l'on veut punir; nulle part des rideaux, qui gênent la surveillance, qui seraient sans cesse mis en pièces ou salis, et ne seraient d'aucune utilité aux malades. Les lits des gâteux doivent être convenablement disposés pour l'écoulement des matières liquides, percés à leur centre, placés au-dessus de dalles qu'on puisse facilement nettoyer ; on évite par ce moyen une cause bien fréquente de maladies.

Les baignoires doivent se remplir et se vider par le fond, de manière à ce qu'il soit impossible à celui qui se baigne d'ôter ou d'ajouter de l'eau. Plusieurs d'entre elles sont garnies de colliers en fer pour contenir les agités. Nous avons vu des aliénés essayer de s'asphyxier en s'y suspendant.

Les douches sont placées au-dessus d'elles ; jamais nous n'avons observé d'accidents à la suite de leur administration, même dans la saison la plus froide. Celui qui la reçoit est, il est vrai, toujours placé dans un bain chaud ; cependant elle provoque quelquefois des accès d'épilepsie. Un malade dont M. Leuret a rapporté l'intéressante histoire avait eu une attaque d'hémiplégie à la suite de douches répétées.

Ingesta.

La nourriture est de deux sortes : pour les malades en traitement, elle est, dans les hospices d'aliénés, semblable à celle des autres hôpitaux. Les incurables sont beaucoup moins bien nourris : ils reçoivent un morceau de viande et des légumes secs. Certes de nombreuses améliorations peuvent être introduites dans leur régime ; mais il est encore plus important d'établir un ordre rigoureux dans la manière dont les aliments sont distribués, afin d'éviter des abus qui amènent fréquemment de graves maladies. Nous verrons plus tard quelles conséquences peut avoir la voracité extrême de certains aliénés, et l'inconvénient qu'il y a à les laisser disposer de leurs aliments sans les surveiller. Aujourd'hui on travaille activement à prévenir ces abus, en faisant manger les aliénés ensemble dans des réfectoires, au lieu de leur permettre de manger où il leur plaît leur portion, et souvent celle des autres. On doit savoir gré à M. Ferrus d'avoir le premier, à Bicêtre, établi cet excellent usage, qui avait été introduit en France par Esquirol. Ces médecins ont été imités par d'autres, et surtout par M. Leuret, à qui l'administration a fourni les moyens de l'étendre et de le perfectionner. Je l'ai vu en vigueur à Aversa, où, m'a dit M. le docteur Vulpes qui est à la tête de cet établissement, il existe depuis la fondation de l'hôpital.

Il n'est point rare de rencontrer des mélancoliques qui s'obstinent à refuser toute nourriture. Souvent les affusions, les douches, etc., ne peuvent triompher de leur résistance ; il faut avoir recours à la sonde œsophagienne. Ne voit-on pas à la porte de la mort, épuisés qu'ils étaient par une complète abstinence, des malades que quelques cuillerées de bouillon rendent à la vie ? Souvent, malgré les soins qu'on leur donne, on les voit maigrir, s'épuiser et mourir. Quelquefois l'introduction d'une sonde a amené des accidents fort graves : ainsi la sonde a perforé le pharynx ; d'autres fois l'injection a pénétré dans le larynx et a déterminé des symptômes d'asphyxie et une mort plus ou moins rapide.

Gesta.

L'exercice est une des conditions les plus importantes du traitement de l'aliénation mentale ; il a été conseillé par tous les médecins depuis Hippocrate, et surtout par Celse. Depuis quelques années tous les efforts tendent vers ce but : ainsi la culture des champs, établie à la ferme Sainte-Anne (1) et dans les environs de l'hospice de Bicêtre, occupe utilement une foule de bras. Les convalescents retrouvent bien vite leurs forces affaiblies dans le cours d'une longue maladie : c'est souvent pour les aliénés en traitement un puissant moyen de guérison. Mais il n'est guère possible de les y employer tous : quelques uns, il

(1) La ferme Sainte-Anne a été consacrée à fournir du travail aux aliénés, sur la demande de M. Ferrus. On doit à ce médecin, dont le zèle infatigable a tant contribué à améliorer le sort des aliénés, l'introduction du travail considéré comme moyen de traitement, prescrit individuellement chaque jour sur le cahier de visite. Jamais le travail n'avait été organisé médicalement sur une aussi grande échelle, et l'hospice de Bicêtre, sous ce rapport, a servi de modele a tous les autres établissements. (*V.* Rapport de la commission médicale de 1838, p. 87 et suiv.)

est vrai en petit nombre, auxquels il serait dangereux de confier des instruments; d'autres dont on ne peut vaincre la paresse; un grand nombre enfin dont l'intelligence est dans un état tel qu'il est impossible d'en tirer parti. Malheur à ceux qui se trouvent dans ce cas ! L'absence de tout travail et l'immobilité à laquelle ils sont condamnés amènent bientôt la bouffissure des chairs, un complet étiolement, une facilité bien plus grande à contracter de sérieuses maladies.

Quoique, en thèse générale, il faille laisser les maniaques dépenser leurs forces, il est bon quelquefois d'intervenir et de s'opposer à leurs efforts exagérés. Par contre, il est indispensable de stimuler l'indolence de certains mélancoliques ou stupides. Nous en avons vus contracter un scorbut fort grave, parce qu'ils refusaient de quitter leur siége et de se livrer au moindre exercice.

Aujourd'hui on s'occupe activement, dans la plupart des hôpitaux d'aliénés, de multiplier les moyens d'exercer le corps en même temps que l'intelligence. On établit des écoles où ils s'instruisent mutuellement, où ils sont exercés au dessin, au chant, etc.

Excreta.

Les *excreta* doivent donner lieu à quelques remarques spéciales. La transpiration cutanée est plus abondante et manque le plus souvent : ce qui produit cette teinte terreuse qu'offrent les insensés. Ils sont sujets à la constipation, qui peut être poussée très loin. J'ai vu plusieurs fois des individus passer des mois entiers sans aller à la selle, et il est nécessaire de faire l'extraction des fèces accumulées dans le rectum, et qui peuvent donner lieu à des accidents très graves. Quelquefois des évacuations alvines abondantes ont amené une crise heureuse; plus fréquemment elles déterminent, quand elles sont prolongées, un affaiblissement considérable. La rétention, l'incontinence d'urine, l'absence volontaire de la miction, de même que l'écoulement continuel de l'urine qui imbibe les vêtements, sont des accidents qu'il n'est point rare d'observer et dont il est facile de comprendre toutes les conséquences.

Percepta.

Les idées tristes, les passions vives, en s'ajoutant aux autres causes de délire, peuvent produire des affections graves; mais ce cas est assez rare. Les aliénés paraissent être beaucoup plus sous l'influence des causes physiques que des causes morales. Nous devons signaler l'abus de la masturbation et la pratique de la pédérastie, que, malgré une active surveillance, on ne peut complétement bannir.

Ici se termine l'exposition rapide des influences fâcheuses ou favorables qu'il était nécessaire d'étudier d'une manière générale : nous en ferons l'application à propos de chaque fait particulier. Toutes ces causes, suivant Georget, doivent produire des maladies latentes, sourdes et chroniques. Cela peut être; mais nous devons dire que les maladies aiguës prédominent sur les maladies chroniques. Nous pourrions facilement expliquer cette différence en disant que les améliorations introduites depuis quelques années dans l'hygiène des aliénés ont dû faire disparaître surtout les affections chroniques, et que c'est sans doute à cause de cela que les affections à marche rapide sont plus souvent observées.

SYMPTOMES ET DIAGNOSTIC.

Dans un certain nombre de cas, l'examen des aliénés ne présente rien de particulier à noter. Beaucoup d'entre eux, les monomaniaques et certains maniaques par exemple, se trouvent dans les mêmes conditions que les autres individus. Mais souvent aussi le délire exubérant chez les uns, l'affaiblissement de toutes les facultés et l'état d'épuisement des autres apportent dans l'appréciation des symptômes une foule de difficultés.

D'abord les commémoratifs manquent d'une manière complète. La plupart du temps, il est impossible de remonter à la cause; souvent même il n'existe aucun phénomène qui puisse attirer l'attention. Il est fort rare de voir un aliéné se plaindre :

les uns ne souffrent réellement point; les autres ne peuvent exprimer ce qu'ils éprouvent. Au milieu des scènes violentes auxquelles on assiste, il est facile de négliger l'examen des organes qui peuvent être lésés. Quelquefois la marche de la folie rend suffisamment compte de symptômes que l'on observe, et l'on ne fait point des recherches que l'on croit inutiles.

Il est aussi des mélancoliques et des monomaniaques qui accusent sans cesse des maux imaginaires, ou dissimulent des maladies réelles.

La marche sourde et insidieuse des affections aiguës est bien faite pour mettre le médecin en défaut. En général, il faut avoir égard aux changements survenus dans les habitudes, dans les allures de l'aliéné. Si on le voit se coucher, refuser des aliments, il faut l'examiner avec soin, et presque toujours on peut reconnaître la cause de ce changement.

Mais ces moyens d'investigation peuvent encore manquer; on voit des fous continuer à marcher et à manger, lorsque déjà le poumon est hépatisé, de même que d'autres, toujours fixés sur leur lit, ne changent point de place, ne donnent aucun signe de souffrance, lorsqu'ils sont sous le coup d'une affection qui doit les emporter au bout de quelques heures.

Nous ne nous étendrons pas sur les difficultés du diagnostic, nous réservant plus tard d'étudier les moyens de reconnaître chaque maladie et chaque symptôme à mesure que nous aurons à les décrire.

Cependant nous allons jeter un rapide coup d'œil sur la manière dont s'exercent les différentes fonctions chez les aliénés, et noter, chemin faisant, ce que leur examen peut présenter de remarquable.

Nous avons déjà parlé des changements survenus dans l'habitude extérieure; nous n'y reviendrons point.

La langue, ordinairement lisse et rosée, peut se fendiller, se couvrir d'un enduit brunâtre. Pour l'examiner, il est souvent besoin d'avoir recours à la force et aux moyens généralement employés dans ce cas. La perte d'appétit, le refus des aliments, la soif plus ou moins vive, sont les symptômes les plus importants à noter du côté du tube digestif, sans négliger pour cela l'examen du ventre, le nombre et l'aspect des selles, etc.

Au moindre trouble survenu dans l'extérieur d'un insensé, il faut surtout explorer la poitrine ; ce soin est indispensable. On conçoit toute la difficulté de cette exploration dans la plupart des cas. Souvent le malade crie, vocifère, se livre à des mouvements désordonnés, ou bien ne fait que des inspirations brusques, courtes, qui favorisent peu les pratiques de l'auscultation. Il faut apporter tout le soin, toute la patience nécessaires, revenir à plusieurs reprises, attendre le moment favorable, et ne cesser l'examen que lorsqu'on est sûr que les fonctions respiratoires s'exercent d'une manière normale; mêmes remarques pour la percussion et l'examen du cœur.

L'état de la circulation a été étudié avec soin par plusieurs médecins ; nous allons donner le résultat de leurs observations. MM. Leuret et Métivié établissent l'ordre suivant, eu égard à la fréquence du pouls : 1° hallucinations avec ou sans monomanie, 2° manie, 3° monomanie, 4° démence.

M. Earle (*Gazette médicale*, 1842, p. 300) est arrivé à des conclusions assez semblables à celles de MM. Leuret et Mitivié. Il a reconnu que le pouls des personnes atteintes d'aliénation aiguë est plus rapide que le pouls de celles chez lesquelles elle a pris une forme chronique ; que le pouls des aliénés, que leur maladie soit aiguë ou chronique, est toujours plus fréquent que celui des personnes qui jouissent d'une santé parfaite ; que la loi générale, d'après laquelle la fréquence diminue en raison de l'âge, n'existe point chez les aliénés. Il résulte de ses observations, faites sur 96 individus, que chez les maniaques à l'état aigu le pouls est comparativement plus fréquent de 26,72 et de 24,93 dans l'altération chronique.

M. Lisle a étudié cette fréquence seulement chez les aliénés paralytiques (*Gazette médicale*, 1838, p. 36), et il a noté :

1° Que dans la paralysie commençante le pouls est un peu plus fréquent qu'à l'état normal;

2° Que dans la seconde période il est moins fréquent;

3° Qu'il augmente de fréquence, quand le dévoiement s'ajoute aux autres symptômes;

4° Que la température n'a aucune influence sur le pouls.

On voit que les observateurs sont unanimes sur ce point, que chez les aliénés, et surtout chez ceux qui sont atteints d'une folie à marche aiguë, le pouls présente une fréquence bien plus grande. Il faudra donc tenir compte de cette différence dans leur exploration.

La chaleur, quelquefois augmentée, paraît être le plus souvent au-dessous du type normal. Les modifications qu'elle offre sont d'ailleurs difficiles à constater et de peu de valeur.

Les sécrétions sont en général rares et peu prononcées; celle de la peau à peine marquée. Il en est de même de celle du tube digestif; de là la fréquence de la constipation, à l'exception toutefois des paralytiques, plus exposés à une sorte de diarrhée séreuse qui, jointe aux autres causes, les jette dans un état extrême de débilitation.

La nutrition est loin de s'exercer comme chez les individus non aliénés. Ils sont, en général, amaigris, et l'embonpoint qui survient à une certaine période est, ainsi que le fait remarquer Esquirol, très favorable quand il coïncide avec un retour à la raison, tandis qu'il est le signe de l'incurabilité quand il se manifeste chez des individus dont l'état mental reste le même.

PRONOSTIC.

On peut dire sans crainte que le pronostic est toujours plus grave chez les aliénés que chez les autres individus; que cette gravité varie nécessairement suivant le genre d'affection et surtout suivant la forme d'aliénation mentale. En somme, les maladies sont d'autant moins sérieuses que l'individu se rapproche plus, quant à l'intelligence, de l'état sain.

TRAITEMENT.

Une première question à vider est celle de savoir si l'on doit traiter les maladies incidentes ou leur laisser suivre leur cours. Il est évident, et nous le verrons plus tard, que souvent ces affections modifient très favorablement la marche de la folie et paraissent avoir plus d'une fois provoqué la guérison. La conduite du médecin dans ce cas nous paraît très facile à tracer : ou bien il s'agira d'une affection légère, d'un érysipèle, d'un furoncle, d'une hémorrhagie peu intense, et qui ne compromettra en aucune façon la vie, et alors on pourra l'abandonner à elle-même et suivre une médication tout-à-fait expectante ; ou bien elle sera dangereuse, et ce serait une faute grave que de ne point intervenir. Il ne serait point permis de rester inactif en face d'une inflammation du poumon ou de tout autre organe important, d'après cette idée qu'on a vu la folie se dissiper pendant sa durée ; d'ailleurs, dans le cas même où ce résultat assez rare a été noté, on n'avait jamais négligé un traitement en rapport avec l'intensité des symptômes. Quant aux affections chroniques, il faut y mettre beaucoup plus de réserve ; il est toujours bon de les respecter et de conserver les chances favorables qu'elles peuvent apporter dans la curation de l'aliénation mentale.

La gravité du pronostic et la difficulté du diagnostic doivent rendre nécessairement la thérapeutique vague et incertaine. Si chez quelques insensés on peut sans crainte avoir recours aux moyens les plus énergiques, la saignée par exemple, chez le plus grand nombre le cercle des moyens de traitement sera excessivement limité : aussi, toutes les fois qu'il en sera question, ce sera plutôt pour constater leur insuffisance que pour parler de leur efficacité. La marche rapide et souvent latente des affections, leurs formes insolites et étranges ne permettent de les employer qu'au moment où ils n'ont plus le temps d'agir.

Cependant les efforts que nous avons faits pour reconnaître aussitôt que possible le début d'une maladie, les progrès que fera avec le temps, nous l'espérons du moins, la pathologie des aliénés, permettront d'arriver à des résultats plus satisfaisants et à une médication plus sûre. Nous ne négligerons jamais d'apprécier l'action des agents thérapeutiques employés dans chaque affection, nous attachant autant à bien indiquer ceux qui peuvent nuire et hâter le terme de l'existence que ceux en l'efficacité desquels on pourra mettre quelque confiance. Le *primo non nocere* est surtout applicable au traitement de l'aliéné.

INFLUENCE RÉCIPROQUE DES MALADIES ACCIDENTELLES SUR LA FOLIE ET DE LA FOLIE SUR LES MALADIES ACCIDENTELLES. AFFECTIONS CRITIQUES.

La doctrine des crises a été admise avec raison au sujet de la folie, et Esquirol est un des médecins qui l'ont établie sur les faits les mieux observés et les raisonnements les plus solides. « Pourquoi, dit-il, la doctrine des crises ne serait-elle point applicable à l'aliénation mentale? La folie n'a-t-elle point des causes, des symptômes, une marche qui lui sont propres? Pourquoi ne se jugerait-elle point comme les autres maladies? La guérison n'est certaine que lorsqu'elle a été signalée par quelque crise sensible. » Dans l'article auquel nous empruntons ces lignes, ainsi que dans un autre inséré dans le *Journal général de médecine*, t. L, p. 3, M. Esquirol a réuni un grand nombre d'exemples favorables à cette opinion. Cependant il faut convenir qu'ils ne sont point très communs et qu'il est assez rare d'en rencontrer dans l'étude des maladies mentales. Nous partageons à ce sujet l'opinion de Georget et de M. Ramon. Nous en avons recueilli quelques uns que nous allons rapporter.

On a parlé de l'influence des maladies cutanées sur la folie, mais pas assez, que je sache, de celle que peut exercer l'érysipèle du cuir chevelu.

J'en ai recueilli deux exemples des plus remarquables.

OBSERVATION.

Manie aiguë datant de plusieurs années; érysipèle; guérison immédiate.

B..., âgé de vingt-six ans, sabotier, a été marié à vingt ans; on n'a pu se procurer sur son compte que des renseignements incomplets. Il paraît depuis quatre ou cinq ans être en proie à une manie caractérisée par des accès de fureur, dans lesquels il bat tous ceux qui l'entourent, et il tuerait sans pitié. Il dit avoir commis plusieurs vols, pour lesquels il aurait été condamné à une peine assez sévère. Il se plaint d'éprouver des douleurs d'une violence extrême dans la tête; il y sent comme une roue qui y tourne; les os semblent sauter, et il voudrait s'ouvrir le crâne avec un rasoir; la mémoire est bonne; il paraît abruti, avoir de grossiers penchants; il a eu plusieurs accès, pendant lesquels il montre une grande agitation, du délire, bien que le plus souvent on puisse le faire parler avec assez de raison.

Le 1er octobre 1839, il était à Bicêtre depuis longtemps déjà, et son état mental était toujours le même, toujours du délire, une grande violence, des plaintes continuelles; il accuse sans cesse une douleur très intense, et demande des instruments pour s'ouvrir la tête. On l'a placé au quartier de sûreté.

Le 13, un érysipèle apparaît à la face et au crâne, et s'étend rapidement le lendemain au dos et aux épaules; fièvre intense, inappétence, céphalalgie, langue chargée d'un enduit jaunâtre, agitation. Saignée le matin et le soir; potion gommeuse avec tartre stibié (10 centigrammes); limonade, etc., etc.

15. L'érysipèle fait encore quelques progrès, et s'étend encore du côté du dos; la fièvre est toujours très intense; pouls dur, plein et très fréquent.

Nouvelle saignée, limonade, diète.

16 et 17. L'érysipèle s'étend au dos et sur la poitrine; la fièvre est beaucoup moins forte; le malade plus tranquille.

18. Amélioration; l'érysipèle a gagné l'abdomen; plus de fièvre. Bouillon.

21. Apyrexie complète; état général très bon. L'érysipèle se promène encore; il est peu prononcé, et s'étend sur le reste de l'abdomen et du dos. Le 1/4 d'aliment.

A partir de ce moment, l'érysipèle cesse de marcher, et il survient dans l'état du malade un changement aussi brusque qu'évident. Il devient aussi calme, aussi doux, qu'il était auparavant violent, emporté; il ne délire pas un seul instant; il assure que les douleurs de tête qui le tourmentaient ont tout-à-fait cessé depuis que l'érysipèle a paru; il a conscience de son ancien état, reconnaît qu'il a été aliéné, qu'on a abusé de sa maladie pour le pousser au vol, etc. Depuis lors cette amélioration ne s'est point démentie un instant. Il est resté plusieurs mois encore soumis à notre observation, et son état mental est toujours resté très satisfaisant.

Le second fait est en tout analogue au premier, ce qui me dispense d'entrer dans de plus longs détails. Il avait pour sujet un homme âgé de quarante ans, qui avait depuis plusieurs mois une manie très intense ; il était remarquable par son agitation et sa loquacité. Il fut pris d'un érysipèle du cuir chevelu, dont la durée fut de huit jours environ, au bout desquels tout délire cessa; il fut complétement rétabli, resta longtemps encore dans la division, et n'a point donné depuis le moindre signe de folie.

Perfect, Rolfinck, Pinel, Esquirol, ont observé des cas dans lesquels le ptyalisme avait amené une crise favorable. Baillou a aussi signalé ce phénomène chez les insensés : *Ptyalizant hypochondriaci quibus cerebrum inflammatum, quibus melancolia cerebralis est* (*Consil.* XIII, lib. 2). M. Foville (Thèse, p. 17) parle d'une malade sujette à une démence intermittente qui a été plusieurs fois guérie par un ptyalisme spontané.

OBSERVATION.

Stupidité portée au plus haut degré, au point de simuler un complet idiotisme. — Ptyalisme tres abondant. — Guérison rapide.

Un individu est amené à Bicêtre par les gendarmes, et déposé à la salle d'admission; ses habits, dans le plus grand désordre, sont encore couverts de paille. Il paraît dans un état complet d'imbécillité, et l'on ne peut en obtenir aucune réponse; il ne paraît comprendre aucune des questions qu'on lui adresse. Les membres supérieurs sont roides; on ne peut les éloigner du tronc; il ne veut point marcher, et refuse toute nourriture. La douche n'a aucun effet sur lui. Il est nécessaire de lui introduire de force du bouillon dans la bouche; encore l'a t-il rejeté immédiatement en grande partie. La face porte l'expression de la souffrance; la peau est fraîche, le pouls normal; la tête est très petite, déprimée latéralement, surtout au niveau des tempes, ce qui donne à son front une étroitesse remarquable.

On essaie tous les moyens de douceur et de violence sans résultat. Il consent à peine à prendre quelques cuillerées de potage qu'il garde dans sa bouche pendant un instant et qu'il rejette ensuite. L'intelligence paraît complétement abolie, et sans la résistance qu'il oppose à accepter de la nourriture, on serait disposé, surtout en raison du peu de développement du crâne, à supposer qu'on a affaire à un idiot. Il refuse avec tant d'obstination les aliments, même liquides, qu'on est obligé d'avoir recours, six jours après son entrée, à l'emploi de la sonde œsophagienne. Les petites dimensions des narines ne permettent point l'introduction de la sonde par cette voie; on écarte les mâchoires, et l'instrument est à peine parvenu dans l'arrière-bouche qu'il se décide à parler pour la première fois depuis son entrée. Il demande à boire, avale une assez grande quantité de bouillon; il boit seul et mange une certaine quantité de pain dans le courant de la journée. D'ailleurs son état mental reste le même. Il mange avec difficulté, et il faut souvent employer la force pour vaincre sa résistance. Il est malpropre, gâte beaucoup, et reste dans un état de stupeur continuelle, toujours assis auprès de son lit, ne semblant en aucune façon faire attention à ce qui se passe autour de lui, ne disant point une parole, et n'abandonnant pas un seul instant la position qu'on lui donne sur sa chaise le matin.

Quinze jours après survient brusquement un ptyalisme très abondant ; la salive s'échappe de sa bouche et imbibe tous ses vêtements. A partir de ce moment on remarque un changement notable chez ce jeune malade ; on parvient à lui faire prendre volontairement quelques aliments ; il mange ensuite d'une manière régulière et prend part aux repas des jeunes aliénés qui se trouvent dans la même salle que lui. Il remplit de salive, pendant la journée, plusieurs crachoirs. On ne fait rien pour modérer cette sécrétion, qu'on regarde comme très favorable et qui coïncide avec une amélioration très évidente ; huit jours plus tard on parvient à le faire travailler aux champs et à lui faire traîner une brouette.

Il travaille depuis lors avec la plus grande régularité ; quoiqu'il soit encore un peu taciturne, il répond bien aux questions qu'on lui fait et adresse la parole à ses compagnons. Le scorbut se manifeste aux deux jambes ; rougeur violacée et érysipélateuse ; empâtement douloureux. Le malade est devenu d'une grande docilité ; il refuse un jour de prendre du vin antiscorbutique : quelques réprimandes faites avec douceur suffisent pour l'y décider. Son état de stupeur a presque entièrement disparu ; plus de roideur dans les mouvements. Encore du ptyalisme, quoiqu'à un degré moindre.

Son état est devenu tel qu'on peut en obtenir des renseignements sur son état antérieur. Il dit avoir vingt ans, être le fils d'un cultivateur du département de Seine-et-Marne. Il est resté à l'école jusqu'à l'âge de douze ans, puis il a travaillé à la terrasse. Il dit que dans le mois d'août 1838 il était resté au soleil pendant les fortes chaleurs ; il fut pris de battements à la région précordiale, fièvre, faiblesse générale, délire intense. Cet état dure avec quelques intermittences pendant un mois ; puis il cesse et il peut reprendre ses occupations. En décembre, nouvel accès, caractérisé par de la céphalalgie ; éblouissements ; il pousse des cris, court les champs en chemise. Il est saigné et se trouve un peu mieux. Quelque temps avant d'être amené à

Bicêtre, il ne travaillait plus, ne parlait point, parce que sa tête était embarrassée ; on est venu le prendre et on l'a transporté dans l'hospice où il se trouve. Il se rappelle toutes les circonstances de son arrivée et de son séjour, qui l'ont frappé, bien qu'il semblât ne faire aucune attention à ce qui l'entourait. Il exprime le plus vif désir de s'en aller, se déclare guéri. L'interrogatoire auquel on le soumet fait voir que son intelligence est assez développée, quoiqu'il parle encore avec un peu de lenteur ; ses réponses sont très nettes ; il est devenu propre et doux ; le ptyalisme a cessé.

Il sort complétement guéri le 5 septembre 1839.

Depuis, nous avons vu une salivation très abondante se manifester chez un aliéné. Il ne s'agissait plus, il est vrai, comme ici, d'un stupide, mais d'un dément paralytique chez lequel cet effort de la nature devait être impuissant.

Voilà à peu près à quoi se réduisent les faits relatifs aux maladies critiques qu'il nous a été permis de recueillir. Pour compléter autant que possible cette étude, nous allons y ajouter ceux que nous avons trouvés dans les écrits des médecins qui se sont occupés des maladies mentales.

Depuis Galien et Belgarric, qui ont vu la folie jugée par une fièvre intermittente, il n'y a guère que M. Esquirol qui ait rapporté des exemples analogues. On conçoit parfaitement bien d'ailleurs que les violentes perturbations qu'entraînent avec eux les accès de cette fièvre puissent amener ce résultat. Il en a été de même pour des hémorrhagies, les épistaxis et l'éruption menstruelle. Nous avons plusieurs fois entendu M. Ferrus rapporter l'histoire d'un gendarme atteint de démence paralytique. Il fut rapidement guéri à la suite du retour d'un flux hémorrhoïdaire supprimé et qui avait été rappelé au moyen de préparations aloétiques. Nous avons déjà parlé des maladies cutanées à propos de l'érysipèle ; les médecins se sont préoccupés beaucoup de guérir la folie par l'inoculation de la gale. M. Esquirol a inoculé le virus de la gale, que lui avait donné Alibert, et a complétement échoué. D'autres semblent avoir été plus heureux. Mason Cox avance que la gale a été inoculée avec succès chez les aliénés ; et suivant lui, les démangeaisons qu'elle leur procurait ont peut-être contribué à leur guérison en excitant continuellement leur attention. Le traducteur de ses œuvres (*Bibliothèque britannique*, tome XXXI) dit qu'ayant vainement employé tous les moyens de traitement chez un jeune maniaque et ayant appris qu'il avait eu une gale guérie par des moyens extérieurs, il le fit coucher dans des draps de galeux ; ce malade fut bientôt couvert d'une éruption de gale qui fit cesser l'aliénation mentale, et qui fut ensuite traitée graduellement par des remèdes intérieurs.

Aujourd'hui que l'on connaît mieux la nature de la gale, on doit en rabattre beaucoup au sujet de ces guérisons, et surtout au sujet du mode d'inoculation, beaucoup de médecins s'étant contentés d'insérer sous l'épiderme le liquide contenu dans les vésicules. Quoi qu'il en soit, c'est un fait que nous ne pouvons point nier, quoiqu'il soulève plus d'un doute.

On a recueilli plusieurs exemples d'abcès critiques. M. Foville (Thèse 1824, n° 138, page 14) rapporte le fait d'une manie suite de couches guérie après la formation d'un abcès au sein.

On trouvera de nombreux exemples d'abcès critiques dans l'ouvrage d'Esquirol. (*Voy.* t. I, p. 263, obs. 9 et 10, t. II, p. 175.) On lit dans les *Archives*, t. XV, un exemple analogue.

M. A..., âgé de trente-trois ans, d'un tempérament bilieux, d'une constitution robuste, était retenu par une manie à l'hôpital des fous de Palerme. Le 19 décembre 1834, je fus appelé auprès de lui pour une énorme tumeur phlegmoneuse qui occupait la fesse gauche et s'étendait jusqu'à l'anus. Cette tumeur ayant suppuré, elle fut ouverte par l'instrument tranchant, et il en sortit une très grande quantité d'un pus très fétide. La plaie fut pansée avec du cérat de Galien et des cataplasmes émollients. Mais la gangrène s'y étant développée, on la pansa avec de l'onguent styrax, des topiques fortifiants, etc.

Pendant la suppuration de la plaie, le malade ne fut point pris des accès de manie qui auparavant étaient très fréquents; au contraire il paraissait revenir à la raison. Lorsque l'escarre gangréneuse fut séparée, la plaie fut pansée avec un digestif simple ; mais il s'écoula une grande quantité de pus de la partie supérieure de la plaie ; il existait une fistule stercorale qui fut promptement opérée. A mesure que la plaie marchait vers la cicatrisation, les facultés intellectuelles du malade s'amélioraient. La fistule fut guérie en quarante cinq jours, et le malade fut parfaitement rétabli le 2 mars 1835.

M. Ferrus a souvent signalé dans ses cours les effets que pouvaient avoir sur la guérison de la folie les grandes suppurations, celles même qui surviennent dans une période très avancée de scorbut ; il a observé ce résultat favorable chez un individu qui offrait des signes non équivoques de démence avec paralysie générale commençante ; ils disparurent à la suite de suppurations profondes survenues pendant un scorbut très grave. J'ai observé à Bicêtre, avec M. Aubanel, un maniaque dont l'agitation durait depuis plusieurs mois ; un abcès assez vaste se forma à l'une des cuisses, et une amélioration manifeste coïncida avec son apparition. Il devint en peu de jours fort raisonnable ; mais à la suite de cet abcès, il survint une suppuration sous-aponévrotique fort étendue qui amena la mort du malade. Il ne donna point le moindre signe de folie durant sa maladie.

Chez un autre maniaque très agité depuis plusieurs mois, il se manifesta aussi un phlegmon au bras qui amena une amélioration sensible et qui fut d'assez longue durée pour qu'on songeât à le rendre à sa famille, lorsque sa folie reparut et persista pendant plusieurs mois encore. Nous avons vu, et nous relaterons plus loin ce fait, le délire cesser brusquement au moment de la formation d'une escarre énorme qui avait envahi toute la région du sacrum.

On a attribué, non sans quelque raison, la guérison de la folie à des chutes et des coups portés sur la tête. C'est ainsi qu'au rapport de Sckenkius (lib. I, pag. 128), Gordon vit un mélancolique guérir à la suite d'une plaie de tête avec fracture; cependant, la plaie une fois cicatrisée, sa mélancolie reparut. Gregory, Mason Cox, ont rapporté des exemples de guérison à la suite de plaies de tête. On trouvera dansla *Gazette medicale* (1844, p. 76) un cas du même genre rapporté par M. Heise. Houllier a cité la guérison d'un mélancolique à la suite d'une blessure faite à la jambe. Les grandes opérations, les amputations ont produit de semblables effets. Esquirol parle de la disparition de la folie à la suite de l'ablation du sein; une observation fort intéressante est celle qui est insérée dans la *Lancette française* (1832, n° 65):

Un homme de quarante-sept ans, d'un tempérament bilioso-sanguin, d'une taille moyenne, à système musculaire développé, fut conduit à Bicêtre le 3 mai 1830. Après avoir montré pendant plusieurs années une bizarrerie toujours croissante, il avait fini par montrer de l'incohérence dans ses discours et ne plus parler que de fortune et de grandeur. On constate une diminution très marquée de l'intelligence, de l'incohérence dans les idées, de l'embarras dans la parole, quelques légers tremblements des membres et une faiblesse musculaire bien marquée; ses discours étaient le plus souvent décousus et sa mémoire en défaut; il ne paraissait occupé que d'idées de richesses et d'ambition.

Le 10 mai, en cherchant à s'évader, il fait une chute de 20 pieds de haut, dans laquelle il se fracture les os propres du nez, et le coude-pied gauche est violemment contus; la tuméfaction devint énorme, des escarres, de vastes collections purulentes se formèrent, et il en résulta une carie de l'articulation; phénomènes de colliquation.

M. Murat ampute la cuisse à cause de la désorganisation des parties. Le patient ne témoigne aucun signe de douleur. Pendant le premier mois, l'état général s'améliore; puis le malade s'aperçoit, à sa grande surprise, qu'il n'a plus de jambe. Les symptômes d'aliénation disparaissent, le délire ambitieux s'évanouit, le parole redevient libre, plus de diminution de la sensibilité et de la motilité. Il sort de Bicêtre le 6 octobre 1840.

On peut rapprocher ce fait de ceux que M. Aubanel a rapportés au sujet de l'épilepsie. (*Gazette médicale*, 1839.)

Les affections de la poitrine ont souvent influencé d'une manière favorable la marche de l'aliénation mentale.

Bronchite. — Un malade fut pris, pendant le cours d'un violent paroxysme de manie, d'un rhume qui s'accompagnait de fièvre; mais il survint une amélioration notable dans l'état de son intelligence pendant toute la durée du rhume; et quand il fut débarrassé de ce dernier, il était aussi en convalescence de son affection mentale, et, depuis, l'amélioration ne s'est point ralentie. (*Edinb. med. and surg. Journ.*, avril 1833.)

Phthisie.— M. Dejaéghère a rapporté l'histoire d'une fille dont la mère était morte dans un état d'aliénation mentale, et dont plusieurs frères ont été atteints de troubles des facultés intellectuelles. De trente à trente-cinq ans, ses règles s'étant dérangées, elle fut prise d'accès hystériques très violents et très fréquents, avec des conceptions délirantes que dominait le désir de se marier. Elle resta pendant deux ans dans un état d'intelligence presque nulle et incapable du moindre travail corporel, ayant de temps en temps des accès de rage frénétiques qui succédaient au calme le plus parfait. Vers le commencement de la troisième année elle offrit des signes d'altération organique du poumon; et à mesure que cette maladie faisait des progrès, les accès hystériques diminuaient d'intensité, et l'intelligence devenait de plus en plus libre. Le retour à la raison fut bientôt si parfait que cette jeune fille forma les projets les plus sages et en entretenait ceux qui venaient la visiter, mais elle en remit l'exécution jusqu'après la maladie de poitrine. Elle s'éteignit calme et tranquille et sans éprouver la moindre secousse. (*Annales médico legales belges*, 1843.)

Les modifications imprimées à l'aliénation mentale par la pneumonie méritent d'autant plus de nous arrêter qu'elles ont été encore peu étudiées, quoique souvent, comme nous le verrons, elle a eu un résultat funeste; d'autres fois aussi elle a exercé une action favorable. Je ne connais point d'ailleurs d'observation plus curieuse et plus probante en même temps que celle que je vais relater.

OBSERVATION

Manie furieuse alternant avec une double pneumonie qui survenait sous l'influence de cris violents et souvent repetés.

Un homme robuste, âgé de soixante-deux ans, atteint de manie, était séquestré depuis longtemps dans une loge séparée, à cause de son exaltation continuelle et de sa furieuse brutalité. Tout à-coup il devient calme et raisonnable, il cesse de manger, et on le trouve dans l'état suivant (25 février). Pouls fréquent et plein, facies péripneumonique, respiration courte et fréquente, crachats très visqueux, sanguinolents, couleur de rouille; matité du thorax plus marquée en arrière, râle crépitant des deux côtés. Le malade est aussi calme qu'il était furieux naguère; toutes les idées sont nettes et les raisonnements suivis. La pneumonie fait de nouveaux progrès et passe au deuxième degré; cependant on parvient à arrêter sa marche au moyen de plusieurs saignées, de vésicatoires, etc.

A proportion que les symptômes de la pneumonie se dissipaient, que la matité devenait moins prononcée, et que la respiration se faisait entendre d'une manière plus distincte, le calme disparaissait et les discours devenaient de plus en plus décousus. Le 10 mars, la pneumonie avait disparu; mais en revanche le désordre et l'incohérence des idées, les vociférations et les menaces étaient revenus à leur degré primitif. Il n'y avait que trois jours qu'il avait quitté l'infirmerie, lorsque, sous l'influence de ses cris continuels ou plutôt de ses hurlements, il survint une nouvelle pneumonie qui ramena des idées plus calmes et l'empire de la raison. Cette pneumonie, traitée par les mêmes moyens que la première, finit par disparaître, et fut suivie à son tour d'un nouvel éclat de folie. La pneumonie en moins de quatre mois se produisit ainsi avec les signes physiques les plus tranchés; elle paraissait survenir toujours sous l'influence de cris répétés, et ramenait le calme et la raison, qui décroissaient et finissaient par disparaître avec elle.

Parmi les maladies du tube digestif, la fièvre typhoïde se place au premier rang.

Un aliéné fut pris d'une fièvre typhoïde, et resta dans un délire continuel pendant environ trois semaines. Lorsque la fièvre déclina, on le vit répondre et exprimer ses pensées avec un degré de raison qui étonna, et à la fin de sa convalescence, il semblait avoir recouvré complétement la liberté de son intelligence. (F. Smith. *Edinb. med. Journ.*, 1833, avril.)

Une idiote est atteinte d'une fièvre typhoïde : pendant la convalescence, elle avait tellement repris ses facultés intellectuelles que M. Nasse la crut guérie de l'idiotisme ; mais bientôt elle y retomba. (*Medicin. corresp. Reinis.*)

Pinel et Esquirol ont souvent observé des évacuations spontanées comme terminaisons critiques de la folie.

Une juive, âgée de dix-neuf ans, devient furieuse après avoir été trompée et abandonnée par son amant. Après huit mois de délire et de fureur, pendant lesquels elle maigrit considérablement, elle est conduite à l'infirmerie, n'ayant presque plus de souffle. On lui administre une potion cordiale pour remonter ses forces, et le lendemain il se manifeste un dévoiement séreux et abondant qui dure un mois, malgré tous les remèdes qu'on emploie pour l'arrêter. Elle ne veut plus rien prendre, et alors qu'on la croit près d'expirer, ce dévoiement cesse comme par enchantement. Les forces reparaissent peu à peu sous l'influence d'une nourriture qu'on rend graduellement plus substantielle, et l'on a le plaisir de voir la raison revenir progressivement. (Esquirol, *Journ. gen. de méd., loc. cit.*)

Une dame affectée d'aliénation mentale est prise de vomissements visqueux; elle recouvre la raison. Une malade a présenté pendant plusieurs années les alternatives d'une manie violente et d'une raison parfaite. Toujours le retour de la raison était amené par des vomissements abondants. (M. Foville. Thèse. 1824, n° 138, p. 17.)

OBSERVATION.

Manie jugée par une parotide.

E. C..., âgée de soixante-quatre ans, très bien conservée, très vive pour son âge, a toujours joui d'une bonne santé. Jamais elle n'a éprouvé de désordre menstruel; elle a eu quatre couches heureuses.

Un de ses fils a été à la dernière guerre d'Espagne. N'en ayant point de nouvelles, elle crut un jour le reconnaître au milieu d'une compagnie de soldats; elle suivit cette compagnie depuis le faubourg Saint-Antoine jusqu'aux environs de la barrière de Fontainebleau. On ne sait au juste ce qu'elle fit dans ce trajet; mais elle fut prise le lendemain courant toute nue par les rues et places publiques. Transportée à la Salpêtrière, elle y arriva dans une agitation vraiment extraordinaire. Cet état dure environ six semaines sans aucune rémission. Enfin il se développe une parotide du côté gauche : aussitôt le délire se calme. Plusieurs applications de sangsues autour de la tumeur en diminuent l'inflammation. Cependant il se forme un abcès, qui est ouvert et se guérit dans l'espace de trois semaines environ. Depuis l'apparition de la parotide, le délire a graduellement diminué, et a enfin complétement disparu avant la cicatrisation de l'ouverture de l'abcès. (M. Foville. Thèse, p. 16.)

Il n'en est malheureusement pas toujours ainsi, et nous avons vu deux fois la parotide accélérer le moment fatal au lieu d'amener une crise heureuse.

Après avoir passé en revue les maladies qui pouvaient influencer d'une manière favorable le cours d'une maladie mentale, nous allons voir si l'apparition de la folie peut faire disparaître une autre affection. Les exemples n'en sont pas très communs, et l'on nous saura peut-être gré de les rapporter ici.

Nous en avons extrait deux de l'ouvrage de Mead (*de Insania*).

« J'étais, dit-il, le médecin d'une fille d'environ vingt ans, assez gaie et d'une faible complexion, et qui, par suite de son mauvais tempérament, était tombée en hydropisie, et dont les membres s'atrophiaient. On tenta différents remèdes sans succès, et il ne restait plus d'espérance quand, je ne sais par quelle cause, elle devint folle tout à-coup, attaquée d'anxiétés et de terreurs paniques, car elle s'imaginait devoir subir un jugement et la peine de mort pour crime de lèse majesté. Cependant elle reprenait ses forces, et son ventre s'affaissait insensiblement, de sorte qu'au bout de quelque temps elle fut en état de soutenir le traitement adapté à l'une et à l'autre maladie. Je la fis vomir, je la purgeai ; elle prit des diurétiques, des stomachiques, qui lui profitèrent au point qu'au bout de quelques mois son esprit et son corps furent parfaitement guéris. »

La seconde maladie dont je veux parler, et qui diffère un peu de la première, attaqua aussi une fille qui, dans sa vingt-huitième année, était fort tourmentée d'une hémoptysie pulmonaire et d'une toux continuelle. Je la fis saigner assez copieusement et réitérer ce remède à jours alternatifs jusqu'à cinq ou six fois. Je soulageais son mal sans y mettre fin, et au bout de deux mois la fièvre étique survint, accompagnée de chaleur, de soif et de sueurs nocturnes. Sa maigreur était extrême : elle crachait fréquemment une matière épaisse, visqueuse et mêlée çà et là à quelques parties de pus jaune qui venait des bronches et du poumon. Elle était dans la perspective la plus prochaine de la phthisie et de la mort. Cette fille commença donc à s'inquiéter un peu de son sort ; elle était assistée par des prêtres, qui, au lieu de l'animer pour entreprendre le voyage de l'éternité, lui montraient au contraire le chemin du ciel comme un chemin dur et difficile, qu'il ne fallait entreprendre qu'à force de prières et de jeûnes, comme si la félicité dont on doit jouir dans l'autre vie devait être compensée dans celle ci par toutes sortes de malheurs et d'inquiétudes ! Qu'arriva-t-il ? Cette infortunée, accablée de fausses terreurs, est bientôt prise d'une folie religieuse; nuit et jour elle avait devant les yeux des spectacles de démons, de flammes sulfureuses, et l'image affreuse des peines éternelles de l'enfer. Dès lors tous les symptômes effrayants de la première maladie commencent à se dissiper, la chaleur fébrile à baisser, le crachement de sang à s'arrêter, les sueurs à diminuer, enfin la santé à se rétablir au point qu'il semblait que le corps se trouvât mieux en proportion de ce que l'esprit était moins capable de le gouverner. Enfin elle devint tout-à-fait mélancolique au bout de quelques jours. Avec des évacuations ménagées selon ses forces et quelques autres remèdes appropriés à son état, elle commençait à donner beaucoup d'espérance, lorsque, au bout de trois mois, la fièvre étique et l'ulcère du poumon enlevèrent cette pauvre fille, digne d'un meilleur sort. (Richard Mead, chap. III, *de la Folie*, p. 237.)

M. Smith (*loc. cit.*) a vu chez un aliéné sujet à des attaques de bronchite cette maladie plusieurs fois suspendue par un paroxysme de manie survenant pendant sa durée, de même aussi que la manie a disparu plusieurs fois sous l'influence d'une attaque de bronchite, ces deux maladies se remplaçant alternativement.

Il nous reste encore à rechercher jusqu'à quel point on peut regarder certains états particuliers ou certaines maladies comme causes d'aliénation mentale.

Le docteur Montgomerry signale un trouble dans les idées de la femme pendant l'accouchement qui arrive d'une manière subite au milieu d'un travail sans accidents : c'est ordinairement au moment où la tête va franchir le col; il ne s'accompagne point de symptômes fâcheux, et n'a point de gravité. Il ne donne d'ailleurs aucun détail sur sa fréquence. (*Dublin Journal.*)

La folie qui survient à la suite des couches est trop connue et trop bien décrite par Esquirol pour qu'il soit nécessaire de nous y arrêter ici.

De toutes les maladies aiguës qui peuvent être regardées

comme cause d'une folie plus ou moins persistante, la pneumonie est assurément la plus intéressante. Cette relation avait été reconnue de toute antiquité. Hippocrate regarde comme une chose fâcheuse le délire qui survient avec l'inflammation du poumon : *Ex pulmonis inflammatione phrenitis, malum denuntiat.* (Aph. 12, lib. vij.) Sckenck parle aussi du changement de la pleurésie en phrénésie (lib. I), et l'on trouvera cette remarque consignée dans les écrits des meilleurs observateurs. Je ne veux point parler de ce délire dont tout le monde connaît la gravité, qui survient dans le cours d'une pneumonie, et rend le pronostic si fâcheux; je veux surtout chercher à établir un fait encore peu connu, je pense, savoir, que l'inflammation du poumon peut être regardée comme la cause d'un véritable accès d'aliénation mentale. Chez huit individus devenus maniaques à la suite d'une affection aiguë, cinq fois la pneumonie avait produit ce résultat. (*Rech. stat.*, p. 84.) M. Grisolle, dans son *Traite* si complet *de la Pneumonie* dit avoir observé un cas semblable (p. 480). Ce délire s'accompagne ordinairement d'une grande agitation, et se rapproche de la manie la plus aiguë; quelquefois, mais plus rarement, il est tranquille et surtout remarquable par des hallucinations de la vue et de l'ouïe. Il est peu durable, et disparaît au bout d'une semaine : nous l'avons cependant vu dépasser ce terme. Il peut arriver au début de l'affection, et l'apparition des premiers symptômes peut le faire disparaître, ou bien, et c'est le cas le plus commun, il survient dans la période de résolution et dans le moment même où le malade va entrer en convalescence. Il nous semble assez difficile de remonter à la cause de cette manie, et s'il est possible de l'expliquer au début par l'activité de la circulation et l'état fébrile, cette explication n'est plus suffisante pour rendre compte de son apparition lorsque tout l'appareil fébrile a disparu et que la pneumonie est en complète résolution. Voici quelques observations qui pourront venir à l'appui de ce que je viens d'avancer.

OBSERVATION.

Jacquet, âgé de quarante-six ans, chaudronnier, marié et père de huit enfants, est à Paris depuis dix-neuf ans, et se livre à l'abus des boissons alcooliques. Il a eu une paralysie de la langue à la suite d'un coup de sang. On a noté aussi chez lui un peu d'affaiblissement de la mémoire; peu de temps avant son admission à Bicêtre, il a eu une fluxion de poitrine qui a nécessité de nombreuses émissions sanguines. C'est au moment même de la convalescence que ses facultés intellectuelles se sont troublées; il était dans une grande agitation, délire continuel, hallucinations intenses de la vue et de l'ouïe. Il voyait autour de lui des objets étranges, entendait des voix, des discours, ne reconnaissait plus ses parents, etc. C'est dans cet état qu'il a été transporté à Bicêtre, peu de temps après l'apparition du délire; il a encore de l'agitation, de l'incohérence; il ignore l'endroit où il se trouve; le lendemain il est plus tranquille; pouls à 72. Encore un peu d'incohérence; ses réponses ne sont pas encore très nettes. Au bout de quelques jours, il est tout à fait rétabli, sa langue n'est point embarrassée, et la mémoire paraît intacte. Il sort guéri au bout de quelque temps.

OBSERVATION.

L..., âgé de quarante ans, ébéniste, né en Belgique, habite Paris, n'est point marié; il n'a point d'habitudes d'ivrognerie, il travaille beaucoup, il est d'une bonne santé, d'une constitution assez vigoureuse. Il y a quelques jours, il est tombé malade; il a une pneumonie grave; il est saigné deux fois chez lui. Il est pris ensuite d'un délire très violent dans lequel il crie, brise ses meubles et se sauve dans la rue; il a des hallucinations de la vue et de l'ouïe. Il est conduit à la Pitié, et de là à Bicêtre, où il arrive dans un état fort satisfaisant. On n'a pu constater le moindre symptôme de folie pendant son séjour, et depuis lors il s'est montré calme et tout à-fait raisonnable. Il quitte l'hospice au bout de quelque temps.

Dernièrement encore, dans ma pratique particulière, je viens d'observer un autre fait de ce genre chez un homme vigoureux, qui avait eu une pneumonie du côté droit (souffle tubaire, matité, crachats rosés, etc.), mais limitée et occupant une étendue peu considérable dans le creux axillaire : elle ne nécessita l'emploi que d'une seule saignée. Au moment de la résolution, et lorsqu'il était tout-à-fait sans fièvre, il survint un délire maniaque assez intense accompagné d'hallucinations de la vue et de l'ouïe, qui disparurent spontanément au bout de vingt-quatre heures. La convalescence fut rapide et franche.

La phthisie pulmonaire paraît avoir été quelquefois cause de folie. (Voy. M. Scipion-Pinel, Thèse, 1819.)

Les affections organiques du cœur prédisposent le plus souvent à l'hypochondrie, et à la monomanie suicide. Nous en avons observé plus d'un exemple. Dans quelques cas, comme dans celui rapporté par M Laroche, un anévrisme du cœur a paru donner lieu à une manie aiguë. (Voy. *Bull. de la Société anat.*, avril 1843.)

C'est très certainement sur les maladies du tube digestif chez les aliénés que l'on a réuni le plus grand nombre d'observations, de même qu'on a fondé une étiologie de la folie qui n'est pas toujours suffisamment justifiée. Prost regardait l'accumulation de la bile et la présence de vers dans l'intestin comme la cause la plus fréquente de la folie; mais ses observations sont vagues et incomplètes. Pour Broussais, la folie était toujours accompagnée de gastrite chronique. M. Bayle, dans un mémoire inséré dans la *Revue médicale*, 1827, t. III, a rapporté des exemples de mélancolie qu'on pouvait attribuer à l'existence d'un calcul biliaire, à une gastrite aiguë ou chronique, à une entérite, à des ulcérations intestinales. Ces observations ne prouvent point toujours ce que ce médecin avance, et dans beaucoup de cas elles paraissent s'être développées pendant le cours de la folie plutôt que de l'avoir produite. Nous croyons cependant devoir les mentionner ici. Nous devons signaler surtout les histoires si nombreuses de malades que l'on trouve dans la vaste collection anatomique de Bonnet. (*Sepulch.* Lyon, 1700, lib. I, sect. IX, p. 227, obs. 16, 17, 18, 19, 21, 23, 24, 33.) Dans la 35ᵉ, le malade, qui avait un squirrhe de l'estomac, croyait qu'il renfermait une grenouille vivante. Chez un autre, la mélancolie a été attribuée à l'absence de rate; fait anatomique fort rare d'ailleurs par lui même, et qu'il est bon d'ajouter à ceux qui ont été déjà décrits.

Pour les maladies de l'utérus et de ses dépendances qui ont donné lieu à la folie, je me bornerai à citer l'observation de M. Roussel, publiée dans les *Bulletins de la Société anatomique* (ann. 1841, nº 1, p. 13).

Nous avons vu plus haut que l'érysipèle exerçait une influence favorable sur la manie; par contre, nous avons vu la folie se développer à la suite de maladies cutanées. C'est la pellagre qui peut être regardée comme la cause la plus fréquente d'aliénation mentale. La folie pellagreuse est aujourd'hui bien connue; elle a surtout été bien décrite par M. Brierre de Boismont : des exemples récents observés à Paris sont venus confirmer ce qu'on avait déjà observé en Italie.

Nous ne devons point terminer cette revue sans signaler la fièvre intermittente comme cause de folie. M. Baillarger, qui a rapporté, après Sydenham et Sebastiaan, des faits à l'appui de cette étiologie, fait remarquer que c'est la forme d'aliénation connue sous le nom de stupidité qu'on observe le plus souvent. Nous renvoyons à son intéressant mémoire publié dans les *Annales médico-psychologiques* (1843, t. II). Nous avons aussi noté avec M. Aubanel un cas de manie survenu à la suite d'une fièvre intermittente. (V. *Rech. stat.*, p. 83.)

Il serait extrêmement facile d'étendre ce cadre, en insistant sur toutes les maladies qu'on peut regarder comme cause de folie. J'ai voulu signaler les principales, sans entrer dans des détails qui m'auraient entraîné trop loin.

PATHOLOGIE SPÉCIALE.

MALADIES DE LA POITRINE.

PNEUMONIE.

Il n'existe point dans le cadre nosologique de maladie qui ait été décrite plus souvent et avec plus de soin que la pneumonie; elle a fait le sujet d'une foule d'excellentes monographies; elle a été étudiée chez l'enfant, chez le vieillard, et chaque jour voit naître de nouveaux travaux sur cette inépuisable matière. Cependant on a jusqu'à présent, que nous sachions, complétement négligé de noter les modifications qu'elle pouvait offrir chez les individus aliénés. Georget se contente d'indiquer sa fréquence; M. Bouchet, dans sa statistique des aliénés de la Loire-Inférieure, n'en dit que quelques mots. On ne trouve dans les leçons de M. Chomel que cette phrase: « La pneumonie qui survient chez les paralytiques et les idiots ne peut, le plus ordinairement, être reconnue que par la percussion et l'auscultation. (Page 328.) » M. Esquirol n'en a point parlé. On hésite avec raison, dit M. Ferrus (*Gazette des hôpitaux*, 1838, p. 564), à considérer la pneumonie comme une inflammation du poumon lorsqu'elle s'accompagne à peine d'accélération du pouls, qu'il n'y a point de crachats rouillés, et qu'à l'autopsie on trouve la partie postérieure des poumons gorgée d'un liquide séro-sanguinolent un peu spumeux, mais sans hépatisation; on dirait que les poumons sont engoués dans leurs bords postérieurs par le simple décubitus prolongé en supination. MM. Dechambre et Hourmann, dans leur travail sur la pneumonie des vieillards (*Archives*, t. XII, 1836), rapportent le fait suivant, qui, pour être isolé et fort peu détaillé, n'en a pas moins d'importance à cause du manque complet de documents sur le sujet que nous traitons. « M. le docteur Falret nous a communiqué l'observation curieuse d'une vieille femme morte brusquement de pneumonie dans son service, sans qu'aucun indice ait pu faire soupçonner l'état de la poitrine; mais il importe beaucoup de tenir compte de l'aliénation pour apprécier toutes les conditions qui ont rendu la phlegmasie latente. La vieille femme dont il s'agit, *reine de tous lieux*, était remarquable par sa loquacité habituelle et la vigueur des intonations de sa voix. Un matin, sans que rien ait indiqué chez elle le moindre changement morbide, au point qu'elle se promenait et pérorait avec la même énergie de délire que de coutume, on la vit tomber et bientôt mourir. Le poumon tout entier était converti en hépatisation grise. (P. 37.) »

M. Calmeil (art. *Aliénés*, *Dict.*, t. II, page 195) signale des inflammations pulmonaires dont la marche est régulière et franche, et d'autres de forme insidieuse et qui échappent souvent à l'examen. « Il arrive dans plus d'un cas qu'une hépatisation d'un lobe, de tout un poumon, n'est pas même soupçonnée pendant la vie; le malade continue à manger, à se promener; et si un accident imprévu le conduit au tombeau, on découvre avec surprise l'inflammation qui existe dans la poitrine. »

Voilà à quoi se réduit tout ce qu'on sait sur cette matière. Cependant la marche de la pneumonie, ses symptômes, son anatomie pathologique, présentent des particularités intéressantes à étudier, et la folie lui imprime un cachet propre qu'il importe de faire ressortir. C'est certainement la maladie qu'on observe le plus fréquemment chez les aliénés, et celle qui a l'influence la plus notable sur la mortalité. Sur soixante-seize individus qui ont succombé dans la division d'aliénés de Bicêtre pendant l'année 1839 à des affections incidentes, et non aux progrès de l'aliénation, onze sont morts de pneumonie : ce qui fait un sur sept.

La variété du délire est un élément qu'il faut se garder de négliger. Parmi les aliénés, les uns sont condamnés à une réclusion perpétuelle; d'autres, en raison de l'acuité de leur délire, ne font qu'un séjour de courte durée; ceux-ci n'ont que des conceptions délirantes très bornées; ceux-là refusent toute nourriture, vivent au milieu de leurs excréments, et ressemblent plutôt à des brutes qu'à des hommes. L'action des causes, comme la forme des maladies, sera donc extrêmement variable. La pneumonie ne sera point la même chez un convalescent que chez un malheureux en proie à l'agitation la plus intense; elle sera simple et d'un diagnostic facile dans un cas de manie, tandis qu'elle sera latente et quelquefois impossible à reconnaître dans la démence avec paralysie générale : c'est surtout dans cette dernière variété que nos observations ont été recueillies en plus grand nombre, et que nous avons rencontré des différences qu'il est important de mettre en relief. Nous n'avons eu d'autre but que de noter ce qui était spécial à la pneumonie considérée chez les aliénés, et nous avons supprimé tous les détails qui n'étaient point caractéristiques.

Nous avons divisé les observations choisies parmi toutes celles que nous possédons en trois séries. Dans la première, nous plaçons les cas de pneumonie où les symptômes ont été bien accusés et le diagnostic facile; dans la seconde, un certain nombre de phénomènes manquait; par exemple, l'expectoration, la toux, la douleur, etc.; mais les signes fournis par la percussion et l'auscultation existaient encore; dans la troisième série, ils étaient complétement ou presque complétement absents, et la pneumonie se présentait sous une forme latente.

PREMIÈRE SÉRIE.

OBSERVATION 1re. — Manie aiguë de courte durée; une pneumonie débute presque en même temps; symptômes bien tranchés; expectoration de crachats visqueux, transparents, d'un rouge intense; matité; respiration bronchique, bronchophonie, émissions sanguines; guérison.

K..., âgé de vingt-six ans, Polonais, tailleur, est à Paris depuis trois ans. Il dit jouir d'une bonne santé; il paraît être d'une constitution peu vigoureuse. Son teint est pâle, ses muscles peu développés. Il n'a point éprouvé de chagrins, n'a jamais eu d'accès de délire; pas d'habitudes d'ivrognerie.

Le 5 mai 1839, il va aux Champs Élysées et s'y fait électriser. Les jours suivants, il souffre beaucoup de la température élevée qui régnait, exposé aux rayons du soleil dans une chambre qu'il occupe à un étage très élevé.

Le 9, il paraît avoir été saisi d'un délire intense; il criait, appelait un médecin; il se jette dans un baquet plein d'eau où il reste un quart d'heure; il s'en retire seul et se trouve beaucoup mieux; on l'emmène au corps de garde, où l'on est obligé de l'attacher à cause de sa violente agitation; il porte, en effet, la trace de plusieurs excoriations et de contusions nombreuses; il est admis à Bicêtre le 10.

Le 11, il est tranquille et n'accuse aucun malaise, pas de frissons. Dans la soirée, il commence à rejeter des crachats sanguinolents.

Le 12, crachats transparents, visqueux, de couleur abricot en partie, et aussi d'un rouge intense et spumeux, adhérents au crachoir; pas de douleur de côté; quarante respirations par minute; pouls à 114, assez plein. Dans le côté droit de la poitrine et dans toute sa hauteur, respiration bronchique et bronchophonie; crépitation fine et sèche ne se manifestant que dans la toux; la sonorité est notablement diminuée. Traits un peu altérés; face colorée.

Pectorale miellée; saignée de 12 onces.

Le 13, même état; le pouls et la respiration conservent la même fréquence; crachats toujours rouillés et jaunâtres; le caillot de la saignée est assez ferme et recouvert par une couenne épaisse.

Pectorale; saignée de 12 onces.

Le 14, mieux prononcé; le pouls bat 80 fois; il présente de légères intermittences; trente-six respirations par minute; les crachats toujours visqueux et sanguinolents; pas de toux; dyspnée modérée; persistance de la matité; une crépitation line a remplacé la respiration bronchique et la broncho-phonie; à la pointe de l'omoplate, elle est plus grosse et plus humide que dans l'aisselle.

Pectorale; huile de ricin, 30 grammes.

Le 16, même état. même fréquence de pouls; le râle crépitant de l'aisselle est plus humide.

Le 18, le pouls a repris de la fréquence, 108 pulsations; peau chaude; quelques crachats peu nombreux encore visqueux, incolores; la respiration s'entend bien dans toute l'étendue du poumon; elle a conservé de la rudesse.

Pectorale miellée; julep avec 4 grains de tartre stibié.

Le 20, pouls à 112; crachats encore visqueux; rudesse du murmure respiratoire dans l'aisselle droite; pas de selles ni de vomissements.

Pectorale; on ne continue point le julep stibié.

Les 21, 22, même état.

Le 23, le pouls est revenu à 84.

Le 24, la peau est fraîche, mais le pouls est fréquent, 112; disparition complète de la matité; murmure respiratoire normal.

Pectorale, potion avec teinture de digitale, 10 gouttes.

Dans les premiers jours de juin, la convalescence est complète. Le malade reprend cependant ses forces avec lenteur; il n'a donné aucun signe de folie.

Il sort parfaitement guéri le 21 juin.

La réunion de la plupart des signes de la pneumonie chez les aliénés, de même que son heureuse terminaison, est une chose assez peu fréquente. L'observation qui précède est rapportée surtout dans l'intention de faire voir que toutes les formes de la phlegmasie du poumon peuvent se rencontrer chez eux. On s'explique facilement pourquoi la pneumonie a suivi une marche régulière, puisqu'elle a débuté au moment où le délire disparaissait, et que l'individu se trouvait, sous le rapport de l'intelligence, dans un état normal.

Obs. II. — Démence; pneumonie survenue sans cause connue; douleur de côté; absence d'expectoration; matité; respiration bronchique et bronchophonie dans les deux poumons; émissions sanguines; mort.

S... était placé comme dément dans la section des incurables depuis plusieurs années; il est brun, d'une constitution assez robuste. Le 20 août 1839, on remarque qu'il cesse de manger et reste couché. Le 21, on le trouve dans l'état suivant : il accuse une douleur assez vive au côté gauche de la poitrine; matité dans le tiers inférieur de ce même côté; respiration bronchique dans un point assez circonscrit à la partie inférieure du scapulum; bronchophonie peu intense; pas de crépitation; absence complète d'expectoration; toux rare; 56 respirations; 120 pulsations; la peau et la sclérotique ont une teinte jaunâtre; à droite, souffle tubaire et matité dans le tiers supérieur.

Pectorale miellée; saignée de 16 onces.

Le 22, respiration bronchique dans toute la hauteur du poumon gauche; bronchophonie; à droite, râle sous-crépitant éloigné et souffle tubaire; absence d'expectoration; la douleur a disparu; le pouls a conservé la même fréquence; prostration considérable; caillot dense, non couenneux.

Trois ventouses sur le côté droit.

Le soir, dyspnée très grande, pouls plein et très fréquent.

Saignée de 12 onces.

Il meurt à une heure du matin.

Autopsie le 24. — *Crâne.* Épaisseur assez considérable des os; la dure-mère est colorée en jaune; le feuillet viscéral de l'arachnoïde présente une teinte opaline et jaune dans quelques points; les membranes s'enlèvent facilement, mais entraînent, en certains endroits, des portions de la couche corticale qui y restent attachées. Cette substance est notablement ramollie, s'enlève avec la plus grande facilité lorsqu'on la racle avec le dos d'un scalpel; la substance médullaire est à l'état normal; les ventricules latéraux contiennent chacun une cuillerée de sérosité trouble; pas de granulations de leur membrane interne

Thorax. Adhérence de la plèvre costale et diaphragmatique à droite. Dans l'intervalle des lobes, pseudo membranes jaunâtres, peu adhérentes et de récente formation. Tout le lobe supérieur de ce côté est complétement hépatisé au second degré; le lobe inférieur, ramolli, friable et franchement granulé, adhère au diaphragme; à gauche, point d'adhérences, fausses membranes jaunes, minces, demi-transparentes, disséminées sur toute la surface du poumon; le lobe supérieur est seulement engoué; l'inférieur complétement hépatisé en rouge. Le cœur est adhérent au péricarde dans toute son étendue, et uni par un tissu cellulaire très dense et serré. Il est nécessaire d'en faire une complète énucléation. Épaisseur normale des parois; un caillot jaunâtre remplit le ventricule et l'oreillette du côté droit, et se prolonge dans l'artère pulmonaire et ses divisions. Dans le ventricule gauche, caillot noir et diffluent.

Les autres organes sont sains; le foie est pâle. Aucun obstacle au cours de la bile.

Ce fait est destiné à lier les observations de la première série à celles de la seconde. Ici quelques phénomènes locaux, et les principaux signes fournis par la percussion et l'auscultation existent; mais on voit déjà l'expectoration manquer; ce qui peut à la rigueur s'expliquer par la rapidité avec laquelle a marché cette pneumonie double.

DEUXIÈME SÉRIE.

OBS. III. Démence avec paralysie générale; tout-à-coup décomposition des traits, face terreuse; absence d'expectoration; accélération du pouls et de la respiration; du côté gauche de la poitrine, matité, souffle tubaire et bronchophonie; à droite, râles humides; mort au bout de quelques heures; hépatisation rouge à droite, grise à gauche.

L..., âgé de quarante-cinq ans, ancien capitaine, marié, a cessé de servir en 1834; il ne paraît point avoir eu d'habitudes d'ivrognerie. Il a éprouvé de vifs chagrins à la suite de pertes considérables d'argent. Depuis cinq ou six mois, il éprouve de la difficulté à parler; il a beaucoup maigri.

Il est admis à Bicêtre le 7 février 1839.

Le 8, sa mémoire est fort affaiblie de même que son intelligence; il a la conscience de ce changement. Difficulté dans l'articulation des mots; la langue sort en tremblant: il serre avec peu de force, chancelle en marchant, et il lui arrive souvent de tomber; le pouls bat 72 fois; il est d'une extrême mollesse; appétit assez franc; digestions faciles.

Potion avec sirop de chicorée; quatre ventouses à la nuque; demi-portion.

On continue ce traitement pendant quelque temps sans grand succès. Depuis la fin de février, la paralysie générale a fait de rapides progrès; tremblement presque continuel; selles et urines involontaires.

Le 4 mars, on est frappé, au moment de la visite, de la décomposition de ses traits; face terreuse et grippée; yeux excavés; secousses continuelles dans les membres; soubresauts de tendons; gêne de la respiration; la poitrine s'élève cependant peu; langue brunâtre et encroûtée, dents fuligineuses; absence complète d'expectoration; pouls à 124; 52 respirations; matité dans le côté gauche du thorax; respiration bronchique et bronchophonie dans toute la hauteur du poumon; à droite, sonorité diminuée, râles humides en grande abondance.

Pect., potion avec tartre stibié, 6 grains; sinapismes.

Il meurt dans l'état qui vient d'être décrit, au milieu de la journée.

Autopsie le 6 mars, trente-six heures après la mort.

Habitude exterieure.

Cadavre d'un individu fortement constitué; muscles très développés; encore assez d'embonpoint; un liquide rougeâtre s'est écoulé de la bouche.

Tête. Téguments injectés à la partie postérieure; les os du crâne ont peu d'épaisseur; à la partie postérieure de la face interne de la dure-mère naît un ruban filamenteux de 2 lignes de largeur sur 2 pouces de longueur, qui va rejoindre la partie postérieure de la face du cerveau. L'arachnoïde viscérale et la pie mère, séparées par un liquide gélatiniforme, s'enlèvent ensemble en entraînant avec elles une couche de substance corticale; la face correspondante du cerveau est comme érodée. Cette disposition se remarque au tiers antérieur, et surtout le long de la grande scissure interlobaire; une sérosité rougeâtre remplit l'intervalle des circonvolutions; le tissu cérébral a sa consistance ordinaire et est imbibé de sérosité; les ventricules latéraux dilatés par un liquide transparent et inco lore; quelques granulations de leur membrane interne.

Poitrine. Adhérences filamenteuses nombreuses et serrées, qui ne permettent d'enlever les poumons qu'avec beaucoup de difficulté; le poumon droit est pesant, sain à sa partie antérieure; mais dans toute sa partie postérieure sa tranche présente un tissu rougeâtre, inégal, friable, dont on exprime un liquide spumeux et rouge; il ne surnage point; le tissu du poumon gauche est de couleur grise, très friable; il en sort un liquide purulent d'un jaune rougeâtre. Dans le lobe inférieur, petit abcès du volume d'une noisette; liquide spumeux très abondant dans ces bronches.

Cœur. Le ventricule droit contient un caillot quadrilatère jaunâtre, intriqué dans les colonnes charnues, et se prolongeant jusque dans les divisions de l'artère pulmonaire, étranglé et divisé en trois languettes au niveau des valvules sigmoïdes; les parois du ventricule gauche ont 7 lignes d'épaisseur.

Abdomen. Le grand cul-de sac de l'estomac est d'un gris noirâtre; lambeau de 4 lignes; muqueuse intestinale saine; la vessie est dilatée par une assez grande quantité d'urine; les autres organes n'ont rien offert de remarquable.

L'absence de la toux, de l'expectoration, de la douleur, les signes d'auscultation manquant d'un côté, existant de l'autre, la rapidité de la marche, sont les traits les plus saillants de cette observation.

Obs IV. — Démence avec paralysie générale, pneumonie gauche; respiration bronchique et bronchophonie qui disparaissent bientôt pour être remplacées par des râles humides; absence de toux, de crachats, de douleur de côté; mort; hépatisation du poumon gauche.

C..., âgé de soixante-quatre ans, marchand de volaille, à Paris depuis cinq ou six ans, est entré à Bicêtre dans le commencement de juin 1839. Il est de petite taille; sa tête est très développée. Il a présenté quelques symptômes de démence; il est devenu agité, s'obstinait à garder des positions qu'on ne pouvait lui faire quitter; il paraît faible. Commencement de paralysie générale.

Le 9 juin; depuis deux jours les infirmiers ont remarqué qu'il mangeait moins; il se levait et se promenait sans témoigner la moindre souffrance.

Le 11, on est frappé, au moment de la visite, de l'altération de ses traits et de la pâleur de sa face; la respiration paraît accélérée. On l'examine avec soin, et l'on reconnaît, dans un point peu étendu de la poitrine du côté gauche et dans le tiers inférieur, de la matité avec bronchophonie, et souffle tubaire; râle muqueux du côté droit, absence complète de toux, d'expectoration, de douleur; le pouls est faible et bat 100 fois par minute; 44 respirations. La peau est froide.

Potion stibiée; vésicatoire sur la poitrine; sinapismes.

Le 12, il est dans le même état; aucun changement dans les phénomènes d'auscultation. On lui administre la potion stibiée.

Le 13, un peu de réaction; la peau est chaude; le pouls à 140, faible; 40 respirations; pas de toux ni d'expectoration. Il est impossible de retrouver la bronchophonie et la respiration bronchique dans le point où elle a été constatée la veille; râles humides dans toute l'étendue de la poitrine. Pas de vomissements ni de selles.

Potion stibiée.

Son état s'aggrave dans le courant de la journée, et il meurt le soir.

Autopsie. Épaississement et opacité de l'arachnoïde viscérale; sérosité gélatiniforme dans le tissu cellulaire sous-jacent; point de ramollissement de la couche corticale; œdème du cerveau; une once de sérosité limpide dans chaque ventricule.

Thorax. Dans la plèvre gauche, trois ou quatre onces de sérosité rougeâtre; le lobe supérieur du poumon de ce côté est tremblotant, infiltré de sérosité qui s'en écoule à la pression sous la forme d'un liquide spumeux et incolore; le lobe inférieur est coloré et brun-rougeâtre; sa consistance est diminuée, pas d'aspect granulé; il ne surnage point. A sa partie moyenne et dans un espace très limité, il est compacte, friable; sa tranche est granulée; il se précipite au fond d'un vase rempli d'eau; sa teinte est aussi d'un rouge brunâtre; le poumon droit est sain; les bronches des deux côtés sont remplies par un liquide écumeux et jaunâtre; le cœur est volumineux; ses parois sont plus épaisses qu'à l'état normal; productions ostéo-cartilagineuses à la valvule mitrale; point d'insuffisance. Les viscères abdominaux ne présentent rien qui mérite d'être noté.

OBS. V. — Démence avec paralysie generale, delire ambitieux; agitation maniaque brusquement remplacée par un affaissement considerable; acceleration de la respiration et du pouls; toux; absence d'expectoration; râle crepitant, pas de matite; mort · pneumonie au premier degré.

D... x, blond, tempérament lymphatique, paraissant âgé de trente-huit ans environ, est amené à Bicêtre dans un état d'agitation maniaque avec délire ambitieux très prononcé. Il est lieutenant au 51e régiment de ligne; il a reçu la veille 2,000 fr. et la croix d'honneur pour un service qu'il aurait rendu à la reine. Sa femme lui a donné des coups de couteau. Il se plaint de souffrir, d'avoir soif, d'eprouver de la fièvre. Signes de paralysie générale; les lèvres sont tremblantes de même que la langue, qui sort en vacillant; difficulté assez grande pour articuler les mots. Pouls à 100, face colorée, yeux injectés, selles et urines involontaires.

Prescription. Ventouses scarifiées à la nuque, 10 onces de sang. Lavement avec le miel de mercuriale. Orge. Affusions tièdes et refroidies graduellement.

Le 8 juin, même état. Toujours de l'agitation; ses idées ambitieuses ne l'abandonnent point. Langue toujours embarrassée. On n'a pas pu obtenir de renseignements sur le compte de cet aliéné.

Le 20, persistance du délire ambitieux; il se dit maréchal de France; il dispense des honneurs, des croix, etc. La paralysie fait de rapides progrès; il prononce beaucoup de mots qu'il est impossible de comprendre tant ils sont mal articulés. Agitation continuelle. Il parle sans cesse et à haute voix; entretient des conversations avec les autres malades. Pas de sommeil. Face injectée.

P. Orge. Sinapismes.

Le 22, la veille au soir, son délire, qui était bruyant et continuel, a cessé brusquement. Il ne parle plus et reste fort tranquille; l'agitation a complétement disparu. Le lendemain, on le trouve au moment de la visite dans l'état suivant: décubitus dorsal, traits un peu altérés, dents fuligineuses, langue couverte d'un enduit noirâtre, sèche et un peu fendillée. Il ne parle plus, répond à peine aux questions qu'on lui adresse. La respiration est accélérée, à 32. Pouls faible, à 96. Un peu de toux, absence complète d'expectoration. A l'auscultation, on constate dans toute l'étendue de la poitrine des râles humides à grosses bulles, et du râle sous-crépitant disséminé et plus prononcé dans l'aisselle gauche.

Prescrip. Mauve, sirop de gomme. Sinapismes.

Il meurt peu de temps après, à neuf heures du matin.

Autopsie. — *Tête.* Un peu d'injection de la dure-mère; légère quantité de sérosité dans la cavité de l'arachnoïde, 100 grammes environ. Le feuillet viscéral de l'arachnoïde un peu opaque et épaissi. Le tissu cellulaire sous arachnoïdien est infiltré d'une petite quantité de sérosité trouble. La pie-mère s'enlève avec assez de facilité de la convexité du cerveau. La substance cérébrale offre sa consistance et sa coloration normales. Les ventricules contiennent chacun 30 grammes de sérosité trouble et grumeleuse ; leurs parois ne sont pas granulées.

Thorax. Cœur normal. Les poumons, crépitants en avant, sont dans toute leur hauteur en arrière colorés en rouge noirâtre, à peine crépitants, leur tissu est légèrement ramolli, le doigt s'y enfonce avec facilité ; il s'écoule un liquide rougeâtre et assez limpide à la coupe ; il est peu abondant. Les parties qu'on projette sur l'eau y surnagent. Mêmes caractères pour le poumon gauche, qui est très adhérent.

Abdomen. L'estomac et l'intestin n'offrent rien de remarquable. La vessie est vide.

C'est le seul cas de pneumonie au premier degré qu'il nous ait été permis de constater par l'inspection cadavérique. Ce n'est que dans les pneumonies secondaires qu'on rencontre l'engouement isolé. M. Grisolle, dans son excellente monographie, a, dans un relevé de 75 cas, trouvé que, sur 30 individus, l'inflammation n'avait point dépassé cette période. Il explique très bien comment alors la phlegmasie pulmonaire amène la mort avant que les altérations qu'on observe dans les cas ordinaires aient eu le temps de se former. Ici l'individu a succombé trente-six heures après l'invasion de la pneumonie. Il était déjà épuisé par l'agitation à laquelle il était en proie, par la durée de la maladie mentale et la détérioration profonde qu'elle avait imprimée à toute l'économie. L'observation suivante est analogue, et nous la rapportons en l'abrégeant.

OBS VI. Démence avec paralysie générale, bronchite ; pneumonie double au premier degré.

J... (Alphonse), âgé de trente-deux ans, entre, le 3 avril 1839, à l'hospice de Bicêtre, sans qu'on ait de détails sur ses antécédents et les motifs de son admission. Un peu d'agitation, il dérange sans cesse son lit. Il parle beaucoup; sa langue est embarrassée. Signes évidents de démence et de paralysie générale déjà assez avancée.

Orge; bain.

Le 8 mai, agitation qui nécessite l'emploi de la camisole; altération brusque du facies; langue fuligineuse; pouls fréquent; respiration difficile et précipitée; pas de matité; mélange de râle sibilant et muqueux; crachats opaques, d'un jaune verdâtre; toux rare.

Le 10, traits plus profondément altérés; fuliginosités très prononcées des levres; sécheresse de la langue; prostration extrême; 40 respirations; pouls à 120, faible, déprimé; pas de douleur de côté, absence de matité; persistance des mêmes râles; pas d'expectoration ni de toux.

Mort à onze heures du matin dans cet état.

Autopsie, le lendemain, dix heures du matin.

Tête. Les membranes du cerveau sont légèrement épaissies, un peu infiltrées de sérosité, sans adhérence ni friabilité. La substance grise est pâle et décolorée; la blanche d'une fermeté remarquable, sèche, condensée, comme si elle avait macéré dans un acide. Trois cuillerées de sérosité dans les ventricules latéraux; les parties blanches centrales plus résistantes qu'à l'état normal, surtout la voûte à trois piliers; granulations sur les parois des ventricules latéraux. Dans le troisième, de la sérosité en grande quantité; on la fait jaillir par la tige pituitaire en exerçant une certaine pression sur les hémisphères.

Thorax. Les poumons sont fortement engoués dans tout le tiers postérieur et dans toute la hauteur; le tissu pulmonaire d'un rouge sombre, légèrement friable, crépitant encore et surnageant; on en exprime un liquide spumeux et rougeâtre. Dans plusieurs points, sa consistance commence à diminuer; état voisin de l'hépatisation rouge. Plèvres à l'état sain. Les bronches laissent écouler un liquide jaune opaque puriforme;

leur muqueuse de couleur violette ; pas de ramollissement ni d'épaississement notables.

TROISIÈME SÉRIE.

OBS. VII. — Démence avec paralysie générale ; tout-à coup prostration considérable, refus de nourriture ; râle muqueux très abondant dans toute l'étendue de la poitrine ; absence de phénomènes d'auscultation caractéristiques ; mort rapide ; hépatisation rouge des deux poumons.

B... est entré à Bicêtre le 28 novembre 1837 comme affecté de démence avec paralysie. Il avait passé quelque temps à l'infirmerie générale pour une plaie contuse à la jambe. Il avait été aussi à cette époque soumis sans succès à l'emploi du seigle ergoté pour une rétention d'urine.

Le 10 février 1839, il se tenait debout, mangeait, etc., et ne donnait aucun signe de maladie.

Le 11, au moment de la visite, il n'avait offert aucun symptôme qui dût attirer l'attention.

A midi, il refuse les aliments qu'on lui présente. On le couche ; vers le soir il commence à faire entendre un râle trachéal assez fort. Appelé aussitôt auprès de lui, nous le trouvons dans un état de prostration considérable. On ne peut obtenir aucune réponse ; les cornées sont ternes ; sueur froide répandue sur tout le corps ; respiration extrêmement précipitée, haute et bruyante ; le pouls est plein et dur, il bat 110 fois ; sonorité presque normale de la poitrine, eu égard à l'obésité du malade ; l'auscultation ne permet d'entendre qu'un râle muqueux très abondant qui remplit toute l'étendue de la poitrine.

On pratique une petite saignée et l'on prescrit la potion stibiée ; sinapismes.

Le malade meurt dans la nuit.

Autopsie. Les membranes arachnoïde et pie-mère sont adhérentes à la substance grise, dans un espace peu étendu de la partie intérieure des hémisphères ; infiltration de sérosité gélatiniforme. Le cerveau a sa consistance et sa coloration normales.

Thorax. Adhérences filamenteuses des deux plèvres. Le

poumon droit, sain en avant, est dans toute sa hauteur, en arrière, d'un rouge foncé, compacte, friable ; il ne surnage point, sa tranche est granulée, quelques parties sont encore crépitantes ; à gauche, le lobe inférieur est aussi compacte, grenu, plus pesant que l'eau ; un liquide épais et rougeâtre s'écoule à chaque incision ; les bronches des deux côtés sont remplies d'un mucus puriforme.

Les autres organes à l'état sain.

Obs. VIII. — Manie aiguë ; agitation considérable ; mouvement fébrile intense ; râles humides dans toute l'étendue de la poitrine ; mort ; le tissu des deux poumons a une teinte rosée ; il est compacte, non granulé, friable, ne surnageant point ; carnification.

G... , admis le 7 juillet 1839 , sans qu'on ait pu recueillir le moindre renseignement sur ses antécédents , présente dès son entrée une agitation très considérable. Sa face est colorée ; il pleure, il chante , il fait de continuelles grimaces ; il est impossible d'en obtenir une réponse raisonnable ; il ne profère que des injures , des paroles ordurières et obscènes ; loquacité très grande ; incohérence ; pas d'idées dominantes ; illusion des sens et en particulier de la vue ; il prend un infirmier pour son fils, et veut le tuer à coups de bâton ; il crache à la figure de ceux qui l'entourent. Ses lèvres sont encroûtées, les dents fuligineuses, langue sèche, fendillée, brunâtre. Le 19, la respiration haute et fréquente ; peau chaude, pouls à 112 ; pas de matité bien prononcée. Ce phénomène est d'ailleurs fort difficile à bien constater à cause de l'agitation du malade et des cris qu'il pousse sans cesse ; on ne peut entendre dans toute l'étendue de la poitrine que des râles humides ; absence de toux et d'expectoration.

Eau de veau ; potion stibiée , 6 grains ; pectorale.

Le 20 , agitation très grande pendant la nuit ; il est plus calme au moment de la visite ; la face est colorée et couverte de sueur ; respiration bruyante et haute , 20 inspirations par minute ; le pouls plein et fréquent, à 126 ; râles humides dans toute l'étendue de la poitrine ; lèvres encroûtées, dents couvertes de fuliginosités ; il y a plusieurs vomissements ; point de selles, pas de toux, de crachats ; il n'accuse point de douleur.

Presc. *ut supra.*

Le 21, même état ; persistance des symptômes indiqués ; la potion stibiée n'a point donné lieu à des vomissements et à des déjections alvines ; prostration ; langue toujours sèche, fendillée, recouverte d'un enduit brunâtre ; aspect typhoïde. L'agitation et le délire ont presque complétement cessé.

Pect., pot. stibiée.

Il meurt dans la journée.

Autopsie. Aucun épaississement ; aucune infiltration des membranes ; circonvolutions développées, turgescentes, injectées ; consistance normale du tissu cérébral ; pas de sérosité dans les ventricules ; les deux poumons sont très compactes, très durs ; ils ont une teinte rosée ; on peut en exprimer une certaine quantité de sérosité écumeuse ; le tissu est friable, les doigts peuvent s'y enfoncer facilement, la tranche n'est point granulée ; la surnatation n'a point lieu ; écume dans les bronches.

Les autres organes sont à l'état sain.

Les lésions anatomiques trouvées chez cet aliéné pourraient être le sujet d'une discussion que nous ne soulèverons point ici. Il paraît bien certain cependant qu'elles peuvent être rapportées à cette variété appelée carnification.

OBS. IX. Démence avec paralysie générale ; tout-à-coup prostration extrême ; absence de douleur, de toux et d'expectoration ; accélération de la respiration et du pouls ; râle muqueux dans toute l'étendue de la poitrine ; mort rapide ; hépatisation rouge des deux poumons.

D..., âgé de trente-huit ans, est entré à Bicêtre, dans le mois de juillet 1837, comme atteint de démence avec paralysie générale. Cette affection a fait de continuels progrès depuis son admission. Affaiblissement de la mémoire et de l'intelligence, difficulté très grande pour articuler les mots ; la faiblesse des membres inférieurs lui permet à peine de se tenir debout ; il commence à avoir des selles et des urines involontaires, lorsqu'on le fait passer dans une salle de gâteux au commencement du mois de mars 1839.

Le 19 mars, on le trouve couché en supination. La respiration paraît gênée ; il n'accuse aucune douleur ; bien loin de là, il dit se porter fort bien ; la veille à la visite on l'avait trouvé assis ; il mangeait comme à l'ordinaire, ne présentait aucun symptôme qui dût attirer l'attention. Absence complète de toux et d'expectoration ; la respiration est accélérée. Mais il faut examiner le malade avec beaucoup de soin pour reconnaître qu'il y a 48 inspirations à la minute, parce que la poitrine se soulève à peine ; pouls sans résistance, à 120 ; matité peu prononcée des deux côtés. Il est impossible de constater la respiration bronchique, la bronchophonie, ou la crépitation dans aucun point de la poitrine ; dans toute son étendue, râle muqueux très abondant

Inf. pectorale ; potion émétisée, 6 grains.

Le 20, même état ; la potion émétisée n'a point été vomie, elle donne lieu à quelques selles ; la circulation et la respiration toujours précipitées ; l'auscultation ne donne toujours que des signes négatifs ; le malade s'affaisse et ne peut plus répondre aux questions.

Inf. pectorale ; potion stibiée, 6 grains ; sinapismes.

Il meurt à deux heures du matin.

Autopsie, le 22 mars à onze heures, par une température de 7 à 8 degrés.

Crâne. Adhérence de l'arachnoïde viscérale et de la pie-mère à la substance cérébrale ; infiltration sous-arachnoïdienne de sérosité gélatiniforme ; la membrane interne des ventricules est granulée ; ils ne contiennent aucun liquide.

Thorax. Les plèvres sont vides ; quelques flocons pseudo-membraneux à la base des poumons ; tout le lobe inférieur du poumon gauche est compacte, lourd, plus pesant que l'eau : sa coupe est granulée ; il s'en échappe un liquide épais, rougeâtre et non spumeux ; les grosses bronches contiennent une assez grande quantité de mucosités; leur muqueuse est d'un rouge violacé, elle a son épaisseur et sa consistance normales; le lobe inférieur du poumon droit n'offre point un degré d'hépatisation aussi avancé; les deux lobes supérieurs sont farcis de tubercules crus; au sommet du poumon gauche il en existe un assez gros dans un état voisin du ramollissement.

Cœur volumineux. Caillots fibrineux dans le ventricule droit, se prolongeant dans les divisions de l'artère pulmonaire; l'oreillette gauche est remplie de sang noirâtre.

L'estomac et les intestins à l'état normal; ecchymose sous-péritonéale peu étendue en avant et au-dessus de la vessie.

Nous allons maintenant tracer l'histoire de la pneumonie chez les aliénés, non point seulement d'après les observations qu'on vient de lire et que nous avons choisies dans chaque catégorie de faits, mais d'après toutes celles que nous avons recueillies pendant l'année 1839.

§ Ier. — FRÉQUENCE DE LA PNEUMONIE ET SON INFLUENCE SUR LA MORTALITÉ CHEZ LES ALIÉNÉS.

Georget place parmi les maladies aiguës la péripneumonie en troisième lieu après l'entérite et la fièvre ataxique et adynamique, et peut-être l'aurait-il placée au premier rang s'il avait reconnu que beaucoup de ces fièvres adynamiques étaient des phlegmasies du poumon dont la marche et les symptômes présentaient une forme latente.

M. Calmeil dit (Dictionn. en 25 vol., t. II, p. 194) : « Sur 100 insensés pris au hasard, on peut affirmer que plus de 60 conservent ou bien ont eu dans les poumons des tubercules et des hépatisations. » Nous ignorons pourquoi M. Calmeil réunit ici les tubercules et la pneumonie. Ces deux affections n'ont point une affinité assez grande pour qu'on puisse les confondre dans un même calcul. Heureusement il s'explique d'une manière plus précise : « L'on observe, ajoute-t-il, divers degrés d'hépatisation sur le cinquième des aliénés qu'on ouvre, abstraction faite des cas de phthisie pulmonaire. »

M. Bayle a trouvé que la pneumonie comptait pour un neuvième environ dans les maladies incidentes des aliénés.

M. Bouchet, dans sa statistique des aliénés de la Seine-Inférieure (*Annales d'hygiène*, avril 1840), parle de ces pneumonies aiguës, marchant obscurément, quoique avec rapidité; il les regarde comme constamment funestes : « La nature de la maladie ôte au diagnostic ses principaux signes, et à la thérapeutique ses moyens d'action les plus efficaces. » Il est le premier, avec M. Calmeil, qui ait donné quelque attention à la pneumonie considérée chez les aliénés; mais tout ce qu'il en dit se réduit à quelques lignes.

Sur cent six individus qui avaient succombé à des affections intercurrentes, 24, d'après ce médecin, étaient morts à la suite d'une pneumonie.

M. Parchappe (*Rech. sur l'Encephale*) a, sur 117 autopsies d'individus atteints de folie aiguë, chronique et paralytique, signalé la pneumonie comme ayant causé la mort 7 fois.

M. Lawrence, chirurgien en chef de l'hospice de Bethlem, a noté que les poumons étaient hépatisés 23 fois sur 72 autopsies qu'il a faites. (*Ann. médico-psychol.*, mai, 1844, p. 446.)

Sur 105 déments et maniaques, M. Aubanel a vu 15 fois l'inflammation du poumon être cause de mort. Il a remarqué que dans la démence paralytique elle n'a jamais été franche, et il a noté l'obscurité des signes physiques, l'absence de toute réaction, et la gravité des altérations pathologiques, qui étaient peu en harmonie avec les symptômes observés.

On doit être étonné de voir M. Esquirol garder un silence complet sur la maladie qui nous occupe, dans les différents relevés statistiques des articles *Folie* et *Lypémanie* de son dernier ouvrage. C'est en vain qu'on y cherche la pneumonie, elle n'y est pas même indiquée une seule fois; il est cependant impossible que ce savant praticien n'ait point, dans sa longue carrière, été frappé de l'importance de la pneumonie parmi les maladies qui compliquent l'aliénation mentale.

Quoi qu'il en soit, nous la regardons, avec l'entérite, comme la maladie la plus commune, et sa terminaison, souvent fâcheuse, fait qu'elle exerce sur la mortalité une notable influence. Ainsi, comme nous l'avons déjà dit, sur 76 individus qui ont succombé à des affections incidentes, et non aux progrès de la folie, 11 sont morts de pneumonie ; le rapport est de 1 à 7.

§ II. — ÉTIOLOGIE.

L'étude des causes, comme celle des symptômes, est entourée d'un grand nombre de difficultés. Il n'est guère possible de tirer des renseignements précis d'individus qui délirent et sont dans une agitation incessante, ou de ceux qui n'ont plus de mémoire, d'intelligence et de langage : aussi aurons nous plutôt à faire saillir des prédispositions que des causes occasionnelles.

Une première condition qui doit favoriser le développement de la pneumonie, c'est, sans contredit, le jeu incomplet des forces respiratoires. Chez la plupart des déments paralytiques, le système musculaire est dans un état d'énervation tel, que les muscles du thorax et le diaphragme se contractent imparfaitement ; l'hématose se fait avec difficulté, le sang circule avec lenteur dans tout l'appareil pulmonaire, et il est facile de s'expliquer ainsi la congestion et l'inflammation du tissu pulmonaire.

Le décubitus dorsal, qu'ils gardent d'une manière presque constante, malgré les escarres énormes du sacrum, favorise nécessairement la stase du sang dans la partie postérieure de la poitrine : aussi est-ce toujours dans ce point que l'hépatisation a lieu ; et plus fréquemment dans le lobe inférieur à droite et le lobe supérieur à gauche, ainsi que l'ont noté MM. Hourmann et Dechambre chez les vieilles femmes de la Salpêtrière.

L'épuisement qui résulte des maladies chroniques, comme le scorbut, la diarrhée, etc., la détérioration lente que subit tout l'organisme, impriment à la maladie des caractères particuliers.

Sans vouloir attacher trop d'importance à la relation qui existe entre la peau e membrane muqueuse des voies aériennes, nous ne pouvons nous empêcher de signaler l'absence ou la notable diminution de la perspiration cutanée. On sait que chez la plupart des aliénés la peau est brune, cuivrée, complétement sèche et comme tannée.

Le froid, on ne peut le nier, a une grande importance dans l'étiologie de la pneumonie : aussi est-ce dans l'hiver qu'elle a été plus fréquente. L'action de cet agent est d'autant plus certaine qu'elle s'exerce sur des individus incapables de la moindre réaction : aussi est-il à Bicêtre des salles où l'on peut prédire que plusieurs cas de pneumonie vont apparaître, lorsqu'il survient un abaissement assez considérable du thermomètre ; les salles du rez-de chaussée sont surtout dans ce cas, parce que le chauffage y est plus difficile et la ventilation plus nécessaire.
temps.

Le froid humide est aussi plus à craindre que le froid sec ; c'est ce qui explique pourquoi elle est plus fréquente dans les endroits qu'il faut souvent laver à grande eau, à cause des soins de propreté indispensables, et chez les malades qui, au milieu de leurs draps imbibés d'urine et de fèces, se trouvent toujours placés dans une atmosphère froide et humide en même

Les changements brusques de température qui ont lieu d'ordinaire dans les mois de mars et d'avril peuvent être aussi placés parmi les causes. On remarque qu'au commencement du printemps et au milieu des alternatives de chaleur et de froid, de sécheresse et d'humidité, on observe plus souvent la pneumonie que par une gelée assez forte, mais qui dure depuis quelque temps. C'est dans les mois de mars et d'avril que la mortalité a atteint son maximum pendant l'année 1839.

Depuis qu'Hippocrate, que Celse a reproduit littéralement (lib. 2, cap. 1), a dit : « Sin aquilonia et tempestas fuerit, tusses movet..., horrores excitat laterum et pectoris (aph. 5, sect.), » on a toujours insisté sur l'importance que peuvent avoir les vents du nord et du nord-est dans les phlegmasies pulmonaires. Nous aussi, nous avons fait la même remarque ; mais comme toujours, lorsque les vents soufflent dans cette direction, il existe un abaissement assez considérable de la température, il nous est difficile de faire la part d'action qui leur revient, et nous sommes porté à voir là, plutôt une coïncidence qu'une cause bien évidente.

S'il est vrai que la pneumonie soit plus commune dans les lieux secs et élevés, l'hospice de Bicêtre, où nos observations ont été faites, isolé et placé loin des murs de Paris, sur une colline assez haute, se trouverait dans cette condition. Il est bien certain qu'il existe une différence très marquée entre la température moyenne de Bicêtre et celle de Paris.

Quelques auteurs ont attribué une assez grande influence à l'altération de l'air par l'entassement d'un nombre considérable d'individus dans un étroit espace : nous ne serions point éloigné de partager leur opinion. Il est des parties de la division des aliénés de Bicêtre où il existe un véritable encombrement, des chauffoirs beaucoup trop bas, de dimensions trop petites, certains dortoirs où chaque malade a pour respirer à peine 10 mètres cubes d'air : aussi est-ce dans la section des incurables qu'on voit la pneumonie se montrer plus fréquemment que partout ailleurs.

Age. Le plus âgé de nos malades avait soixante-quatre ans, le plus jeune vingt-deux. La moyenne a été de trente-six à quarante. C'est, en effet, l'âge de la démence paralytique.

Sexe. Nos observations n'ayant été recueillies que sur des individus du sexe masculin, auxquels l'hospice de Bicêtre est exclusivement consacré, nous n'avons pu encore réunir des documents et des faits nouveaux sur ce sujet, et nous nous contenterons de le mentionner pour mémoire. Nous ne pouvons pas croire que le sexe apporte de grandes modifications à la maladie qui nous occupe, les aliénés se trouvant à peu près également soumis à l'action des mêmes causes. Cependant la paralysie générale étant moins commune chez les femmes que chez les hommes (quoiqu'on ait exagéré cette différence), peut-être la forme de pneumonie la plus grave et la plus fréquente se rencontre-t-elle moins souvent chez elles.

Il est aussi des causes occasionnelles qui méritent d'être notées. M. Baillarger a vu une pneumonie survenir chez une folle qui avait tenté de se suicider par la strangulation. M. Fabre a raconté le fait d'un aliéné qui se livrait à des vociférations telles qu'elles déterminaient fréquemment des pneumonies.

Ainsi que nous l'avons déjà dit, il importe de distinguer les variétés d'aliénation mentale dans lesquelles nous avons étudié la phlegmasie du poumon; elle est beaucoup plus fréquente dans la démence, et surtout dans celle qui accompagne la paralysie générale, que dans la manie; le rapport est de la première à la seconde comme 2 est à 1; c'est plutôt dans la forme chronique que dans la forme aiguë du delire maniaque qu'on la rencontre.

On voit par ce rapide exposé que s'il est des causes qui appartiennent en propre à la folie, il en est d'autres qui rentrent dans l'histoire de la pneumonie considérée chez les vieillards; c'est qu'en effet il y aurait un rapprochement fort légitime à établir entre la vieillesse et la démence paralytique, qui semble, par l'affaissement et la débilitation rapide dans laquelle elle plonge tout l'organisme, n'être qu'une vieillesse anticipée.

§ III. — MARCHE.

Des deux modes d'invasion, l'un brusque et rapide, l'autre lent et caché, le premier est le plus fréquent. On voit un malade manger avec ses camarades, être levé ou assis au moment de la visite, ne donnant aucun signe de souffrance, lorsque tout-à-coup l'on est appelé auprès de lui dans la visite, et on le trouve dans un état de prostration extrême; gêne de la respiration, et quelquefois même déjà avec le râle trachéal. Cependant, il ne faut pas s'y méprendre, l'invasion peut paraître plus rapide qu'elle ne l'est véritablement. Nous ne pouvons douter, dans ces cas, que la maladie existait depuis quelque temps avant l'invasion des symptômes. Quelquefois il y a eu des prodromes évidents; quand l'individu conservait encore quelque intelligence, il accusait un malaise général, refusait les aliments, demandait à rester couché; les symptômes ne tardaient point à éclater; une fois établis, ils marchent toujours avec une extrême rapidité.

Le frisson initial, d'une si grande importance dans le diagnostic, n'a jamais été constaté, soit à cause de son absence dans tous les cas, soit faute d'une observation assez attentive de la part des surveillants et infirmiers.

« Le froid, dit Georget, les émanations animales, l'humidité, les affections tristes, l'état chronique du cerveau, ne peuvent produire que des maladies chroniques, adynamiques et latentes. » Nous croyons, nous, que toutes ces causes favorisent tout aussi bien la rapidité qui se remarque dans la succession des symptômes. C'est parce qu'ils sont épuisés que nos malades ne peuvent lutter contre les progrès de la maladie, et que sa durée est en général si courte. C'est chez les individus les plus affaiblis, chez les déments dans le marasme, qu'on voit la pneumonie ne durer que quelques heures; en général, chez eux, elle ne dure guère plus de douze heures à deux ou trois jours.

Quelquefois elle précède l'apparition du délire qui semble naître sous son influence; en général, il est alors de peu de durée et cesse avec la cause qui l'a fait naître : aussi est-il assez commun de voir arriver à Bicêtre des individus envoyés comme aliénés, parce qu'une agitation maniaque passagère était venue compliquer une inflammation thoracique. Ils guérissent avec beaucoup de rapidité, quand ils n'arrivent point déjà convalescents. Dans notre première observation, nous avons vu un accès de manie précéder immédiatement le début d'une pneumonie.

L'étude des rapports qui existent entre la pneumonie et le délire qui survient dans son cours méritait de plus longs développements. Ils ont trouvé leur place dans le chapitre destiné aux maladies critiques.

§ IV. — SYMPTOMES.

Symptômes locaux.

Toux et expectoration. C'est une chose extrêmement rare que la toux : aussi l'avons-nous à peine observée dans un ou deux cas. Quelquefois l'on voit des secousses légères de la poitrine, qui cherche à se débarrasser des matières visqueuses dont les bronches sont remplies ; mais le plus souvent elles manquent complétement, et il ne faut point compter sur ce signe pour être amené à soupçonner l'existence de la pneumonie. Cependant, si l'individu est vigoureux, si les troubles de l'intelligence et de la motilité ne sont point graves, on pourra observer chez lui la toux comme chez tout autre individu non aliéné.

Il en est de l'expectoration comme de la toux, elle manque d'une manière presque constante : ainsi, tandis que, dans les conditions ordinaires, on note son absence une fois sur quinze environ, à peine deux ou trois fois avons-nous pu trouver des crachats transparents, visqueux, contenant de nombreuses bulles d'air, teints en rouge ou en jaune-abricot. Nous avons cependant fait les recherches les plus minutieuses, examiné les draps, les oreillers du malade, pour nous assurer s'il n'avait point rejeté quelque crachat caractéristique, mais toujours en vain ; les forces expiratrices sont insuffisantes pour expulser des bronches la matière de l'expectoration, et ce fait doit avoir une grande influence sur la gravité de la marche rapide de la pneumonie ; les malades meurent autant par asphyxie que par l'inflammation même du tissu pulmonaire.

Dyspnée. La dyspnée est un phénomène plus constant ; il est rare qu'elle manque ; cependant il faut souvent beaucoup de soin pour la bien constater. La poitrine soulève à peine la main qu'on y place pour apprécier ses mouvements d'inspiration et d'expiration, et ils sont si peu prononcés, qu'on pourrait se tromper assez facilement. Le nombre des inspirations, toujours noté avec soin, a varié depuis 20 jusqu'à 56. Cette grande fréquence était toujours d'un fâcheux augure ; et quand on arrivait à trouver ce nombre, la mort ne se faisait pas longtemps attendre. Le plus souvent on n'observe point sur la face les signes d'une grande gêne de la respiration ; elle conserve sa tranquillité et son impassibilité ordinaires. Rarement nous avons vu la dilatation des ailes du nez et la contraction des muscles de la face exprimer la difficulté que les malades éprouvent pour respirer.

Douleur. C'est avec raison que Celse a dit de la pneumonie : *Plus habet periculi quam doloris.* De récents travaux ont confirmé la vérité de cette assertion. Il faut, en général, pour que la douleur se produise, que l'inflammation de la plèvre se joigne à celle du poumon. Nous verrons, à propos de l'anatomie pathologique, que cette coïncidence est loin d'être rare ; mais dans aucun cas, il n'a été possible de noter l'existence de ce symptôme. Souvent, il est vrai, l'état mental de l'individu s'y opposait ; mais toutes les fois que nous avons pu obtenir une réponse, elle a été négative. Bien plus, nous en avons vu qui affirmaient se porter très bien, et n'éprouver ni gêne ni douleur lorsqu'on avait déjà reconnu chez eux une inflammation fort avancée du poumon.

Signes physiques.

Bruit respiratoire. Il est assez commun de le voir manquer ; mais c'est qu'il est masqué par des râles humides et sonores. Tantôt on a observé ce phénomène dans un côté de la poitrine, tandis que dans l'autre on entendait le souffle tubaire, la bronchophonie, etc. Faisons remarquer d'ailleurs que le bruit d'expansion vésiculaire à l'état sain est souvent à peine marqué chez les aliénés, et qu'il disparaît d'autant plus facilement lorsque les râles viennent à se produire.

La respiration bronchique a été assez fréquemment perçue :

alors elle ne présentait rien de spécial. Une fois nous l'avons constatée chez un individu qui succomba à une pneumonie, et le lendemain il nous fut impossible de la retrouver, remplacée qu'elle était par des râles humides. Chez tous les malades de la troisième série, quelque soin et quelque attention que nous ayons apportés dans leur examen, il ne nous a point été possible d'entendre la respiration bronchique, quoique cependant à l'autopsie on ait trouvé une hépatisation bien manifeste. En général, il en est du souffle tubaire comme du murmure respiratoire : quand on ne peut le constater, c'est qu'il est masqué par des râles.

La bronchophonie a toujours existé en même temps que la respiration bronchique : seulement elle offrait une intensité variable.

Râles. Le râle crépitant, fin et sec, n'a été perçu que dans les pneumonies développées, chez des individus placés dans de bonnes conditions et dont l'état mental était peu grave. Chez tous, la pneumonie a eu une terminaison favorable ; c'est aussi chez eux que le râle sous-crépitant (redux) a été noté.

Quand elle devait avoir une issue fâcheuse, nous ne l'avons jamais rencontré. Les râles secs ou les râles humides se montraient d'emblée et sans être précédés ou accompagnés d'autres phénomènes d'auscultation; ils occupaient toute l'étendue des deux poumons : alors la pneumonie était double, et c'était sa forme la plus grave. Quelquefois on les voyait succéder au souffle tubaire et à la bronchophonie. Peut-être ces signes existaient-ils au début; peut être un examen fait de meilleure heure eût il permis de les reconnaître. L'auscultation était cependant pratiquée aussitôt que le moindre phénomène morbide, le moindre changement dans les habitudes du malade venait à éveiller l'attention.

La *percussion* n'offre point matière à des remarques particulières On l'a trouvée constamment unie à la bronchophonie et à la respiration bronchique ; elle devenait d'une grande importance lorsque ces deux signes, fournis par l'auscultation, étaient masqués par des râles abondants qui remplissaient la poitrine. Cependant la difficulté qu'on peut quelquefois éprouver à la bien mettre en usage lui ôte un peu de sa valeur comme moyen de diagnostic; il arrive assez souvent qu'on a beaucoup de peine à la constater à cause de l'indocilité, de l'agitation de l'individu qu'on examine, à cause des cris qu'il pousse, des efforts qu'il oppose, etc.

Symptômes généraux.

Fièvre. Jamais nous n'avons vu la fièvre manquer; toujours la maladie a suivi une marche rapide et présenté une forme aiguë. Le nombre des pulsations a varié de 100 à 120: il diminuait d'une manière graduelle quand une heureuse issue devait avoir lieu, et sa fréquence augmentait rapidement dans le cas contraire. En général, le pouls n'avait point une grande force, une grande résistance; souvent filiforme, misérable, il se comptait avec difficulté. Rarement nous avons noté son irrégularité ou son intermittence. L'accélération du pouls jointe à celle de la respiration sont les signes d'une pneumonie qui débute.

La température de la peau n'a jamais été très élevée. Souvent celle-ci est sèche; souvent aussi on voit la face, la poitrine, les mains baignées d'une sueur froide et visqueuse. La rougeur des pommettes, soit des deux côtés, soit du côté où le malade se couche, ou bien de celui où existe la pneumonie, est une chose fort rare. La face conserve le plus souvent sa coloration habituelle.

Le sang tiré de la veine n'offre rien de bien particulier. Il est séreux; son caillot sans consistance chez les paralytiques.

Le tube digestif ne sympathise guère avec le poumon enflammé. On n'observe pas souvent la diarrhée, les vomissements, etc.

On trouve dans un grand nombre de pneumonies tous les

symptômes de l'adynamie : langue sèche, fendillée, recouverte d'un enduit brunâtre ; dents fuligineuses, lèvres encroûtées, prostration ; selles et urines involontaires.

L'anorexie est un symptôme important à signaler, et qui peut servir quelquefois à lui seul à trahir l'existence d'une affection quelconque chez un aliéné, et de la pneumonie en particulier. La soif n'est point ordinairement beaucoup augmentée.

L'état de l'intelligence n'est point modifié en général ; l'apathie et l'état de stupeur qui caractérisent certains malades sont encore plus prononcés. Chez les maniaques, le délire peut diminuer ou même disparaître ; mais c'est pour reprendre son cours après la guérison ; il peut cependant cesser d'une manière définitive. D'autres fois, au contraire, la mort arrive au milieu de l'excitation qu'une maladie intercurrente n'a point fait cesser, ou bien encore l'agitation se change en une prostration considérable. Les vociférations sont remplacées par un complet silence ; ils restent immobiles sans se plaindre, et deviennent indifférents aux objets qui tout-à-l'heure excitaient leur délire et leurs cris.

§ V. — NATURE ET FORME DE LA PNEUMONIE.

La forme adynamique l'emporte de beaucoup sur la forme inflammatoire. Cette dernière ne peut exister que chez les individus auxquels il reste une certaine dose d'énergie et d'activité, comme des maniaques à l'état aigu ou chronique, etc. Nous n'avons point eu un seul exemple de pneumonie bilieuse. La forme adynamique est, sans contredit, la plus fréquente, et offre deux variétés suivant qu'elle est latente ou non. Dans l'une, avec les phénomènes d'adynamie, existent les signes qui permettent de caractériser facilement la maladie ; dans l'autre, il n'en est pas ainsi, et ce n'est que sur des indications fugaces et vagues que l'on peut établir le diagnostic. On a souvent, et sans raison, employé le nom de pneumonie latente à une époque où les moyens d'investigation étaient moins nombreux qu'aujourd'hui. Mais, malgré tous les progrès faits depuis trente ans par la science, malgré les découvertes de l'auscultation et ses inépuisables ressources, nous pensons que cette forme ne doit point être rayée à tout jamais du cadre nosologique, et nous nous croyons autorisé à reconnaître l'existence d'une pneumonie latente quand la plupart des signes locaux manquent, qu'il existe à peine quelques réactions sympathiques, et que l'auscultation ne fournit que des résultats négatifs. Qu'on n'aille point croire cependant que nous exagérons l'importance du mot latent, et que nous désignons par là une affection qu'il soit impossible de reconnaître : nous voulons seulement faire comprendre que son diagnostic est plein de difficultés, et qu'il faut quelque soin pour rattacher à l'existence ou à l'apparition d'une pneumonie les symptômes que nous venons d'indiquer. C'est ainsi que J. Franck l'entendait des médecins qui ont fondé la doctrine des péripneumonies latentes. « Aucun d'eux ne prend tellement à la lettre le mot latent, qu'il pense désigner par là une maladie qui échappe à l'examen. » (*Des péripneumonies*, § IV, 2.)

§ VI. — DIAGNOSTIC.

Il est facile dans la forme inflammatoire et dans la variété la plus simple de la forme latente; dans l'autre, il faut plus de soin pour la bien reconnaître. Il est rare qu'elle n'existe point chez un individu en proie à un mouvement fébrile très prononcé, chez lequel on constate l'accélération de la respiration et du pouls, et dont la poitrine est remplie par des râles abondants, secs ou humides. Nous ne nous sommes jamais trompé en nous aidant de la réunion de ces symptômes, les seuls qu'on puisse le plus souvent observer; cependant ils n'ont qu'une valeur relative, et nous sommes fort éloigné de croire toute erreur impossible. La véritable difficulté est de bien préciser le siége et l'étendue du point affecté. La percussion, sinon dans dans tous les cas, du moins dans un grand nombre, pourra être d'une utilité incontestable. L'appréciation du degré de la pneumonie n'est guère possible, et d'abord l'engouement inflammatoire est chose peu commune. L'autopsie ne nous l'a fait voir qu'une seule fois; la marche rapide de l'affection peut permettre d'établir qu'elle passe très facilement à l'état d'hépatisation rouge; les symptômes qui permettent de la diagnostiquer chez l'individu dont l'intelligence est intacte ne se rencontrent plus ici; enfin il existe encore moins chez l'aliéné que chez tou autre des caractères propres à faire connaître le ramollissement gris.

§ VII. — PRONOSTIC.

Il est toujours fort grave. On n'a guère l'espoir d'obtenir la guérison que chez quelques insensés dont l'intelligence n'a point éprouvé une profonde altération, comme chez les maniaques, monomaniaques, etc. On peut dire que la gravité de la maladie est en raison de la gravité de l'état mental. Toujours la pneumonie qui frappe un paralytique plongé dans le marasme et couvert d'escarres l'atteint d'un coup mortel.

§ VIII. — ANATOMIE PATHOLOGIQUE.

La pneumonie double existe plus fréquemment chez l'aliéné que chez le vieillard et l'adulte, mais moins souvent que chez l'enfant. Nous l'avons rencontrée dans la moitié des cas où l'autopsie a été faite. M. Calmeil était déjà arrivé au même résultat. Quand la pneumonie était simple, celle du poumon droit a été à celle du gauche comme 1 est à 3. Ce fait est important à signaler, car il est en opposition complète avec la loi générale, qui, jusqu'ici, a placé dans le côté droit la prédominance de la pneumonie à tous les âges et dans toutes les conditions. Ainsi la pneumonie droite est à la gauche :

Chez l'adulte, comme.	289 est à	169
Chez le vieillard.	34	27
Chez l'enfant.	17	0
Et dans les cas de pneumonie double avec prédominance d'un côté sur l'autre. . . .	59	10

M. Calmeil avait aussi fait la même remarque : « D'après nos relevés, le poumon gauche s'enflamme beaucoup plus souvent que le droit. » (Art. *Aliénés*. Dict., t. II, p. 195.) Faisons remarquer, de plus, que nous n'avons opéré que sur des hommes (l'on sait que la pneumonie droite est plus fréquente dans ce sexe), et que, pour établir ce résultat, nous n'avons tenu compte que des observations où l'autopsie avait été pratiquée.

Dans la moitié des cas, le lobe inférieur et le supérieur étaient enflammés; dans l'autre moitié, il n'y en avait qu'un, et c'était toujours l'inférieur quand la pneumonie existait à la droite, et le supérieur quand elle existait à gauche.

1° L'engouement s'observe rarement d'une manière isolée; nous en avons cependant rapporté une observation; il est assez souvent uni à l'hépatisation; on voit des poumons dont certaines parties présentent cet état, tandis que d'autres sont d'un rouge foncé, gorgé d'un liquide spumeux, crépitant et surnageant. Tantôt aussi on trouve un poumon hépatisé d'un côté, tandis que de l'autre il n'est qu'engoué. Cet état n'offre d'ailleurs rien qui n'ait été décrit chez les individus non aliénés.

2° Hépatisation rouge. Elle a présenté plusieurs variétés.

A. Tissu compacte, d'un rouge foncé, friable, à tranche granulée, ne surnageant point, et dont on exprime un liquide épais et rouge.

B. Le parenchyme pulmonaire est d'un brun rougeâtre; sa tranche n'est point granulée; sa consistance à peine diminuée;

il s'écoule un liquide rouge spumeux ; il ne crépite point ; la surnatation n'a point lieu.

C. Poumons colorés en rose clair, comme le poumon du veau ; leur tissu est compacte, plus pesant que l'eau ; il résiste à la section ; sa consistance est un peu diminuée ; coupe lisse ; on en exprime une certaine quantité de sérosité ; la coloration est la même à l'extérieur qu'à l'intérieur. Cet état se rapproche de celui qu'on a décrit sous le nom de carnification, et ressemble beaucoup à celui qu'on observe et que nous avons souvent observé chez les jeunes sujets.

3° Hépatisation grise. Rien de particulier à noter. Dans plusieurs cas, nous avons trouvé de petits abcès au milieu du poumon hépatisé en rouge. Le ramollissement rouge est au gris comme 1 est à 3. Sur trois observations de pneumonie rapportées par M. Bayle (*Traité des maladies du cerveau*, p. 91, 259, 271), le ramollissement gris a existé deux fois.

La pleurésie accompagnait la pneumonie dans la moitié des cas. Ordinairement c'étaient des pseudo-membranes d'une très récente formation, dispersées sur la plèvre viscérale. Les épanchements de sérosité étaient moins communs ; deux fois elle était sanguinolente.

§ IX. — TRAITEMENT.

D'après ce qui a été dit à l'article du pronostic, il est facile de concevoir que le plus souvent le traitement ne peut être d'une grande efficacité. Il faut cependant établir des distinctions : chez les monomaniaques, chez certains maniaques placés dans des conditions favorables, chez les individus dont l'état mental n'est point très grave, et à plus forte raison chez les aliénés en voie de guérison, le traitement le plus ordinairement mis en usage réussit bien ; mais, il faut le dire, c'est là l'exception. Il n'en est plus de même quand il s'agit de malades affaiblis, dont l'organisation est profondément détériorée, et que la moindre secousse conduit au tombeau d'une manière inévitable.

Les *émissions sanguines*, soit seules, soit combinées au tartre stibié à haute dose, doivent être employées dans le premier cas ; mais on doit les bannir dans le second. Ouvrir la veine d'un dément atteint de paralysie, surtout lorsqu'elle est parvenue à un degré avancé, c'est hâter une fatale terminaison ; car la saignée s'oppose à l'expectoration, et rend l'asphyxie plus rapide en favorisant l'engouement des bronches : aussi jamais n'a-t-elle été mise en usage dans cette circonstance. L'application des ventouses scarifiées et des sangsues, qui n'a point les mêmes inconvénients et quoique mieux indiquée, n'a point paru d'une grande utilité.

Émétique à haute dose. L'impossibilité d'employer la saignée chez le plus grand nombre de nos pneumoniques nous forçait de recourir au tartre stibié. Il a eu une influence favorable dans quelques cas graves. Plus souvent, il est vrai, nous avons eu à déplorer son peu d'efficacité : c'était dans ces pneumonies à marche si rapide que nous avons signalées, et qui ne laissent aucune prise, même à la médication la plus active. Que faire à des malades emportés en quelques heures, et auxquels on a à peine le temps de faire avaler la première cuillerée de leur potion ? Nous partageons, jusqu'à un certain point, l'avis de MM. Hourmann et Dechambre sur le mode d'action du tartre stibié. Ils pensent qu'employé à haute dose, il n'a d'avantage qu'autant qu'il excite le vomissement. « On conçoit, disent-ils, qu'il ne peut en être autrement quand l'indication essentielle, pressante, est de désobstruer les bronches. » Presque toujours nous avons eu à nous louer de son emploi quand il a donné lieu à des effets primitifs, et surtout au vomissement. L'analogie qui existe entre la pneumonie des vieillards et celle qu'on observe chez les aliénés, dont le principal caractère est l'engouement des bronches par les mucosités, explique facilement cette conformité dans les résultats de notre expérience. Tout en admettant que le tartre stibié à haute dose produit surtout des effets favorables quand il excite le vomissement, je ne pense pas qu'on obtienne d'aussi bons résultats de son emploi à dose simplement vomitive ou de l'usage d'autres émétiques. Il agit encore sur le reste du tube digestif; et indépendamment de ses effets primitifs, reste encore son action secondaire, qui, pour être moins facile à prouver, ne peut cependant être mise en doute.

Les sinapismes et les vésicatoires sont des moyens qu'il est important de ne point négliger.

GANGRÈNE DU POUMON.

La gangrène du poumon est loin d'être encore complétement étudiée aujourd'hui; pendant longtemps et à l'époque où Laënnec commença ses immortelles recherches, on l'observa fort rarement, et ce n'est que depuis ces dernières années que l'histoire de cette maladie a fait quelques pas. Elle a surtout attiré l'attention des médecins qui s'occupent des maladies mentales, et le travail le plus intéressant sur ce sujet appartient à M. Guislain de Gand. Cependant, bien avant lui, plusieurs observateurs avaient insisté sur l'importance de cette affection chez les aliénés. M. Ferrus (*Gazette médicale*, 1836, p. 715) signale sa fréquence et la difficulté qu'on a pour la reconnaître, attendu qu'elle n'ajoute rien à la prostration et à la fétidité du malade. Il rapporte deux faits fort curieux; dans l'un, la gangrène avait déterminé un pneumo-thorax; dans l'autre, le tissu détruit offrait une ouverture qui communiquait largement avec l'artère pulmonaire et des tuyaux bronchiques, ce qui avait déterminé une hémorrhagie avec pneumo-thorax. MM. Foville, Calmeil, Baillarger, Gerhardt en ont aussi rapporté des exemples; mais Esquirol, Georget, M. Parchappe ne paraissent point en avoir fait mention.

Nous devons attirer l'attention sur la fréquence de la gangrène du poumon comparée chez les aliénés et chez les individus dont l'intelligence est saine. On remarquera que les observations ont été recueillies chez les premiers en beaucoup plus grand nombre, tandis que dans les principaux traités on en trouve à peine quelques exemples. Laënnec l'a observée huit ou dix fois; M. Grisolle, à peu près autant; M. Andral, trois fois. Si on ajoute à ce nombre quelques faits isolés, là se bornera tout ce que la science possède sur ce sujet.

Quant à la fréquence de cette maladie par rapport aux autres affections qui s'observent chez les fous, il est impossible de l'établir aujourd'hui, mais elle est nécessairement plus grande qu'on ne l'a pensé jusqu'ici. M. Guislain a recueilli quinze observations depuis quatorze ans sur une population de quatre cents aliénés; M. Calmeil (*Diction. de médecine*, t. 2, art. ALIÉNÉS, p. 199) a trouvé, deux fois sur cent, des foyers gangréneux; M. Lawrence (*Annales médico-psychol.*, Mai 1844, p. 446), deux fois sur soixante-douze autopsies. M. Bergeon dit l'avoir observée trois fois en quatre mois à l'hospice de Bicêtre; nous l'avons notée deux fois sur cent soixante-quatre autopsies pratiquées dans l'espace d'une année.

Nous allons rapporter tout d'abord ces deux observations, en y joignant un autre fait que nous devons à l'obligeance de M. Aubanel.

OBSERVATION PREMIÈRE.

Démence avec paralysie générale; apoplexie nerveuse; convalescence; tout-à-coup prostration considérable, dyspnée, altération des traits; à gauche souffle tubaire, bronchophonie; mort: gangrène du poumon gauche; pneumonie droite

Paolini, dément paralytique, âgé de trente ans, était depuis quelques années déjà à Bicêtre, lorsqu'il fut amené, dans les derniers jours de 1838, à l'infirmerie, pour une affection cérébrale dont nous rapporterons plus tard l'intéressante histoire. Il était presque convalescent, commençait à se lever et à prendre quelque nourriture, lorsque, le 15 janvier 1839, il est obligé de s'aliter de nouveau. Il éprouve tout-à-coup une grande gêne dans la respiration, la prostration est considérable, les traits sont profondément altérés, facies hippocratique, face terreuse, yeux enfoncés dans les orbites, râle bronchique très bruyant, matité dans toute l'étendue du poumon gauche en arrière, souffle tubaire très prononcé, bronchophonie, absence de crépitation, râles humides dans toute l'étendue de la poitrine. Le pouls est tellement petit et fréquent qu'il est impossible de le compter. Absence complète de crachats, de toux, de douleur ; pas d'odeur caractéristique de l'haleine. — Pectoral. Pot. stibiée, six grains.

Dans la journée, cet état s'aggrave, la peau se refroidit ; la ouche reste ouverte, immobile, les narines sont pulvérulentes, es cornées ternes, roideur dans les membres : il meurt.

Autopsie, faite vingt-quatre heures après la mort. On trouve des adhérences très serrées de la plèvre gauche. On n'enlève le poumon de ce côté qu'avec une difficulté extrême. Inférieurement, on ne peut arracher le tissu pulmonaire que par morceaux. Au milieu du lobe inférieur, existe une cavité de plus de trois centimètres de diamètre en tous sens. Ses parois ont une teinte verdâtre, elles sont très ramollies, cèdent facilement à la pression du doigt ; examinées sous l'eau, elles ont un aspect tomenteux. Les mêmes caractères se remarquent sur les parties qui adhèrent au diaphragme. Une portion considérable de ce lobe est coloré en vert sale et laisse échapper l'odeur caractéristique de la gangrène. Le lobe supérieur droit est hépatisé.

Nous donnerons ailleurs la description de l'état des autres organes.

OBSERVATION DEUXIÈME.

Démence avec paralysie générale ; parotide ; dyspnée ; râles humides dans toute la poitrine ; mort ; gangrène double, moins avancée à gauche qu'à droite

Ollivier, âgé de soixante-quatre ans, journalier, veuf, né à Vimoutiers (Orne), à Paris depuis quinze ans, est entré à Bicêtre dans le mois de juillet 1839.

Il n'y a point eu d'aliénés dans sa famille ; il paraît avoir éprouvé de vifs chagrins à la suite de pertes d'argent dans le commerce qu'il faisait sur les bestiaux ; il n'a jamais abusé des boissons alcooliques, et sa conduite a toujours été régulière. Il a, plusieurs fois déjà, donné des signes d'aliénation mentale. Il a cessé de travailler depuis deux ans, et ses enfants prenaient soin de lui.

Il présente, au moment de son admission, tous les signes de la démence : affaiblissement de la mémoire ; il ignore au moment de son entrée tout ce qui s'est passé dans la matinée même. Son intelligence paraît fort obtuse, la parole est difficile, depuis surtout qu'il a eu une hémiplégie, il y deux ou trois mois environ. La langue sort droite, mais agitée d'un léger tremblement. Il ne parle point avec trop de lenteur ; mais il est des mots qu'il ne prononce qu'avec une peine extrême ; il marche encore assez bien.

21 *octobre.* Sa santé a été bonne jusqu'à présent : aujourd'hui il se plaint d'une diarrhée assez intense.

Riz. Sirop de coings. Diascordium.

18 *decembre.* Une parotide gauche se manifeste. Prostration, gêne extrême de la respiration. L'auscultation ne révèle que l'existence de râles humides dans toute l'étendue de la poitrine. Pouls à 112. Sueur froide et visqueuse.

Vésicatoire sur la poitrine. Sinapismes.

Le 19, il est exactement dans le même état, et ne tarde point à mourir.

Le 20, *Autopsie.* La voûte crânienne a une épaisseur moyenne ; quantité peu considérable de liquide dans la cavité de l'arachnoïde, le feuillet viscéral est épaissi et de couleur laiteuse ; sérosité gélatiniforme sous arachnoïdienne. Petites granulations jaunâtres déposées dans les anfractuosités cérébrales. Les artères de la base du cerveau contiennent toutes des plaques athéromateuses, les membranes n'adhèrent en aucun point à la substance grise, qui n'est nulle part ramollie. Trente grammes de sérosité dans chaque ventricule. Dans la partie externe de la couche optique gauche existe un caillot noirâtre, un peu jaune inférieurement, libre dans la cavité, qu'il remplit presque entièrement et qui a le volume d'une noix.

Thorax. Le poumon droit adhère au diaphragme, son lobe

inférieur est ramolli, verdâtre, avec odeur caractéristique de la gangrène ; le gauche, dont la partie postérieure et inférieure est gorgée de liquide, surnage ; il commence à perdre sa consistance et à prendre aussi une coloration verdâtre avec l'odeur déjà indiquée. Un liquide spumeux assez abondant remplit les bronches. Cœur à l'état sain. Plaques athéromateuses sur les valvules sygmoïdes de l'aorte.

Abdomen. L'estomac est vide, et sa muqueuse est saine. La parotide gauche est considérablement augmentée ; granulations d'un rouge vif ; on exprime du pus qui s'échappe en assez grande abondance par les interstices cellulaires.

OBSERVATION TROISIÈME.

Stupidité avec alternatives de délire maniaque ; diarrhée ; marasme ; odeur gangreneuse de l'haleine et des crachats ; dyspnée ; mort ; gangrène du poumon gauche.

Le nommé Béranger, âgé de 26 ans, a été transféré de l'asile des aliénés de Nantes dans celui de Marseille, où il est arrivé le 16 juillet 1841. Lors de son admission, il présentait tous les caractères de cet état mental désigné aujourd'hui sous le nom de stupidité. Plus tard il survint de l'agitation et un délire maniaque bien prononcé ; il eut plus tard encore des accès alternatifs de stupidité et de manie. Dans ses accès d'agitation, il déchirait tous ses vêtements et était d'une malpropreté excessive.

Dans le mois de janvier 1842, il fut pris d'une diarrhée séreuse sans fièvre, ni aucun signe de souffrance vers la région abdominale. Toutes les médications employées n'eurent aucun succès. La diarrhée continua avec une extrême opiniâtreté. Il survint un amaigrissement considérable. Le malade, vers la fin de mars, était réduit à un état de marasme par la durée de sa maladie. Il ne se levait plus, et tout annonçait une fin prochaine, lorsque l'on s'aperçut que l'haleine était fétide et avait une odeur gangréneuse, que les crachats rendus par le malade étaient, les uns noirâtres, les autres purulo sanguinolents, et qu'ils avaient aussi une odeur infecte. La respiration était manifestement gênée; pas de toux ni de douleur. Le pouls était très faible et très fréquent ; la figure était grippée et profondément altérée. La poitrine ne put être explorée à cause de la faiblesse très grande du malade. Cet état ne fit qu'empirer, et quelques jours après, la mort survint. Quelques heures avant la mort, le malade, dont l'intelligence semblait s'être brusquement réveillée, s'était plaint d'une douleur atroce dans le côté gauche de la poitrine.

Autopsie. Tête. La dure-mère est saine ; l'arachnoïde et la pie-mère sont plus épaisses et plus résistantes que d'ordinaire ; elles ont une teinte laiteuse, opaline sur plusieurs points, mais surtout au niveau des anfractuosités, et elles n'ont point contracté d'adhérence avec le tissu cérébral.

Le cerveau a une consistance normale, et les circonvolutions présentent leur volume ordinaire. La substance grise, comme la blanche, n'offre aucun changement pathologique.

Thorax. Le poumon droit est sain. Vers la partie supérieure et latérale du lobe inférieur du poumon gauche se trouve une espèce de kyste de la grosseur d'un œuf de poule ; il est fluctuant et formé extérieurement par la plèvre. Après son incision, il s'en écoule une sanie couleur de lie de vin, exhalant une forte odeur de gangrène. La portion du poumon où est logé ce kyste est creusée profondément de manière à former une sorte de caverne, traversée par des ramifications bronchiques dont les parois sont irrégulières, mollasses et constituées par le tissu pulmonaire, réduit dans une grande étendue en pulpe noirâtre. L'odeur qu'exhale cette caverne est trop forte et trop bien caractérisée pour qu'on puisse émettre des doutes sur la nature gangréneuse de l'altération du poumon ; le reste de l'organe est sain.

L'intestin grêle offre des traces évidentes d'inflammation. La muqueuse du rectum est couverte dans toute son étendue de végétations rougeâtres et friables ; ces végétations enlevées, la muqueuse paraît avoir subi une perte de substance et se trouve ecchymosée dans ce point.

Les *causes* de la gangrène du poumon ne sont pas encore bien connues. M. Guislain, que nous citerons d'abord à cause du soin qu'il a apporté dans l'étude de cette maladie, reconnaît comme causes :

1° Une anomalie du moral consistant dans un dégoût, un refus, une aversion, une horreur pour les aliments ;

2° Un appauvrissement du sang provenant du manque de renouvellement dans les molécules constituantes de ce fluide ;

3° Un trouble de l'hématose ;

4° Une altération du tissu pulmonaire comme dernier résultat morbide.

Il insiste surtout sur la sitophobie ou aversion pour les aliments qu'éprouvent les mélancoliques, et la regarde comme la cause constante de la gangrène pulmonaire.

Le sang, continue-t-il, arrive au poumon dépourvu de chyle, non renouvelé, dans un état de décomposition analogue au scorbut, état qui est l'effet de la privation d'aliments à laquelle ces aliénés se condamnent si fréquemment. La sitophobie se rencontre chez le neuvième des aliénés, et toujours dans la lupérophrénie (mélancolie), de sorte qu'on ne l'observe que chez les individus qui appartiennent à cette catégorie.

M. Foville la considère comme la conséquence de l'absorption du pus fétide qui baigne les escarres du siége et des autres points sphacélés.

M. Ferrus (*Gaz. méd.*, 1836, p. 714), tout en pensant que la débilitation générale et l'absorption, par les voies respiratoires, des gaz qui corrompent l'air au milieu duquel séjournent les déments paralytiques, doivent être prises en sérieuse considération, démontre le tort que l'on aurait d'attacher à l'une de ces explications une importance exclusive.

Laënnec insiste peu sur les causes de cette maladie ; pour lui, elle se rapproche des affections essentiellement gangréneuses, telles que l'anthrax, la pustule maligne ; et, comme dans ces affections, l'inflammation développée autour de la partie gangrenée paraît être l'effet plutôt que la cause de la mortification.

M. Genest (*Gaz. méd.*, 1836) attribue à l'apoplexie pulmonaire une grande part dans la production de la gangrène, tout en convenant que la débilitation générale favorise son développement, si elle ne peut l'expliquer. Cette doctrine, à laquelle on a fait plusieurs objections que nous ne rapporterons point ici, s'appuie sur un certain nombre d'observations intéressantes, parmi lesquelles nous en citerons une qui appartient à M. de Crozant, et qu'on trouvera dans les *Bulletins de la Société anatomique* (1843, p. 182). Cependant nous ne la croyons point applicable, au moins d'une manière générale, à la gangrène du poumon qui survient chez les aliénés.

Ainsi que M. Ferrus le fait remarquer, il est impossible d'attacher une importance exclusive à chacune des explications que nous avons rapportées. M. Guislain s'est singulièrement exagéré la valeur de la privation de nourriture; dans sa préoccupation à décrire la sitophobie, il a négligé une foule de détails importants sur les symptômes, et surtout sur les signes stéthoscopiques de la gangrène, ce qui ôte à ses observations une grande partie de leur valeur. Plusieurs de celles qu'il rapporte nous paraissent, en effet, fort contestables.

Je ne veux point nier que la privation complète d'aliments, et la débilitation qu'elle doit nécessairement amener, ne puissent favoriser le développement de la gangrène. M. Baillarger a consigné dans les *Annales medico-psychologiques* (t. I, p. 177) un fait qui démontre que cette étiologie est fondée jusqu'à un certain point; mais il est impossible de l'appliquer à tous les faits qui s'offrent à l'observation. Je ferai même remarquer que la gangrène se développe de préférence chez les déments et chez les maniaques à l'état chronique, chez des aliénés plutôt enclins à la gloutonnerie que disposés à refuser des aliments. Les deux individus dont nous avons recueilli l'histoire avaient toujours été convenablement alimentés jusqu'à l'époque où une grave affection cérébrale chez l'un, une diarrhée opiniâtre chez l'autre, ont nécessité une diète modérée; encore le premier commençait-il à manger des potages. Ni l'un ni l'autre n'étaient mélancoliques; M. Guislain croit au contraire que la gangrène pulmonaire n'existe que chez ces derniers. Malheureusement, des faits assez nombreux nous manquent pour prouver d'une manière incontestable qu'il y a une prédominance de cette affection chez les déments plutôt que chez les mélancoliques.

Cependant le plus simple raisonnement, l'observation la plus légère doit amener, en l'absence de documents assez nombreux, à cette opinion. En effet, quelle variété de folie réunit mieux les conditions favorables au développement de la maladie qui nous occupe en ce moment? La cause première de tous les désordres qu'on remarque chez les aliénés doit être cherchée dans l'altération profonde des liquides, résultat d'influences complexes de la nourriture et de l'entassement, et de plusieurs autres causes sur lesquelles nous avons insisté dans les généralités. Il en est pour eux comme pour les femmes en couches et les enfants qui sont réunis dans les hôpitaux, et qui sont fréquemment atteints de gangrène, soit du poumon, soit d'autres organes.

La gangrène est-elle toujours la conséquence d'une pneumonie, ou bien peut-elle se développer d'une manière tout-à fait spontanée? Cette question nous paraît encore insoluble aujourd'hui, et nous ne devons point nous y arrêter; il nous suffira de faire remarquer que dans une de nos observations, et dans celle que nous devons à l'obligeance de M. Aubanel, il n'y avait aucune trace de pneumonie, et il est permis de croire que la gangrène était primitive. Dans la première observation, le poumon était hépatisé du côté opposé à la gangrène; chez le malade de M. Baillarger, l'hépatisation de plusieurs points du poumon accompagnait des cavernes gangréneuses.

Nous ne pouvons rien dire sur l'influence du sexe et des causes occasionnelles, qui nous sont parfaitement inconnues. — De nos trois malades, l'un avait vingt-six ans, l'autre trente, et le troisième soixante-quatre ans.

Symptômes. — Les symptômes locaux manquent en grande partie, de même que dans la pneumonie. Il n'y a point eu de toux, pas d'expectoration, absence de crachats fétides, d'un brun verdâtre ou sanguinolents. M. Guislain paraît avoir fait la même remarque. Dans l'observation de M. Aubanel, nous trouvons que les crachats étaient noirâtres, purulo-sanguinolents, et qu'ils avaient une odeur infecte. Il y a toujours eu de la dyspnée, et elle a été quelquefois portée à un assez haut degré, anxieuse, avec dilatation des narines, etc. Nous n'avons point, pour notre part, noté la fétidité de l'haleine, bien que nos malades aient été examinés avec le plus grand soin ; elle n'a point échappé à d'autres observateurs.

La douleur manque ordinairement ; cependant on verra, dans notre troisième observation, qu'à une époque assez voisine de la mort, le malade a accusé du côté affecté une douleur très violente.

Nous devons bien regretter que, dans la plupart des faits recueillis, on ait si souvent négligé la description des signes stéthoscopiques. Nous n'avons guère observé que ceux qu'on trouve dans la pneumonie, souffle tubaire avec bronchophonie et matité dans un cas, et seulement des râles humides dans l'autre. Chez le troisième malade, l'auscultation n'a point été pratiquée.

Symptômes généraux. — Le pouls a toujours été, ainsi que la respiration, fort accéléré ; il était faible, misérable, se sentant à peine, et avait dans un cas une fréquence telle qu'il était impossible d'en compter les battements. Cette faiblesse extrême du pouls n'a point d'ailleurs ici une grande valeur ; elle se rencontre aussi souvent dans la pneumonie. M. Guislain a noté que le pouls était lent, et il doit être sous ce rapport en opposition avec tous les observateurs.

La peau est chaude, et quelquefois elle reste au-dessous de la température ordinaire ; sueur froide, face profondément altérée, terreuse, yeux enfoncés dans les orbites. — Nous n'avons point retrouvé la teinte d'un rouge briqueté des pommettes, à laquelle M. Guislain donne tant de valeur, et qui paraît lui avoir suffi pour établir son diagnostic. Nous n'avons pas noté davantage le cercle brunâtre des yeux et la coloration ardoisée des lèvres, que cet auteur attribue aux modifications du sang, à un excès de principes carbonneux, à une trop forte prédominance des propriétés veineuses de ce fluide. Il existe en même temps un état de prostration générale, décubitus dorsal, stupeur profonde, etc.

Le *diagnostic* est assez difficile lorsque les plus importants symptômes manquent, comme dans les faits que nous avons rapportés, où nous n'avons pu même soupçonner l'existence de la gangrène; elle a trop de points de contact avec la pneumonie, telle qu'on l'observe chez les aliénés, pour qu'il soit possible de les séparer facilement. Nous avons cité des observations d'inflammation du poumon dont la marche avait été aussi rapide, et qui s'était manifestée par des symptômes absolument identiques.

L'odeur fétide de l'air expiré et des crachats, ainsi que leur aspect, quand on peut les examiner, seraient ici d'un important secours et suffiraient pour établir le diagnostic; malheureusement, ils manquent trop souvent.

La *marche* de la gangrène pulmonaire a, comme celle de la pneumonie chez les aliénés, une rapidité extrême. La durée n'a point, dans nos observations, dépassé vingt-quatre heures. Il est fort douteux qu'elle offre jamais chez les fous cette marche lente qu'on a quelquefois signalée chez les autres individus.

Le *pronostic*, si grave dans la pneumonie, l'est encore davantage dans la gangrène, et c'est surtout à celle des aliénés qu'on peut appliquer l'aphorisme de Boerhaave: *Quando in gangrenam abiit, incurabilis est.*

Cependant la possibilité de la guérison a été admise, tout en convenant qu'elle est extrêmement rare. M. Guislain (*Gaz.*

med., 1838, p. 38) a parlé de mélancoliques sitophobes qui offraient une gangrène pulmonaire, caractérisée uniquement par des crachats fétides et la coloration particulière de la face, qu'il regarde comme pathognomonique. A peine était-on parvenu à les décider à prendre de la nourriture, que l'affection disparaissait comme par enchantement, et que la guérison était définitivement établie. Mais ces individus n'avaient point été auscultés, et la description des symptômes est tellement concise qu'il n'est point permis d'admettre ces faits comme des exemples bien authentiques de guérison de gangrène du poumon.

Anatomie pathologique. — M. Guislain a trouvé que le poumon gauche était affecté sept fois, le droit deux fois, les deux poumons ensemble une seule fois. Nous devons rappeler que nous sommes arrivé à des résultats analogues pour la pneumonie ; il existe, en effet, une prédominance très marquée du poumon gauche sur le droit. Cette relation se retrouve pour la gangrène. Une fois, dans nos observations, elle était double, deux fois simple, et existait toujours du côté gauche.

D'après M. Guislain, elle existe plus souvent au sommet qu'à la base du poumon. Dans nos trois observations, elle existait toujours dans le lobe inférieur et à sa partie postérieure. Il ne l'a observée qu'une fois à sa partie antérieure. Dans tous les cas, le tissu pulmonaire, dans la portion malade, offre une teinte d'un vert noirâtre, se réduit en bouillie sous les doigts, en exhalant une odeur d'une extrême fétidité et parfaitement caractérisque. Si on l'examine sous l'eau, elle offre un aspect tomenteux dû aux débris du tissu pulmonaire soulevés par ce liquide. La description anatomique n'offre point d'ailleurs de circonstances particulières à mettre en relief, et il est inutile de s'y arrêter davantage.

Traitement. La terminaison étant presque toujours mortelle, il serait assez difficile de dire quel est le traitement qu'il serait le plus convenable d'employer. Chez les aliénés surtout, la marche est d'une rapidité telle, qu'en vérité elle ne laisse pas beaucoup de prise aux moyens thérapeutiques. S'il s'agissait toujours, comme le pense M. Guislain, de vaincre le dégoût que certains insensés éprouvent pour les aliments ; s'il s'agissait d'en venir, de gré ou de force, à faire pénétrer quelque nourriture dans leur estomac, on serait souvent en droit de compter sur quelques succès ; mais il n'en est pas malheureusement le plus souvent ainsi. Il est des conditions défavorables dans lesquelles se trouvent les aliénés et auxquelles il n'est point facile de remédier ; les améliorations que le temps apportera à leur régime permettront sans doute de faire disparaître ou d'atténuer au moins ces fâcheuses influences.

Quant au traitement curatif, ce n'est point sur les faits acquis à la science qu'il sera possible de l'établir ; les toniques et les chlorures en feront la principale base. Mais nous ne pouvons nous étendre sur ce point, les observations nous faisant complétement défaut.

PLEURÉSIE.

La pleurésie chez les aliénés offre beaucoup de points de contact avec la pneumonie. Elle est moins fréquente qu'elle, mais elle est d'un diagnostic presque aussi difficile. Nous ne l'avons remarquée que huit fois. En général, elle change de forme suivant l'espèce de folie dont l'individu est atteint. On l'a rencontrée chez les déments, les idiots et les épileptiques. Chez ces derniers, elle n'a rien présenté de bien remarquable ; chez les autres, elle offrait une forme qu'on pourrait appeler latente. Mais la difficulté ou l'impossibilité de la reconnaître tenait plutôt à l'absence des phénomènes généraux et locaux qu'à celle des signes tirés de la percussion et de l'auscultation. Une fois l'existence de la pleurésie soupçonnée, toujours il nous a été possible de la diagnostiquer sûrement par l'examen de la poitrine ; mais il faut convenir que nous avons quelquefois trouvé à l'autopsie des inflammations bien franches de la plèvre qui avaient causé la mort et qu'il nous a été impossible de reconnaître, ni même de soupçonner, à cause du manque absolu de symptômes qui aient pu attirer notre attention du côté du thorax. Nous trouvons dans le *Traité des maladies du cerveau* de M. Bayle plusieurs observations de malades qui avaient succombé à une pleurésie avec épanchement considérable; elle ne s'était manifestée par aucun symptôme particulier, à l'exception toutefois d'un peu de gêne de la respiration (V. p. 33, 39, 207 et 227), et elle ne paraissait point avoir été reconnue pendant la vie.

M. Scipion Pinel a trouvé sept pleurésies chroniques sur cent trente-cinq autopsies.

En général, le début est peu manifeste. Les frissons initiaux manquent presque constamment, ainsi que les autres phénomènes précurseurs. Nous ne répéterons point à ce sujet les remarques que nous avons faites à propos de la pneumonie.

Les symptômes sont la plupart du temps négatifs. La douleur de côté n'a jamais été observée; et, chez ceux mêmes dont nous pouvions obtenir une réponse, nous avons constaté son absence, chose plus remarquable encore que dans la pneumonie, et qui est bien faite pour induire en erreur. Nous ne connaissons qu'une seule exception où la douleur était d'une intensité telle qu'au début, et en raison du manque de signes tirés de l'auscultation et de la percussion, nous avions pensé à l'attribuer à toute autre cause; mais il faut aussi dire qu'il s'agissait d'un épileptique non aliéné, ce qui explique fort bien pourquoi les choses se sont passées comme à l'ordinaire.

La dyspnée est assez variable: une fois nous avons noté jusqu'à 40 respirations par minute; plus souvent on ne trouvait pas d'accélération notable.

La toux et l'expectoration ont presque toujours manqué.

On ne trouve point la même altération des traits que dans l'inflammation du poumon, mais il y a toujours un grand affaissement.

Un mouvement fébrile assez intense a toujours existé.

Le pouls est petit et très fréquent. Il a varié de 106 à 120 pulsations.

Les signes physiques ne doivent point donner lieu à des remarques spéciales. Toutes les fois qu'on a été amené à supposer l'existence d'une affection thoracique, on a trouvé la matité, l'absence plus ou moins complète du murmure respiratoire, le souffle tubaire, la bronchophonie, etc., tous les phénomènes enfin que l'on note dans la pleurésie chez les individus non aliénés.

D'après ce que nous venons de dire, on voit que le diagnostic n'offre point de sérieuses difficultés. Cependant des pleurésies peuvent fort bien passer inaperçues, surtout chez des aliénés faibles et épuisés, chez lesquels elle se développe d'une manière lente et graduelle. Les symptômes, comme la mort, paraissent être dans ce cas le résultat des progrès de l'aliénation mentale, plutôt que d'une maladie incidente.

Plusieurs fois la maladie s'est prolongée pendant quelques semaines. Le plus souvent, elle a une marche assez rapide; mais, comme dans la pneumonie, cette rapidité est plus apparente que réelle à cause de la difficulté que l'on éprouve à bien préciser le début.

La terminaison est le plus souvent funeste : sur huit individus atteints de pleurésie que nous avons observés, cinq sont morts; deux étaient épileptiques; deux, idiots; un, dément. On est vraiment effrayé de la gravité de cette maladie chez les aliénés et de l'influence fâcheuse exercée par la folie, quand on réfléchit que la pleurésie simple est le plus ordinairement exempte de danger, et qu'elle amène très rarement la mort.

Nous avons vu deux malades succomber par le fait d'une récidive.

Toutes les fois qu'il a été possible de le faire, on a mis en usage les émissions sanguines locales et générales; plus souvent, l'état d'épuisement des malades n'a point permis d'y avoir recours, et alors on a employé des vésicatoires volants. Une seule fois, la pleurésie a été traitée par le tartre stibié à haute dose, et cela, sans le moindre succès. Il faut le dire, dans deux cas que nous avons rapportés à dessein, l'existence de la maladie ayant été ignorée, aucun traitement n'a été dirigé contre elle.

OBSERVATION PREMIÈRE.

Démence avec paralysie générale; accélération du pouls et de la respiration; pas de toux, pas de douleur de côte; matité; souffle tubaire, bronchophonie du côté gauche; mort; pleurésie.

Foucher, âgé de trente-neuf ans, compositeur d'imprimerie, est entré à Bicêtre le 16 février 1839.

Il n'a eu aucun parent aliéné. Il est d'une mauvaise santé. Plusieurs fois il est entré à l'Hôtel-Dieu. Il paraît depuis quelque temps avoir éprouvé des chagrins. Depuis dix-huit mois, il a les jambes faibles; il tombait facilement en marchant, se plaignait d'engourdissements dans les mains, et ne pouvait se livrer à ses occupations. Depuis cinq ou six mois, la mémoire commence à faiblir. Réponses lentes et difficiles; il bégaie et hésite.

Le 17 février, à notre examen, on remarque une grande lenteur de la parole; l'articulation des mots est difficile; la langue sort droite, mais en tremblant; il ne peut marcher sans être soutenu. Selles et urines involontaires.

Trois ventouses scarifiées à la nuque.

Le 10 mars, la paralysie fait toujours des progrès. Tremblement convulsif de la langue, des lèvres, face injectée; selles et urines involontaires. Il reste constamment couché.

Le 26 avril, on est frappé de la coloration de la face, de son expression de souffrance; il dit cependant n'éprouver aucune douleur, même lorsqu'il respire largement. La respiration est précipitée, à 40 par minute; le pouls, de force moyenne, à 128; pas de toux ni de crachats. Du côté gauche de la poitrine, on trouve de la matité dans toute la hauteur du poumon; en haut, le murmure respiratoire s'entend assez bien, mais il est éloi gné. Inférieurement, souffle tubaire avec bronchophonie. La respiration est normale à droite, et la poitrine est sonore de ce côté.

Il avait encore bien mangé la veille; mais dans la soirée, il avait refusé sa nourriture.

Tilleul, orange; potion stibiée, grains vj. Sinapismes.

Le 7, affaissement beaucoup plus considérable que la veille; face injectée, pouls faible et fréquent, à 120. Respiration toujours fort accélérée, à 40; absence complète de toux et de crachats; matité dans toute la hauteur du poumon gauche. A la pointe de l'omoplate, respiration bronchique et bronchophonie; pas de selles ni de vomissements, bien que la potion stibiée ait été prise en entier.

Tilleul, orange; potion avec tartre stibié, grains vj. Sinapismes.

Le 8, il a eu un seul vomissement dans l'après-midi; pas de selles; l'état général est toujours le même. Aucun changement n'est survenu dans l'état local et dans les phénomènes d'auscultation; l'affaissement devient de plus en plus considérable, et la mort arrive à 8 heures du soir.

Autopsie. — *Tête*. Les téguments du crâne sont injectés; les os ont peu d'épaisseur; injection de la partie postérieure de la dure-mère. Le feuillet viscéral de l'arachnoïde a une teinte opaque; son épaisseur est peu considérable; infiltration de sérosité gélatiniforme dans le tissu cellulaire sous-arachnoïdien; une ou deux onces de sérosité dans la cavité de l'arachnoïde; pas d'adhérences des membranes à la substance grise, qui présente sa coloration et sa consistance normales. Les ventricules renferment une demi-once de sérosité limpide.

Thorax. Dans la plèvre gauche il existe deux livres environ d'un liquide jaunâtre purulent, dans lequel nagent de nombreuses pseudo-membranes de couleur blanche et jaunâtre; sur la plèvre costale et pulmonaire, il y a une couche uniforme due à une fausse membrane de peu d'épaisseur, jaune, demi-transparente Elle existe aussi à la face pectorale du diaphragme. Le poumon est fortement refoulé contre la colonne vertébrale; il est macéré, d'une teinte verdâtre, réduit presque au volume du poing d'un adulte. Les bronches et le cœur n'ont rien présenté de remarquable.

Tous les autres organes sont à l'état sain.

OBSERVATION DEUXIÈME.

Démence avec paralysie générale; état comateux; affaissement; mort; pleurésie gauche non soupçonnée pendant la vie.

Blondy, âgé de quarante et un ans, marié, profession de menuisier, est entré à Bicêtre le 16 février 1839.

Il vivait en bonne intelligence avec sa femme; il est très sobre, ne s'enivre jamais, ne fait point d'excès vénériens.

Quatorze mois avant son admission, il eut une peur violente; il est renversé par un cabriolet, perd connaissance et tombe; on le ramène chez lui; depuis cette époque, les jambes sont devenues faibles, la parole difficile et embarrassée. Il a cessé de travailler depuis dix mois. A cette époque, il perd une fille qu'il aimait tendrement, et cherche à comprimer le chagrin qu'il éprouve dans la crainte d'affliger sa femme. Celle-ci fait venir auprès de lui une petite fille qui ne remplace point dans son affection celle qu'il a perdue.

La difficulté de la parole augmente; beaucoup de mots qu'il prononce sont inintelligibles; sa mémoire s'affaiblit en même temps. Son caractère, autrefois gai, devient sombre.

Il est placé à Bicêtre le 20 février 1838; il en sort au bout de dix-huit jours. Il avait déjà été traité à l'Hôtel-Dieu avant cette époque.

Au moment de son entrée, on constate une démence bien caractérisée, avec paralysie générale fort avancée. On lui applique à plusieurs reprises des ventouses scarifiées à la nuque. Une bronchite légère l'a fait placer à l'infirmerie.

Le 13 mars, il se plaint le matin d'avoir mal à l'estomac. I renverse sa tête en arrière et cesse de parler. Coma profond, respiration bruyante; convulsions occupant les muscles de la face, et surtout le côté droit; les paupières sont fermées; l'iris se contracte avec lenteur; contractures dans les membres supérieurs. Les mâchoires sont rapprochées avec force. Chaleur à la peau, pouls à 120.

Trois ventouses à la nuque. Sinapismes.

Le 14, l'état qui vient d'être décrit a complétement disparu après avoir duré quinze heures. Il se trouve aujourd'hui dans le même état qu'auparavant.

Le 30, il meurt après avoir été en s'affaiblissant d'une manière graduelle. La paralysie, ainsi que la démence, a continué à faire de rapides progrès. Il avait encore été ausculté quelques jours avant sa mort, et l'on n'avait constaté que les signes d'une bronchite peu intense. Depuis dix ou quinze jours environ, son affaiblissement, la position toujours couchée qu'il gardait, l'absence complète de signes qui indiquassent l'existence d'une affection de la poitrine, avaient été la cause qu'on n'avait point continué à l'ausculter chaque jour.

Autopsie. Les membranes arachnoïde et pie-mère sont épaissies, d'un blanc sale, séparées par une certaine quantité de sérosité gélatiniforme. Le cerveau est humide, sa consistance un peu diminuée. Trois onces de sérosité dans les ventricules, dont la membrane interne n'est pas granulée.

Thorax. A droite, adhérences filamenteuses; le poumon de ce côté est tout-à-fait sain; la plèvre gauche contient deux à trois livres de sérosité jaunâtre, puriforme, dans laquelle nagent des flocons pseudo-membraneux. Sur les deux surfaces de la plèvre, existent de grands lambeaux pseudo-membraneux, jaunes, sans consistance, peu adhérents; le poumon est ratatiné, refoulé contre la colonne vertébrale; d'ailleurs, parfaitement sain.

Les bronches sont remplies d'un liquide spumeux; leur muqueuse a une teinte violacée, et donne des lambeaux de 3 lignes

OBSERVATION TROISIÈME.

Démence avec paralysie générale; pleurésie gauche méconnue.

Lucas, âgé de soixante-trois ans, a toujours mené une conduite fort régulière, et n'a jamais fait le moindre excès. Il a éprouvé quelques chagrins il y a six ans. Deux ans plus tard, il eut une attaque d'apoplexie, annoncée par des étourdissements, chute avec perte de connaissance, à la suite de laquelle il reste paralysé du côté gauche. Depuis lors, il est sujet à des congestions cérébrales, que l'on dissipe au moyen de saignées et de pédiluves.

Six semaines avant son admission, nouvelle attaque avec perte de connaissance et affaiblissement de la vue. Cet affaiblissement de la vue augmente les jours suivants au point d'amener, trois jours après l'accident, une cécité presque complète. Depuis lors, l'intelligence diminue aussi d'une manière rapide, de même que la mémoire. La parole devient difficile et embarrassée.

Au moment de son entrée, on trouve que sa langue sort fortement déviée; les pupilles sont très dilatées, non contractiles; milieux de l'œil transparents. Cécité complète. Hémiplégie du sentiment et du mouvement du côté gauche; selles et urines involontaires; pouls faible, battant 100 par minute. L'intelligence très affaiblie; mémoire presque nulle.

Depuis son entrée, il reste toujours couché en supination, faisant peu de mouvements; embarras très grand de la parole; il est malpropre; agitation pendant la nuit. Jamais il n'a offert de symptômes qui aient dirigé l'attention du côté de la poitrine.

Il meurt le 27 mai dans un état adynamique des plus prononcés.

Autopsie. — *Tête.* Dure-mère très adhérente au crâne. Le feuillet viscéral de l'arachnoïde a une teinte opaline; il est peu épaissi; pas de sérosité dans le tissu cellulaire sous-jacent; point d'adhérence à la substance cérébrale, qui a sa coloration et sa consistance ordinaires. A droite, dans le centre ovale, se voit une petite cavité du volume d'une noix, remplie de sérosité claire et citrine ; ses parois indurées sont recouvertes par une fausse membrane d'une demi-ligne d'épaisseur. A la partie externe et postérieure de la couche optique du même côté, il existe un autre foyer gros comme un œuf de poule, et d'origine plus récente ; ses parois sont moins dures et revêtues d'une fausse membrane contenant de la sérosité ; il n'y a point de caillot.

Thorax. La plèvre gauche est recouverte de fausses membranes albumineuses, épaisses et assez résistantes qui occupent presque toute son étendue ; elle contient une grande quantité de sérosité mêlée de pus, et dans laquelle nagent de nombreux flocons pseudo-membraneux. Le poumon est fortement comprimé et appliqué contre la colonne vertébrale ; il est de couleur noirâtre ; son tissu est d'ailleurs sain ; le liquide qui s'est écoulé est limpide et brun. La plèvre et le poumon du côté droit sont à l'état normal. Il en est de même de tous les autres organes.

PHTHISIE PULMONAIRE.

Les auteurs qui se sont occupés des maladies incidentes des aliénés sont tous tombés d'accord sur la fréquence des tubercules pulmonaires et sur l'influence qu'ils avaient sur la mortalité.

Lorry, dans son remarquable ouvrage *de Melancholiâ et morbis melancholicis*, a un des premiers attiré l'attention sur ce sujet. Il consacre un long chapitre (t. I, p. 2, cap. vj, art. 2) à la phthisie qui suit la mélancolie, qu'il distingue en sèche et en humide ; il parle plus loin (p. 398) de la phthisie qui se développe pendant sa durée, et dont il signale le peu de curabilité. Mead paraît, comme lui, penser qu'elle est la terminaison la plus fréquente de la mélancolie. Morton a appelé une de ses nombreuses espèces de phthisie, *phthisis a melancoliâ*, et il a été imité par Sauvages.

Voici ce qu'en dit M. Esquirol (p. 105, t. Ier) : « J'ai vu chez un grand nombre de fous la phthisie précéder de plusieurs mois la lypémanie et même la manie, et se déclarer en même temps qu'elle. Ces phthisies échappent à l'observation la plus attentive ; les malades s'affaiblissent, tombent dans le marasme et la fièvre lente ; quelquefois avec toux, dévoiement ; ils s'éteignent ; le délire, loin de cesser, augmente jusqu'à la fin. A l'ouverture des corps, on trouve les poumons tuberculeux suppurés, quelquefois avec des vomiques. » Il l'a signalée 28 fois sur 277 chez les aliénés en général, et chez les mélancoliques en particulier, 62 fois sur 176 (p. 443, t. Ier) ; ce qui fait, comme on le voit, une proportion très considérable.

Georget paraît aussi lui accorder une grande importance, et il la place en cinquième ligne parmi les maladies chroniques, après l'atonie, l'irritation cérébrale chronique, la paralysie et le scorbut. La moitié des aliénées de la Salpêtrière y succombent, dit-il ; il n'existe point de symptômes locaux ; on n'observe que la maigreur et l'affaiblissement.

M. Calmeil trouve des tubercules et des cavernes 38 fois sur 100 (art. *Aliénés*, *Dict. de med.*, t. II, p. 196). « Les deux cinquièmes des aliénés qui meurent sont phthisiques ; encore négligeons-nous les tubercules d'un volume peu considérable, et qu'on ne découvre qu'après avoir beaucoup cherché dans les poumons. Sur 30 cas de phthisie pulmonaire, 20 fois l'on découvre des tubercules et des foyers de suppuration des deux côtés de la poitrine. » Après avoir décrit la phthisie chez les fous, M. Calmeil ne partage point l'avis des médecins que nous venons de citer, et il ne la regarde point comme spéciale aux mélancoliques, et croit qu'elle est plus fréquente chez les déments. On trouvera d'ailleurs un grand nombre d'observations de ce genre dans son ouvrage sur la paralysie des aliénés. (*Voir* p. 91, 120, 126, 170, 190, 242, 279, 303, 321, 335, 438.)

M. Ellis regarde la phthisie comme très commune. M. Lawrence l'a rencontrée à Bethlem 16 fois sur 72 autopsies.

On en trouve encore des exemples dans l'ouvrage de M. Bayle (p. 72, 178, 298). La thèse de M. Scipion Pinel (*Recherches sur quelques points de l'aliénation mentale*, 1809, n° 295) contient plusieurs observations de phthisie pulmonaire. Il en a recueilli 22 observations sur 135 autopsies.

OBSERVATION PREMIÈRE.

Mademoiselle G... avait joui d'une santé bonne, quoique délicate, jusqu'à l'âge de vingt-huit ans. A la suite d'une couche qu'elle fit à cette époque, elle fut abandonnée par son amant; elle devint triste, mangea peu, maigrit beaucoup. Cet état ne l'empêcha point de travailler pendant trois ans pour subvenir à sa subsistance. On remarqua seulement de légers intervalles, pendant lesquels elle s'exaspérait et devenait méchante, surtout à l'époque de ses règles. A trente et un ans, les menstrues cessèrent; elle devint plus calme, mais plus sombre, plus concentrée; elle commença à expectorer des crachats sanguinolents; elle éprouva des frissons irréguliers qui ne revenaient guère que tous les huit jours; sa défiance devint ombrageuse; elle crut voir partout des espions, des esprits malins qui cherchaient à l'empoisonner; la maigreur alla croissant. A trente-trois ans, elle ne bougea plus de son lit, toussa continuellement; elle croyait voir dans tous les objets environnants des sujets de terreur et des images lugubres. Elle mourut au bout de quelques mois dans le dernier degré de marasme.

Autopsie — *Tête.* Crâne très mince, vaisseaux de la tête assez injectés. Le cerveau, le cervelet et leurs membranes ne présentent rien à noter.

Thorax. Poumon droit entièrement en suppuration; le gauche, rempli de granulations dans la moitié supérieure, est sain inférieurement; épanchement séroso-purulent dans le thorax: cœur très mou, se déchirant sous les doigts.

Abdomen. Foie sain; quelques concrétions dans la vésicule bilaire ; estomac sain ; quelques points ulcérés dans la muqueuse des intestins grêles.

Vessie et utérus sains. (*Thèse*, p. 24.)

OBSERVATION DEUXIÈME.

Daguet, née de parents morts phthisiques, d'une constitution délicate, fut mariée à l'âge de vingt-trois ans; elle eut plusieurs enfants qui moururent tous jeunes. Elle éprouva pendant sa vie plusieurs affections aiguës et catarrhales de la poitrine. A l'âge de quarante-deux ans, vers son époque critique, les crachements de sang devinrent fréquents; des accès d'impatience et de colère pour les motifs les plus légers, des inquiétudes vagues et sans fondement annoncèrent que ses facultés intellectuelles éprouvaient un trouble momentané.

Transférée à la Salpêtrière en 1810, à l'âge de quarante-huit ans. L'incohérence des idées est complète, son regard sombre, la loquacité continuelle, avec accès de fureur passagère. Elle demande à grands cris sa liberté, frappe quand on lui résiste. Toux habituelle, crachats sanguinolents, quelquefois purulents; accès de fièvre intermittente.

A cinquante-deux ans, état de maigreur extrême ; mort.

Autopsie. — *Tête.* Crâne épais, spongieux, facile à casser ; l'encéphale ne présente rien de particulier.

Thorax. Abdomen. Le poumon gauche est dans un état complet de désorganisation. Un foyer énorme de suppuration en occupe presque la totalité. Le reste est rempli de tubercules comme pierreux. Le poumon droit présente aussi plusieurs points de suppuration, des adhérences de la plèvre, et des tubercules moins durs que ceux du côté opposé.

Le cœur est mou ; l'oreillette droite fort amincie, d'une capacité fort remarquable; l'estomac est d'une petitesse extrême, contracté sur lui-même; ses membranes sont épaissies, sans qu'on puisse y découvrir aucune trace de lésion. (*Ibid*, p. 26.)

Il serait difficile, après avoir pris connaissance des citations que nous avons réunies, de ne point regarder la phthisie pulmonaire comme une des maladies les plus communes qui puissent survenir dans le cours de l'aliénation mentale. Sans nier l'existence de ce fait, nous devons dire qu'il a été beaucoup moins évident pour nous, et que le résultat de notre observation serait plutôt opposé que favorable à cette opinion. Non seulement les tubercules du poumon n'ont point, d'après nos relevés, été souvent cause de la mort, puisque nous ne les avons notés que 7 fois sur 164 ; mais encore il nous est rarement arrivé de constater leur présence dans les poumons d'individus qui avaient succombé à d'autres affections, et jamais ils n'étaient dans un état fort avancé.

Comment expliquer cette différence ? Il faudrait d'abord être bien sûr que par le nom de phthisie, les premiers observateurs entendaient la présence de tubercules dans les poumons. Lorry a certainement compris sous le nom *tabes melancolica* plusieurs maladies autres que les tubercules ; le marasme, l'état d'épuisement qu'on rencontre chez un grand nombre d'aliénés, rentrent évidemment dans sa description. M. Esquirol a confirmé par l'inspection nécroscopique les résultats qu'il annonce ; cependant il paraît avoir confondu sous le nom de phthisie les tubercules et la pleurésie chronique. En tenant compte de toutes ces circonstances, on sera amené à regarder comme exagérée l'importance qu'on a attribuée à la phthisie pulmonaire chez les insensés. Malgré tout, les travaux récents, faits avec plus de précision, ceux de M. Calmeil, par exemple, entraîneraient cette conclusion, que la maladie qui nous occupe est encore beaucoup plus fréquente que nous ne l'avons trouvé.

On peut attribuer cela à la différence des lieux où les observations ont été faites. La situation de l'hospice de Bicêtre, où nos faits ont été recueillis, le petit nombre des mélancoliques qui s'y trouvent, l'exercice auquel les aliénés peuvent se livrer et les travaux qui les occupent, la classe de la société à laquelle ils appartiennent, etc., toutes ces causes ne peuvent-elles point s'opposer au développement des tubercules pulmonaires? Nous serions porté du moins à l'admettre pour expliquer la rareté de cette affection à Bicêtre, d'après nos observations.

Tous les aliénés morts de phthisie, ou dans les poumons desquels on trouvait des tubercules, avaient été épileptiques ou déments. Jamais nous n'en avons rencontré chez les mélancoliques. Les symptômes n'ont donné lieu à aucune remarque particulière, non plus que la marche de l'affection. Chez un dément, nous avons vu une pneumonie se développer autour de plusieurs cavernes, parcourir ses périodes d'une manière régulière, et laisser ensuite la maladie chronique conduire lentement cet aliéné au tombeau. Chez cet individu, le son de pot fêlé était très manifeste. Dans un autre cas, nous avons trouvé des tubercules infiltrés en grande quantité et joints à un état de carnification de presque toute l'étendue des deux poumons. Jamais nous n'avons observé la forme latente de la phthisie à un état avancé; mais cinq ou six fois, nous avons découvert à l'autopsie des tubercules à l'état de crudité qui n'avaient point été diagnostiqués, rien n'ayant attiré notre attention du côté de la poitrine.

Les observateurs ont été frappés de l'influence réciproque qu'exercent l'une sur l'autre la folie et la phthisie pulmonaire. Nous avons déjà rapporté, à propos des maladies critiques, un fait dans lequel l'apparition de la phthisie paraît avoir dissipé l'aliénation mentale, tandis que dans un autre, rapporté par M. Richard Mead, on vit les symptômes de la maladie du poumon s'amender ou disparaître à mesure que le délire et les hallucinations se manifestaient. On l'a aussi considérée comme cause d'aliénation. (V. la *Thèse* de M. Pinel, p. 24 et suiv.)

MALADIES DU COEUR.

Nous n'avons point observé de maladies aiguës du cœur et de

ses enveloppes, et en cela nous sommes assez d'accord avec les résultats annoncés par les autres médecins. En effet, ceux-ci n'ont guère parlé que des altérations organiques. M. Esquirol a trouvé des lésions du cœur 11 fois sur 168 dans la mélancolie. Il n'en fait pas mention à propos des maladies auxquelles succombent les aliénés en général. M. Calmeil a noté, sur 100 individus, 2 fois des traces d'inflammation du cœur; de la petitesse, 20 fois; des marques d'hypertrophie, 7 fois; de la dilatation, 1 fois; de l'atrophie, 1 fois. Il dit dans un autre endroit (*Dict. de méd.*, art. *Aliénés*, p. 169) : « Nous avons observé à la surface du cœur des pseudo-membranes saignantes; le tissu propre de cet organe était mou, comme corrodé, d'un rouge vif; le péricarde était enflammé à un degré très marqué. »

M. Lawrence a observé la péricardite 6 fois, et des altérations des valvules, 3 fois sur 72 autopsies.

Les affections du cœur, même celles qui ont une marche lente, ne se sont point présentées fréquemment à notre observation; quelquefois elles se sont manifestées par des symptômes bien tranchés, et ont été reconnues pendant la vie; le plus souvent, c'est l'autopsie qui a révélé leur existence.

Voici le résultat de nos nécropsies :

Hypertrophie du ventricule gauche. . . .	5 fois.
Hypertrophie générale.	4
Tissu du cœur décoloré, sans consistance .	2
Tissu du cœur décoloré, mais consistant. .	1
Dilatation du ventricule gauche.	1
Plaques athéromateuses des valvules sigmoïdes.	1
Productions ostéo-fibreuses de la valvule mitrale.	1
Adhérence du péricarde incomplète. . . .	1
Adhérence du péricarde complète. . . .	5

Les altérations du péricarde ont été plus fréquemment observées que celles du cœur. M. Esquirol ne parle que de celles-ci, à propos des aliénés en général, et il a vu que l'hydropéricarde existait 11 fois sur 277. M. Calmeil, qui, à propos de la cardite, a signalé, comme nous l'avons vu tout-à-l'heure, la présence de pseudo-membranes saignantes, ajoute qu'un aliéné sur 15 présente de la rougeur et des fausses membranes sur la face interne du péricarde. « Nous n'avons, dit-il, point soupçonné une seule de ces péricardites dont l'aspect indique une grande ancienneté. Nous sommes porté à croire que leur développement se sera effectué avec lenteur. Une observation plus exacte infirmerait peut-être nos soupçons. »

Il ne nous a point été donné de voir la péricardite récente, et même déjà un peu ancienne ; mais nous avons pu en constater les suites. Ainsi, sur 50 fois que le cœur a été examiné, nous avons noté l'adhérence du péricarde au cœur 6 fois. Une fois, elle était incomplète, et ne consistait qu'en filaments celluleux, qu'il était facile de détruire. Dans les 5 autres cas, l'adhérence était complète et si intime, qu'il fallait employer une grande force pour arracher le péricarde de la surface externe du cœur, à laquelle il était attaché par un tissu cellulaire très serré.

Cette observation n'a point échappé à quelques pathologistes : c'est ainsi que Sénac (t. II, liv. vj, p. 331) cite, d'après Lower, une adhérence du péricarde au cœur chez un mélancolique. Bonet (*Sepulchr*, 1700, Lyon, lib. I, sect. IX, *de Melancolia*, ob. XV, p. 226) parle d'un semblable exemple chez une femme mélancolique.

Lieutaud (*Hist. anat. méd.*, t. II, p. 72) a rapporté plusieurs exemples d'adhérence du péricarde d'après de Haën, Valsalva, Peyer, Vieussens, Morgagni ; mais je ne sache point qu'elles aient été recueillies chez les aliénés.

M. Bayle a trouvé le péricarde adhérent 2 fois sur 100 individus.

Nous devons donc, d'après les faits recueillis par les auteurs et d'après les nôtres, regarder cette lésion comme fréquente chez les aliénés.

Mais peut-on en établir la fréquence relative chez eux par rapport aux autres individus? cela ne me paraît pas possible aujourd'hui. Assurément on serait assez disposé à croire que la péricardite et l'adhérence qui en est le résultat sont plus communes chez les fous, en raison des exemples nombreux qu'on a recueillis; mais des recherches entreprises depuis quelque temps porteraient à penser que cette lésion est loin d'être rare chez les individus dont l'intelligence est saine. Sans doute, les recherches de M. Forget (V. *Gaz. méd.*, 1844, n°s 14 et 15), et de M. Aran (*Archives*, 1844, t. I, p. 466), permettront de la reconnaître plus facilement pendant la vie, et d'établir par ce moyen des rapports plus exacts.

Nous n'avons pu d'ailleurs constater l'existence des signes que ces observateurs indiquent comme caractérisant l'adhérence du péricarde; nous pouvons assurer que les malades souvent examinés par nous n'avaient jamais présenté le moindre trouble de la respiration et de la circulation.

De ces six malades, l'un était maniaque, l'autre idiot, et les quatre autres déments.

ASPHYXIES.

On observe chez un grand nombre d'aliénés, et en particulier chez les maniaques à l'état chronique, les déments et les idiots, une voracité poussée à un degré tel, qu'il semble que le sentiment de la satiété n'existe point chez eux. On voit surtout des idiots qui ne conservent de l'intelligence que pour se rappeler l'heure des repas, et pour dévorer avec une effrayante gloutonnerie les aliments qu'on leur donne. Les uns paraissent éprouver, en mangeant, une agréable sensation; les autres y sont tout-à-fait indifférents, et recherchent les objets les plus immondes, et jusqu'aux matières fécales.

Cette extrême voracité doit être nécessairement cause d'accidents graves et assez fréquents, pour que l'attention de ceux qui les surveillent soit toujours en éveil ; il faut même dire qu'ils paraissent ignorés du plus grand nombre des médecins, et ne sont peut-être point assez étudiés par ceux qui sont appelés à donner d'une manière plus spéciale leurs soins aux personnes atteintes d'aliénation mentale. C'est pourquoi nous allons insister plus longuement sur ce sujet, et entrer dans des développements plus étendus que nous n'avons cru devoir le faire pour d'autres maladies plus connues et mieux observées.

Nous avons à nous occuper de deux espèces d'asphyxie dues à des causes toutes différentes : dans l'une, l'estomac et les intestins sont brusquement distendus par une grande quantité de matières solides, et surtout par des gaz qui refoulent le diaphragme, compriment les organes contenus dans la cavité thoracique, et produisent ainsi l'asphyxie ; l'autre est due à la compression de l'épiglotte et du larynx par des matières alimentaires ou autres, et par leur introduction dans les voies aériennes.

1° *De l'asphyxie par refoulement du diaphragme vers la poitrine; de la tympanite comme cause de mort subite.*

On doit à M. Piorry d'avoir attiré l'attention sur cette espèce d'asphyxie, et c'est à tort, ce me semble, qu'on lui reproche (*Compend. de Med.*, t. Ier, p. 389) de lui donner trop d'importance : non seulement elle mérite l'attention comme complication des maladies organiques, mais elle peut brusquement survenir au milieu de l'état de santé, et amener la mort d'une manière tout-à-fait subite ; c'est surtout sous ce rapport qu'il est très utile de l'étudier.

M. Piorry, dans son *Traité de Médecine pratique*, a décrit cette asphyxie sous le nom d'anhématosie abdominale par refoulement du diaphragme ; il la regarde comme toujours symptomatique, et il fonde sa division sur les états qui y donnent lieu.

1° Anhématosie produite par des causes externes mécaniques qui pressent sur les muscles abdominaux, refoulent les viscères, portent le diaphragme vers le thorax, et s'opposent à son abaissement.

2° Augmentation du volume de l'abdomen par la graisse qui s'y accumule.

3° Hypertrophie des organes qui y sont renfermés, ou productions solides qui s'y développent.

4° Distension d'organes creux par suite de l'accumulation qui peut s'y faire de substances solides ou liquides.

5° Augmentation du volume de l'abdomen par suite de collections de liquides contenus dans le péritoine.

6° Distension des organes creux et du péritoine par des gaz.

Nous ne voulons ici nous occuper que de l'asphyxie produite par des matières accumulées dans l'estomac et l'intestin, et qui les distendent outre mesure. Ce n'est point, à dire le vrai, M. Piorry qui a le premier indiqué la tympanite comme pouvant être cause de mort rapide ou subite. Mercklin (*Ephem. nat. Curios.*, *Dec.* 3, ob. 142); Heister (*ibid.*, cent. 5, ob. 84); Morgagni (*Epist. anat.*, 29, art. 8) en ont rapporté des exemples. Combalusier a remarqué qu'elle produisait l'apoplexie; Haller (*Physiol.*, t. VII, p. 79) en fait mention (1). A propos d'une femme qui, après avoir échappé aux accidents d'un accouchement laborieux, succomba en deux heures, après avoir mangé du pain mal cuit et des haricots, et dont l'observation, rapportée par M. Lasserre à l'Académie de médecine, fut accueillie avec un peu d'incrédulité, MM. Mercier et Dechambre rapportèrent plusieurs faits analogues dans un mémoire plein d'intérêt. (*De la Tympanite considérée comme cause de mort prompte et quelquefois subite. Examinateur*, 1841, n° 21.)

Nous allons reproduire le premier, qui a été recueilli sur un aliéné.

(1) *Immensæ vero, cum summo dolore et citâ morte intestinorum distensiones fiunt.*

OBSERVATION PREMIÈRE.

Spescha, âgé de trente ans, et extrêmement robuste, fut apporté, le 25 avril 1834, à la salle de chirurgie de l'hospice de Bicêtre, pour une déchirure de la peau qu'un autre lui avait faite à la racine de la verge. Cette plaie ne présentait rien de grave, et fut pansée d'une manière convenable. Pendant la journée, Spescha voulut à toute force se lever ; mais peut-être cette indocilité lui était-elle naturelle, peut-être aussi était-elle causée par la faim, car l'heure à laquelle il avait été apporté n'avait point permis de lui donner de la nourriture ce jour-là. On lui mit la camisole de force, et il resta calme. Il n'urina ni pendant le jour ni pendant la nuit, bien que les voies urinaires ne parussent point avoir souffert.

26. Etat satisfaisant ; mais le ventre était gonflé par la vessie fortement distendue, et la sonde donna issue à une grande quantité d'urine. — Demi-portion de pain et limonade pour boisson.

27. Tout alla de mieux en mieux ; dans la journée, le cours des urines se rétablit, et le 28, on donna au malade les trois quarts de la portion.

Mais, le 29, après avoir passé la nuit tranquillement, il fut pris d'une indisposition subite, se leva, courut en chemise au jardin de l'infirmerie. Là, il tomba sans connaissance, et rapporté aussitôt dans son lit : il était mort.

A la visite qui eut lieu peu de temps après, nous vîmes un cadavre encore chaud. Sa face et toute la surface du corps ne présentaient rien à noter, sinon une pâleur assez marquée. Le ventre était tendu, ballonné et très sonore à la percussion. On percuta aussi la poitrine, et dans toute l'étendue de la région cardiaque, on perçut un son très analogue à celui qu'on obtient ordinairement en percutant l'estomac. Les avis alors furent partagés ; la plupart des personnes présentes crurent que ce son était dû à ce qu'une lame du poumon s'interposait entre la paroi thoracique et le cœur ; celui d'entre nous qui recueillit cette observation crut que c'était réellement l'estomac : aussi l'autopsie fut-elle faite avec l'intention de bien constater les rapports.

Autopsie vingt-quatre heures après la mort. En sciant le crâne, il ruissela une très grande quantité de sang noir; les vaisseaux des méninges étaient gorgés de ce liquide. Le cerveau, coupé par tranches, présentait des surfaces sablées de gouttelettes sanguines. Les plexus choroïdes étaient très injectés, et cependant les ventricules contenaient plus de sérosité que de coutume. La consistance du cerveau était très bien conservée dans toutes ses parties.

A l'ouverture de la poitrine, nous fûmes frappés du petit volume des poumons, qui, en avant, paraissaient moins gros que le poing, tant le diaphragme était refoulé de ce côté. Leur couleur était très brune, et, suivant la note prise alors, analogue à celle des poumons d'un asphyxié.

Le cœur, situé bien plus haut que de coutume, avait à peu près son volume normal; les cavités droites, ainsi que les veines caves, contenaient une notable quantité de sang noir; les cavités gauches et l'aorte étaient vides.

Les viscères abdominaux, fortement distendus par des gaz, ne nous fournirent autre chose à noter que la congestion des veines mésaraïques. L'estomac était situé tout-à-fait dans la région du cœur, là où nous avions perçu le bruit humorique le jour de la mort.

Le foie était de couleur brune et d'une consistance normale.

La plaie n'avait rien de particulier.

Je regrette de ne pouvoir reproduire les autres observations consignées dans cet important mémoire, et qui contiennent de curieux détails; je ne connais point d'ailleurs d'autres exemples analogues qui aient trait à des aliénés, à l'exception de celui que je vais rapporter, et qui m'est propre.

OBSERVATION DEUXIÈME.

Mort subite ; dilatation de l'estomac et des intestins par des aliments et des gaz, refoulement du diaphragme.

Guérin, âgé de cinquante ans, était depuis dix ans environ à Bicêtre, et offrait tous les symptômes de la manie chronique la mieux caractérisée, comme la plus rebelle à tous les traitements mis en usage. Il était remarquable par sa prodigieuse voracité; les infirmiers, qui le connaissaient, lui réservaient le plus souvent ce qui restait au fond des vases destinés à la distribution des aliments.

Le 30 novembre 1839, immédiatement après son repas, qui consistait en purée de pois, qu'il avait dévorée avec sa gloutonnerie ordinaire, il présenta quelques symptômes qui attirèrent l'attention des infirmiers : expression de malaise, pâleur de la face, faiblesse, vomissements, selles liquides, difficulté de la respiration. L'état de l'intelligence de ce malade ne permettait point d'obtenir de lui une seule parole.

On le place à l'infirmerie; un de nous se rend aussitôt auprès de lui, et il apprend qu'à peine arrivé, Guérin s'était couché d'abord, puis s'était brusquement levé, et il était subitement tombé sur le carreau comme s'il eût été frappé de la foudre; congestion de la face, absence de battements des artères et du cœur; immobilité complète. Malgré tous les moyens les plus énergiques employés dans le traitement de l'asphyxie, et dont on prolongea longtemps l'emploi, on ne put parvenir à le rappeler à la vie. Nous parvînmes à savoir que le soir même, Guérin, dont l'appétit était excité par la diète à laquelle on l'avait soumis pour une légère diarrhée dont il était atteint, s'était emparé de plusieurs rations de purée de pois qu'il avait dévorées aussitôt. On put constater sur-le-champ un météorisme considérable; l'épigastre faisait une saillie très prononcée qui dépassait la base de la poitrine; sonorité très grande, s'étendant jusque vers la moitié au moins de cette cavité.

Autopsie faite le 2 décembre.

Tête. Les téguments crâniens sont injectés. Il s'écoule une certaine quantité de sang noirâtre lorsqu'on les enlève. Les membranes arachnoïde et pie-mère s'enlèvent facilement : elles ont leur épaisseur et leur transparence naturelles. Les circonvolutions cérébrales sont bien dessinées, et leurs anfractuosités sont profondes. Les deux substances sont plutôt pâles que colorées. A peine un peu de pointillé dans le centre ovale. Les ventricules, peu dilatés, contiennent chacun 30 grammes de sérosité limpide.

Poitrine. Le diaphragme est remonté jusqu'au niveau de la troisième côte. Les poumons, peu gorgés de sang, sont refoulés contre la colonne vertébrale et la paroi supérieure du thorax; le cœur est comprimé fortement entre le diaphragme et la partie supérieure de la poitrine ; lorsqu'on l'enlève, il s'en écoule, au moment de la section de l'aorte et des veines pulmonaires, une assez grande quantité de sang noirâtre et très fluide. Il n'a point été possible de déterminer quelles cavités il remplissait.

L'estomac, énormément distendu, est la cause du refoulement du diaphragme ; il est rempli en partie par des gaz, et en partie par une quantité considérable de pois non encore digérés, et qui occupent la moitié de sa capacité. Les intestins, dilatés de manière à avoir un diamètre de plusieurs pouces, sont remplis d'aliments et de gaz. — Matières fécales accumulées dans la portion inférieure des gros intestins.

Rien à noter dans les autres organes.

La cause de la mort est ici d'une extrême évidence. Guérin, malgré la diarrhée qu'il avait depuis quelques jours, conservait sa voracité ordinaire ; il avait mangé avec avidité une grande quantité de pois secs. Le rapide dégagement d'un énorme volume de gaz au moment de la digestion avait produit le refoulement du diaphragme vers la poitrine.

Quant à son mécanisme, il s'explique facilement, ainsi que la manière si prompte dont l'asphyxie a été produite. Une quantité considérable d'aliments végétaux est ingérée dans un court espace de temps; elle n'était point mêlée à du pain ou à des aliments d'une autre nature ; il a même été impossible d'y reconnaître la présence d'un liquide. Cette masse de pois, qu'on peut sans exagération évaluer à 2 kilogrammes, distendait déjà l'estomac outre mesure. Le rapide dégagement de gaz auquel elle donne lieu augmente encore cette distension, ainsi que celle de tout l'intestin. L'accumulation des matières fécales à la fin du tube digestif s'opposait à la sortie des gaz, en même temps qu'une lutte s'établissait entre les muscles abdominaux, vigoureux et bien développés, qui n'avaient que médiocrement cédé à la dilatation des viscères du ventre, et le diaphragme, dont la résistance fut bientôt vaincue. La poitrine n'a pas le temps de se dilater pour faire place aux organes qui sont poussés vers sa cavité et à ceux qu'elle contient, ceux-ci, pressés contre ses parois et la colonne vertébrale, sont privés de toute action. La circulation est brusquement arrêtée dans le poumon et dans le cœur : la mort arrive.

La disposition et le rapport des organes à l'autopsie vient confirmer cette explication. Quoique ne soupçonnant point la cause de la mort de Guérin, nous l'avons trouvée évidente, lorsque l'ouverture des cavités abdominale et thoracique a été faite.

L'estomac, repoussé par les intestins, se trouvait en grande partie dans la poitrine, et ne laissait au poumon et au cœur qu'un espace très étroit. Ce dernier, en rapport avec la partie la plus élevée du diaphragme, se trouvait évidemment soumis à une compression qui paralysait tous ses mouvements. Il y avait donc là en même temps mort par asphyxie et par syncope.

La cause la plus fréquente de ces accidents est due à la nature des aliments qui sont introduits dans l'estomac; ceux qui au moment de la digestion développent une grande quantité de gaz y disposent d'une manière toute particulière, les légumes secs, les haricots, les lentilles et les pois surtout, qui sont ordinairement de fort mauvaise qualité dans nos hôpitaux. Outre la mauvaise qualité des aliments, il existe encore une cause aussi importante, c'est la quantité qui est ingérée, et la rapidité avec laquelle ils arrivent dans l'estomac et les intestins sans avoir été convenablement mâchés et insalivés. Nous n'insisterons pas davantage sur ce sujet.

L'asphyxie causée par la tympanite peut avoir une marche plus ou moins rapide, ou produire la mort d'une manière presque subite; dans ce dernier cas, le malade est en quelque sorte foudroyé, et il serait impossible au médecin, fût-il même présent au moment de l'accident, d'intervenir d'une manière efficace.

Dans la plupart des faits rapportés, les secours ont été immédiatement donnés; dans celui qui nous appartient, nous nous trouvions dans la division même au moment où l'accident avait lieu, et cependant le malade était déjà mort à notre arrivée, et, malgré tous nos efforts, il ne put être rappelé à la vie. Il est donc impossible dans ce cas de noter le moindre symptôme et de chercher à établir le diagnostic. Il n'en est plus de même quand la maladie a marché avec plus de lenteur, et voici, d'après M. Piorry, ce qu'on observe:

Augmentation du volume de l'abdomen, et en particulier sa forme saillante et sphérique dans l'entérectasie pneumatique; la proéminence et la forme bombée de l'épigastre dans la gastroectasie alimentaire ou pneumatique.

L'évasement du thorax à sa partie inférieure, l'immobilité de ses parois, enfin les signes variables qui résultent de la palpation et de la percussion de l'abdomen. Le murmure respiratoire ordinairement pur, mais affaibli; plus tard les ronchus, quand la mort n'arrive point très promptement. Si la marche est rapide, on remarque une dyspnée extrême, respiration costale, orthopnée, teinte livide de la face, accélération du pouls, souvent nausées et vomissements, absence d'évacuations alvines ou selles incomplètes; quelquefois symptômes cérébraux. Combalusier (*Pneumatopathologie;* Paris, 1748, in-12) signale en effet comme accidents de la tympanite, les syncopes, les convulsions, et même une apoplexie mortelle.

Nous renvoyons d'ailleurs à l'article de M. Piorry pour de plus longs détails, dans lesquels il ne nous est point permis de nous engager.

Le diagnostic, dans un cas comme celui-ci, peut présenter de grandes difficultés, surtout lorsque l'esprit n'est point prévenu : aussi est-il bon d'insister sur ce fait remarquable.

Si nous supposons que les phénomènes se sont succédé avec plus de lenteur, nous pouvons admettre que quelques symptômes devraient faire reconnaître la cause de cette asphyxie : d'abord les antécédents, les habitudes du malade, sa voracité et la grande quantité d'aliments ingérée peu de temps avant l'accident; la difficulté de la respiration, qui ne serait point accompagnée des signes d'une affection thoracique; le développement de l'abdomen; le son clair et même tympanique se prolongeant fort haut dans le thorax, et remplaçant en grande partie la matité précordiale, sont des signes qui ne doivent point être négligés; mais doivent-ils suffire pour établir le diagnostic d'une manière certaine? Que de difficultés dans l'examen d'un aliéné qui ne peut donner aucune réponse, aucun renseignement, dont on ne peut parvenir à réprimer l'agitation, etc.!

Anatomie pathologique. On est frappé, à l'autopsie, de l'énorme distension de l'estomac et de l'intestin par des gaz d'odeur en général très fétide; ils s'échappent avec violence au moment de la section des intestins; cette distension peut être poussée au point de déterminer la rupture de l'intestin. (Wepfer, Benivenius, Haller.) Lieutaud a trouvé le cœcum dilaté au point d'acquérir le volume d'une tête d'adulte, *cœcum præsertim ad capitis humani molem accedebat.* (*Hist. anat.*, t. Ier, p. 67.) On y trouve presque toujours des débris d'aliments en quantité variable, et digérés d'une manière plus ou moins complète. Le diaphragme est fortement refoulé vers le milieu du thorax, et il forme une arcade au niveau des premières côtes ; les poumons réduits à un très petit volume, moins gros que le poing, de couleur foncée, surnageant, crépitants, plus ou moins engoués ; les bronches sans mucosités le plus souvent. Le cœur est aussi fortement comprimé contre les parois thoraciques, les cavités droites gorgées de sang, les gauches vides. Quelquefois on trouve une injection du cerveau et des méninges ; quelquefois aussi le cerveau est pâle, et présente un pointillé à peine prononcé.

Le traitement doit être préservatif ou curatif. Quant au premier, nous devons insister sur les bonnes conditions d'hygiène, encore trop souvent négligées dans les établissements d'aliénés ; le choix et la préparation convenables des aliments, la manière dont ils sont distribués, devraient être surveillés avec plus de soin qu'on ne le fait généralement. Tous ceux qui connaissent le régime alimentaire des principaux hospices destinés aux aliénés savent que les légumes secs, qui servent de principale nourriture aux malades, sont de qualité détestable, qu'on les donne souvent sans beaucoup de mesure, et dans le cas que nous avons rapporté, la négligence des infirmiers avait mis à la disposition de notre malade une quantité considérable de pois qui restait au fond d'une des marmites en cuivre destinées au service. Nous serons d'ailleurs forcé de revenir sur ce sujet à propos d'une autre espèce d'asphyxie dont nous nous occuperons tout-à-l'heure, et nous ne nous arrêterons point davantage sur ce point important.

De nombreux moyens ont été proposés pour le traitement de la tympanite et de l'asphyxie qu'elle peut causer. M. Piorry les a passés en revue ; nous négligerons ceux qui ne sont point applicables au fait qui nous occupe. Nous ne ferons que citer l'emploi des purgatifs administrés par la bouche ou par le rectum dans les cas les plus légers. L'indication de débarrasser le plus vite possible l'estomac et les intestins des matières solides, liquides ou gazeuses qui les distendent, n'est pas toujours saf fisamment remplie par eux ; on a même remarqué qu'ils ont paru augmenter les angoisses et la difficulté de la respiration ; d'ailleurs ils n'agissent point avec assez de rapidité pour qu'on puisse compter sur eux.

Il en est de même de l'application de compresses froides sur le ventre, des clystères d'eau glacée que conseille Haller (*Physiol.*, t. VII, p. 81), en même temps qu'il proscrit avec raison l'eau chaude et l'opium.

Un moyen plus utile, c'est l'introduction d'une sonde de gomme élastique par le rectum. M. Piorry rapporte des faits assez concluants à ce sujet. Quoique cette introduction rencontre plus d'un obstacle, cependant, lorsqu'elle peut agir, elle doit, dans un court espace de temps, donner issue à une grande quantité de gaz, et remplir ainsi, en partie du moins, le but qu'on se propose. L'introduction d'une sonde œsophagienne dans l'estomac a aussi été proposée; mais elle est souvent très difficile; et dans une circonstance où il faut agir avec promptitude, ce moyen doit être insuffisant.

M. Piorry a conseillé d'aspirer les gaz au moyen d'une seringue adaptée à une canule introduite le plus profondément possible. MM. Dechambre et Mercier pensent que cette manœuvre aurait l'inconvénient d'appliquer les tuniques intestinales sur l'orifice du tube, si des gaz n'existaient pas dans cet endroit, et que, s'ils existaient, ils s'échapperaient facilement sans qu'on ait besoin d'avoir recours à l'aspiration. Cependant nous trouvons dans la *Gazette méd.*, 1841, p. 88, un cas grave d'iléus où tous les moyens connus avaient été employés en vain, et qui guérit très bien à la suite de plusieurs aspirations faites par la seringue.

Mais tous ces moyens peuvent être impuissants, ne point agir d'une manière assez prompte, surtout lorsqu'on se trouve en présence d'une mort imminente. On songera naturellement à débarrasser par la ponction l'intestin et l'estomac des gaz qui les distendent.

Elle a été proposée depuis longtemps. Sennert s'autorise de son emploi chez les bêtes de somme; Boerhaave la conseille; Combalusier discute cette question : *Nùm paragenda in abdominali tympanitide paracentesis?* (*Op. cit.*, p. 501.) Il ne paraît pas la préconiser beaucoup; il pense cependant qu'on peut l'employer à la dernière extrémité; il semble d'ailleurs ne parler de son emploi que pour la tympanite abdominale, c'est-à-dire celle dans laquelle, suivant lui, les vents seraient accumulés dans le péritoine. Littre (*Mém. acad. des sciences*, 1713, p. 235) et Mothe ont conseillé la ponction, et ce dernier a proposé l'emploi d'un trocart long et dont la canule serait munie de plusieurs trous sur les côtés. M. Maisonneuve a fort insisté dans sa thèse (1835, *thèse*, n° 401) sur la ponction comme moyen de rendre à l'intestin sa contractilité naturelle; il emploie le trocart. M. Piorry pense que la ponction peut donner lieu à une péritonite mortelle : aussi ne conseille-t-il de l'employer qu'à la dernière extrémité; il regarde le cœcum comme la portion du tube digestif où elle présente le moins de danger : cependant le procédé qu'il indique ferait, par le temps qu'il exige, perdre tous les bénéfices de cette opération. M. Baudens ne paraît point regarder cette opération comme dangereuse, surtout lorsqu'elle est pratiquée avec son trocart à acupuncture. (Voir *Gaz. des hôpitaux*, 1842, n° 49.)

Malgré les inconvénients et les dangers de cette opération, nous croyons qu'on ne doit point en exagérer non plus la gravité. Plusieurs faits bien observés ont prouvé combien elle pouvait être utile (V. *Examinateur*, *loc. cit.*, p. 247); elle a été proposée et défendue par des hommes éminents, et pratiquée assez fréquemment et avec succès dans l'art vétérinaire. D'ailleurs, cette opération fût-elle encore beaucoup plus dangereuse, ne devrait-on pas hésiter à la pratiquer, en face d'accidents si effrayants et si rapides, que la mort peut survenir sous les yeux du médecin, s'il n'y porte un prompt secours.

En résumé, dans un cas où l'asphyxie ne marche point avec

une extrême rapidité, les lavements purgatifs, les applications froides sur le ventre, l'introduction d'une canule dans le rectum, voire même l'aspiration au moyen d'une seringue, nous paraissent les moyens les plus efficaces à employer; s'ils échouent, ou que les symptômes de prime abord paraissent tellement graves que la mort soit imminente, il faut avoir recours à la ponction, faite avec un trocart très délié et plusieurs fois répétée au besoin.

2° *De l'asphyxie causée par l'introduction de corps étrangers dans les voies aériennes et par compression de l'épiglotte.*

La seconde espèce d'asphyxie s'observe beaucoup plus fréquemment que la précédente, et c'est aussi une cause de mort très rapide ou subite. M. Esquirol l'a signalée chez les individus en démence (*Maladies mentales*, t. II, p. 279). MM. Ferrus, Lélut et MM. Fabre et Bergeon, anciens internes à Bicêtre, en ont rapporté plusieurs exemples. (V. *Gazette des hôpitaux*, t. III, n°s 18, 19. — T. IV, n°s 26, 30. — 1830, n° 14. — 1838, n° 143.) M. Bayle (*Traité des maladies du cerveau*, p. 78), M. Picard (*Bulletin de la Société anatomique*, 1838, p. 42), M. Millet (*Journal des conn. méd.-chir.*, t. VIII), M. Fabrège (*Journal de médecine*, 1844, août), ont aussi recueilli chez les aliénés des observations fort intéressantes. M. Calmeil et Georget ne paraissent point en avoir fait mention. Il est peu de médecins adonnés à l'étude des maladies mentales qui n'aient eu l'occasion de voir cette espèce d'asphyxie : elle se remarque aussi souvent chez les vieillards (1),

(1) Felix Plater a observé sur lui-même un accident analogue. « Il m'est souvent arrivé, dit-il, dans ma vieillesse, que lorsque j'avalais un morceau de viande trop dur ou mal coupé et mâché, celui-ci s'arrêtait dans l'œsophage près de son entrée dans l'estomac, y déterminait dans ce point un resserrement, une compression qui augmentait, si je ne passais le bol alimentaire en buvant copieusement » (*Obs. libri tres*, Basileæ, 1641, p. 223.)

chez les individus paralysés à la suite d'hémorrhagie cérébrale, et chez les épileptiques qui ont une attaque pendant leur repas, ainsi que l'a fait remarquer M. Cruveilhier. (*Bulletin Soc. anat.*, 1836, p. 140.)

Nous devons nous borner à l'étudier seulement chez les aliénés, et nous relaterons d'abord deux observations : l'une a été recueillie par nous à Bicêtre; nous devons la seconde à l'obligeance de M. Aubanel.

OBSERVATION PREMIÈRE.

Démence paralytique; mort subite en mangeant; asphyxie par le bol alimentaire.

Legrand, François, âgé de trente-six ans, maréchal-ferrant, est entré à Bicêtre dans le mois de mai 1839.

Il est d'une bonne santé, d'un caractère doux. Sa conduite est régulière; il ne fait aucun excès. Il n'y a point eu d'aliénés dans sa famille. Il a éprouvé de violents chagrins à la suite de mauvaises affaires. Depuis quatorze mois, on remarque que son intelligence et sa mémoire s'affaiblissent d'une manière graduelle. La parole est ralentie et embarrassée; les jambes le supportent plus difficilement. Il veut continuer à travailler, et ne fait que de très mauvaise besogne.

A son entrée à Bicêtre, il présente tous les signes de la démence; la paralysie générale est déjà avancée, et elle fait dans la suite d'assez rapides progrès ; les urines sont involontaires ; la parole très embarrassée, la marche difficile.

Le 10 août 1839, on vient à la hâte nous appeler auprès de lui. On nous apprend qu'au moment où il prenait son repas, et ordinairement il mangeait avec beaucoup d'avidité, il était tombé à la renverse et sans pousser la moindre plainte, et que depuis lors n'avait donné aucun signe de vie. Nous le trouvâmes étendu sur son lit où on l'avait porté; les membres étaient étendus, les paupières entr'ouvertes, les mâchoires légèrement écartées, la face pâle, la bouche encore pleine de mie de pain.

Le cœur et les artères ne battent plus. La percussion donne un son clair dans toute la poitrine et à la région épigastrique ; l'estomac ne paraît contenir qu'une très petite quantité d'aliments. On s'empresse d'extraire avec les doigts et avec le manche d'une cuillère les aliments qui remplissent toute l'arrière-bouche et la cavité buccale elle-même ; on refoule ce qui ne peut être extrait. Des frictions sont exercées en même temps sur la région précordiale et sur toute l'étendue du corps ; on essaie même avec une sonde d'insuffler de l'air. Mais tous ces moyens, quoique employés pendant longtemps, restent sans efficacité, et on abandonne le cadavre déjà refroidi.

Autopsie le 12. *Tête.* Affaissement de la dure-mère à sa partie antérieure ; sensation de fluctuation dans ce point. Après qu'elle est incisée, deux ou trois onces d'un liquide citrin et limpide s'en écoulent. L'arachnoïde est opaque et épaissie ; au dessous d'elle, infiltration gélatiniforme. — Adhérence des membranes et de la partie antérieure des hémisphères La substance cérébrale est humide et non ramollie.

Thorax et abdomen. Quelques restes de mie de pain attachés encore aux parois du pharynx et sur l'épiglotte. On en trouve aussi en très petite quantité dans le larynx, la trachée et les bronches. Rien de particulier à noter d'ailleurs. L'estomac en contient une fort petite quantité, et est à l'état normal. Le cœur à peu près vide ; un peu de sang noir et liquide dans le ventricule gauche. Les poumons sont engoués à leur partie postérieure des deux côtés. Rien à noter dans le reste du tube digestif et dans les autres organes.

OBSERVATION DEUXIÈME.

Démence avec paralysie générale ; mort subite ; asphyxie par le bol alimentaire.

Le nommé Julien, âgé de soixante-cinq ans, était entré dans l'asile de Marseille, le 22 octobre 1840, présentant tous les signes de démence, avec paralysie générale bien prononcée ; il éprouvait souvent des congestions cérébrales qui laissaient après elles une grande faiblesse dans le système musculaire. L'œsophage et le pharynx étaient aussi paralysés, et la déglutition devenait de jour en jour plus difficile. Il avait été expressément recommandé aux infirmiers de le faire manger avec précaution et par petites bouchées. Mais un jour, le 16 janvier 1841, on lui abandonne un plat de viande et de pain ; il se met à manger avec voracité, et quelques instants après, on le trouve étendu mort, la bouche remplie d'aliments à moitié mâchés. Malgré tous les efforts que l'on tente, on ne peut le rappeler à la vie.

Autopsie. Dure-mère à l'état sain. Les sinus et les vaisseaux méningiens sont gorgés de sang. L'arachnoïde et la pie mère sont infiltrées et épaissies, surtout vers la partie postérieure des hémisphères : sérosité assez abondante dans la cavité de l'arachnoïde. La substance grise est humide, comme lavée, mais point ramollie. La blanche a une consistance très prononcée et plus grande qu'à l'état normal.

Toute la cavité buccale est remplie d'aliments, ainsi que le pharynx, jusqu'au niveau de l'orifice du larynx. Il ne restait aucun espace pour le passage de l'air. Le canal aérien n'était point obstrué, mais présentait jusqu'aux ramifications bronchiques une sorte de bouillie crémeuse dans laquelle nageaient des débris de carottes. On en trouve aussi dans l'estomac. Les cartilages costaux sont tous ossifiés, et des plaques osseuses se remarquent sur les valvules du cœur.

La paralysie des muscles du pharynx paraît être la principale cause de cet accident ; il est bien certain, malgré ce que Broussais a avancé, qu'ils ne sont pas toujours soustraits à la paralysie. Cette paralysie incomplète, comme celle que l'on remarque dans tous les muscles de la vie de relation, permet la déglutition quand les aliments traversent le pharynx en quantité convenable ; mais s'ils sont trop volumineux, trop durs, ils se trouvent arrêtés dans ce canal, dont les parois ne se contractent pas assez énergiquement pour les forcer à pénétrer plus avant.

Cette explication paraît avoir été adoptée par tous ceux qui ont médité sur ce sujet. Voici ce qu'en dit M. Ferrus :

« Quelle cause peut-on assigner à ce phénomène ? Doit-on l'attribuer à ce que, chez le dément, la sensibilité stomacale ayant subi une diminution notable, il n'éprouve que faiblement le sentiment de la satiété et continue à manger jusqu'à ce que la nourriture s'engage dans le larynx ?.... Il me semble plus rationnel d'attribuer ce résultat à une absence due à un défaut de coordination des mouvements de la déglutition, par suite de la paralysie que les muscles du pharynx partagent avec le système musculaire de la vie animale. »

La voracité des déments, la rapidité avec laquelle ils avalent les aliments sans les avoir mâchés, favorisent encore cette disposition ; non seulement on a vu l'asphyxie survenir après l'ingestion des substances alimentaires, pain, morceaux de viande, etc.; on a aussi trouvé dans le pharynx, après la mort, des objets qu'on s'attendait fort peu à y rencontrer : une éponge (Bard, cité par Murat), une poignée de sel (Cazalis), des cailloux (Fabrège), etc.

Du reste, la mort peut arriver par un mécanisme qui n'est point toujours le même ; ou bien, et nous croyons que c'est le cas le plus commun, la masse alimentaire abaisse l'épiglotte en même temps qu'elle comprime le larynx et la partie supérieure de la trachée ; ou bien encore, elle pénètre dans la cavité du larynx et jusque dans les bronches. Mais je crois qu'il n'est guère possible que la mort survienne par cette seule cause, et que si l'on a, dans plusieurs autopsies, trouvé des matières alimentaires dans le larynx et dans les ramifications bronchiques, leur passage s'était effectué après la mort. Celle-ci est trop subite pour n'être point due au mécanisme que nous avons d'abord indiqué: si, en effet, on devait l'attribuer à la pénétration de corps étrangers dans les bronches, on observerait sans doute des symptômes de suffocation, des efforts destinés à les débarrasser de ce corps étranger ; ce qui n'arrive point.

Il peut se faire aussi qu'un corps peu pesant et d'un très petit volume vienne à obstruer l'orifice glottique, sans pénétrer dans sa cavité, et produise ainsi l'asphyxie, comme on va le voir dans l'observation suivante.

M. Jackson fut appelé en toute hâte auprès d'un homme que l'on croyait moribond, et que, en effet, il trouva mort à son arrivée. Les assistants pensaient qu'il était mort d'ivresse. En faisant l'ouverture du corps, le médecin reconnut d'abord toutes les altérations que produit ordinairement l'asphyxie ; mais lorsque, continuant ses recherches, il ouvrit le pharynx et la trachée, ce ne fut pas sans étonnement qu'il aperçut un morceau triangulaire de pelure de pomme de terre, lequel fermait complétement la glotte, retenu par une de ses extrémités dans la partie postérieure de cet orifice ; ses deux autres bords flottaient librement au-dessus de lui, formant là une sorte de soupape qui se soulevait dans l'expiration et retombait dans l'inspiration, de manière à oblitérer complétement l'ouverture et empêcher l'accès de l'air.

M. Jackson apprit alors que le malade avait, ce jour-là, dîné de pommes de terre, qu'il avait été boire jusqu'à tomber ivre mort, que, revenu alors chez lui et mis au lit, il avait été pris de vomissements à la suite desquels il était mort. Très probablement donc, ce sont les vomissements qui avaient ramené le corps étranger dans le lieu où on le rencontra après la mort. (*Gazette medicale*, 1844, p. 484.)

Les symptômes n'existent pour ainsi dire point, à cause de l'instantanéité de la mort; il est rare qu'on ait à en noter quelques uns. Le plus souvent, au moment du repas, l'individu tombe comme foudroyé, et reste dans la plus complète immobilité et sans pousser aucun cri, aucune plainte; absence de symptômes de dyspnée, de suffocation; rien enfin qui ressemble aux angoisses d'une asphyxie. On ne remarque que peu de congestion de la face et des yeux avec teinte violacée des lèvres. Il arrive bien rarement que les secours, si prompts qu'ils soient, puissent être efficaces : pour notre part, nous ne l'avons jamais observé : aussi est-il bon de rappeler le fait cité par M. Esquirol, qui, sous ce rapport, est des plus intéressants.

M..., âgé de quarante ans environ, après un long accès de manie, était tombé dans la démence; le besoin de manger était si énergique, le goût tellement perverti, que le malade dévorait les substances les plus abjectes et mangeait tous les insectes qu'il pouvait attraper pendant ses promenades dans un vaste jardin, tels que araignées, limaces, vers, chenilles, papillons, etc. On servit un jour à ce malade, pour son dîner, de la tête de veau; il la mangea avec avidité et fut aussitôt renversé sur son siége avec perte de connaissance ; sa face était violette. Le domestique qui le servait, soupçonnant la cause de cet accident, introduisit un corps étranger jusque dans l'œsophage, et précipita l'aliment jusque dans l'estomac. Quelques semaines après, de la tête de veau fut servie au même malade. Cette fois, craignant sa gloutonnerie, on eut le soin de couper par petits morceaux l'aliment qui lui était présenté. A peine le malade en eut il introduit une petite quantité dans l'œsophage, que les accidents indiqués plus haut se renouvelèrent. L'usage de ces mets fut sévèrement interdit. Six mois plus tard, soit oubli, soit ignorance, on servit encore de la tête de veau à ce malade. Cette fois, il avait avalé un morceau trop gros, rien ne put en débarrasser l'œsophage, et il succomba aussitôt. A l'ouverture du corps, l'œsophage était fortement distendu par un morceau de tête de veau. Le cerveau était très rouge, les méninges étaient épaissies et injectées, les poumons étaient gorgés de sang. (*Maladies mentales*, t. II, p. 279.)

Le diagnostic doit être d'une grande difficulté, puisque aucun phénomène morbide n'est là pour mettre sur la voie : aussi est-il important de bien connaître ce genre d'asphyxie et d'être prévenu qu'il se rencontre souvent chez les aliénés, pour pouvoir remonter facilement à la cause. En effet, si l'on apprend que l'individu est mort subitement en prenant son repas, il faut aussitôt examiner le pharynx et chercher à reconnaître s'il est, ainsi que l'arrière-bouche, obstrué par des aliments. Quelquefois les fous mangent isolément, et l'on peut être privé de renseignements à ce sujet : alors, il est bon d'examiner les objets voisins, les vêtements du malade, afin de reconnaître s'il vient de prendre quelque nourriture.

Malgré tout cela, le diagnostic est quelquefois difficile à établir même après qu'on a fait l'autopsie, et c'est le hasard qui vient alors vous faire reconnaître la cause d'une si brusque mort, au moment où l'on désespère de pouvoir la trouver. Tel est le fait rapporté par M. Lélut : deux employés jouaient ensemble ; l'un d'eux saisit son camarade à la gorge et le renverse mort; un procès-verbal est dressé, et l'on conclut que la mort avait eu lieu par asphyxie. M. Lélut, qui faisait des recherches anatomiques sur les glandes de la cavité buccale, trouva dans la trachée un bout de boudin qui avait été jeté dans la bouche au moment de la lutte, et qui était évidemment la cause de la mort.

M. Fabrège (*Journal de médecine,* août 1844) rapporte une observation analogue.

« Crespy (J. Hercule), âgé de quarante-cinq ans, ancien gendarme, était arrivé, à la suite d'une démence, à l'état de paralysie générale au troisième degré.

» Il était dans l'établissement des aliénés de Montpellier depuis un an et demi, et rien ne devait faire présager pour lui une fin prochaine, lorsque, dans l'après midi du 17 mai 1837, un infirmier vint m'apprendre qu'il l'avait trouvé couché sur un banc et qu'il le croyait mort. Il était mort en effet. Ma surprise fut d'autant plus grande qu'il n'y avait pas dix minutes que je l'avais quitté. Je m'étais arrêté devant lui avec MM. les docteurs Pétrequin de Lyon, Baume et Beschieri, à qui j'avais eu le plaisir de faire visiter la maison. Nous l'avions vu dans le chauffoir ; il était fort tranquillement assis sur un banc avec un gilet de force, la tête penchée, suivant son habitude, sur sa poitrine. Aucun de nous n'avait remarqué la moindre gêne dans la respiration.

» L'état de mort étant bien constaté, je me promis de rechercher dans le sein des organes la cause de cette fin subite : c'est ce que je fis le lendemain, seize heures après le décès.

» Après avoir examiné les organes contenus dans les trois cavités splanchniques, je n'avais lieu que d'être médiocrement satisfait relativement à la cause de la mort; mais voilà qu'au moment de sortir de l'amphithéâtre, je suis prié par quelques élèves de leur montrer le conduit de Sténon. Qu'est-ce que je trouve en écartant les mâchoires? la bouche et l'arrière-bouche farcies de cailloux. Évidemment il y avait là la preuve d'une asphyxie par suffocation. J'étais enfin satisfait. »

A l'autopsie, on trouve ordinairement la partie supérieure du pharynx remplie par une masse plus ou moins considérable d'aliments; c'est un morceau de viande ou bien le plus souvent un mélange d'aliments broyés avec de la mie de pain. Le bol alimentaire peut se trouver seulement dans le pharynx; ou bien quelques parties s'introduisent dans le larynx, les ventricules et dans les principales ramifications bronchiques. L'épiglotte est abaissée; l'œsophage vide, et l'estomac en général peu rempli. Tous ces organes sont sains d'ailleurs.

Le cœur est ordinairement vide, les cavités droites quelquefois remplies d'un sang noir et fluide, les poumons engoués. On a aussi noté l'injection du cerveau et de ses membranes.

L'indication du traitement à employer n'est point douteuse : faire disparaître le plus promptement possible le corps étranger qui est un obstacle à l'entrée de l'air dans les poumons. On peut agir, en cherchant, soit à l'extraire, soit à le refouler; ou bien, en faisant usage de ces deux moyens; si le corps étranger pénètre déjà profondément, et qu'on redoute des difficultés pour son extraction, on le repoussera avec les doigts, une tige de baleine, avec le premier objet, propre à cet usage, qui se trouvera sous la main. Il faut faire la remarque qu'en généra il est rare qu'on ait recours à ce mode de traitement, et encore n'est-ce que dans des cas tout-à-fait exceptionnels; le plus souvent, en effet, les substances alimentaires ou autres s'arrêtent au fond de la bouche, à la partie supérieure du pharynx, et il est plus facile, et surtout plus efficace, de les extraire avec une cuillère, une spatule, des pinces. M. Baillarger a proposé l'emploi d'une tenette recourbée qui permettrait aux gens de service de remédier, à l'instant même, à cette asphyxie.

Le mieux serait peut-être encore, quand cela est possible, d'employer tout simplement les doigts, car il importe ici de perdre le moins de temps possible, et ils remplissent souvent aussi bien leur office que les meilleurs instruments. Il ne sera point inutile d'essayer de faire aspirer l'ammoniaque, qui, en excitant de puissants efforts d'expiration, peut amener l'expulsion du corps étranger. Malgré tout, les secours du médecin, si rapidement qu'ils soient donnés, sont inutiles, et arrivent encore trop tard dans la plupart des cas. Il est donc important de s'attacher surtout à prévenir ces accidents. M. Brierre de Boismont, à la suite d'une asphyxie de ce genre, survenue dans l'établissement qu'il dirige, n'a plus permis aux aliénés paralytiques l'usage des aliments solides, et les nourrit avec des potages et des viandes hachées; depuis lors, il n'a point eu à déplorer d'accident semblable. On ne saurait trop insister sur ces précautions, et nous croyons devoir mentionner ici celles dont M. Millet a conseillé l'emploi : « Il faudrait, dit-il (*Journal des Connais. med.-chirurg.*, 1841, p. 202), 1° que les aliments fussent liquides, au moins pour les paralytiques au troisième degré ;

2° Que si des aliments solides sont distribués dans le premier et le deuxième degré de la paralysie, on eût soin de couper à chaque malade sa viande et son pain par morceaux excessivement petits; qu'on veillât à ce que ces malheureux malades ne mangeassent pas avec trop d'avidité et de gloutonnerie; qu'on les fît boire souvent à chaque repas, etc.;

3° Que des infirmiers intelligents, et en assez grand nombre, fussent mis dans chaque salle à l'effet de veiller sur les malades, et d'empêcher ces échanges ou ces achats d'aliments qui sont si préjudiciables à la conservation et au rétablissement de leur santé;

4° Que ces infirmiers eux-mêmes fussent d'une moralité assez éprouvée pour qu'on n'eût pas à craindre de les voir trafiquer avec les gens confiés à leurs soins et leur procurer des vivres à prix d'argent.

Ces mesures, fort sages et si simples dans leur application, ne seront de longtemps sans doute mises en usage, à cause de la surveillance plus attentive qu'ils exigent, des frais plus grands qu'elles entraînent. Cependant les médecins attachés aux établissements d'aliénés devraient s'appliquer de toutes leurs forces à ce qu'elles fussent mises en vigueur; car il faut moins chercher un remède à cet accident lorsqu'il est arrivé que le prévenir par des précautions hygiéniques bien entendues.

Il me reste encore, pour terminer, tout ce que j'ai à dire sur ce sujet, à parler d'une autre variété d'asphyxie qui est exclusivement due à l'introduction de corps liquides dans la trachée et dans les bronches. Cette espèce d'asphyxie est beaucoup moins commune que la précédente; elle est le résultat des manœuvres nécessaires pour faire parvenir des aliments dans l'estomac des aliénés qui refusent de prendre de la nourriture. En effet, on est souvent forcé, chez des individus dont on ne peut vaincre l'obstination par aucun moyen de douceur ou de violence, d'introduire une sonde par les narines jusque dans la partie supérieure de l'œsophage et d'injecter par ce moyen des liquides alimentaires. Il arrive quelquefois que la sonde s'introduit dans le larynx et la trachée, et cela sans produire le moindre accès de suffocation. Il est bon d'être prévenu sur ce point; car, ne sentant aucun obstacle à l'introduction de la sonde, voyant que le malade ne résiste pas plus qu'à l'ordinaire, et ne présente aucun symptôme d'asphyxie, on pratique l'injection en toute sécurité, et il peut en résulter de fâcheux accidents et même une mort presque subite. Nous avons recueilli un exemple de cette espèce d'asphyxie chez un mélancolique, âgé de cinquante ans, qui mettait une telle obstination à refuser toute nourriture qu'on était obligé de lui injecter du bouillon par les narines au moyen d'une sonde. Un jour, au milieu de l'infirmerie, nous lui pratiquions cette injection, comme nous le faisions d'ordinaire tous les matins, et sans avoir rien remarqué de particulier dans l'état de ce malade, lorsque tout-à coup il pâlit, perd connaissance; les lèvres sont décolorées, les cornées sont ternes. le cœur a cessé de battre, et il est porté dans son lit comme mort. C'était heureusement au moment même de la visite, et les secours les plus actifs lui furent immédiatement donnés; frictions sur la région du cœur, insufflation, sinapismes, etc. Ce n'est qu'au bout de dix minutes qu'on parvint à le rappeler à la vie. Il succomba cependant quelques jours après; mais sa mort fut moins le résultat de la bronchite qui fut la conséquence de l'injection d'un corps étranger dans les bronches que de l'état de marasme dans lequel l'avait plongé le manque presque absolu d'aliments.

Nous mentionnerons enfin l'asphyxie par le froid, qui s'observe encore, quoique bien rarement aujourd'hui, chez les aliénés. Nous en avons déjà parlé plus haut, et, comme nous n'avons point, pour notre part, recueilli de faits de ce genre, nous ne croyons pas devoir revenir sur ce sujet.

MALADIES DE L'ABDOMEN.

Bien que les maladies du tube digestif et de ses annexes s'observent fréquemment chez les aliénés, et qu'elles soient chez eux la cause d'une grande mortalité, nous les étudierons avec moins de détails que celles de la poitrine et de l'encéphale. A part l'entérite, qui est très commune, les autres ne seront point l'objet de remarques bien spéciales. Cependant nous devons attirer l'attention sur quelques faits qui nous ont paru assez remarquables et sur les principales maladies de l'appareil digestif, qu'on est appelé à observer chez les aliénés.

STOMATITE.

Nous avons observé quelques cas de stomatite simple, qui cédaient avec facilité aux moyens les plus ordinaires. Un seul fait nous a paru digne d'être décrit : c'est celui d'un aliéné, soumis pour une phlébite de la saphène interne à des frictions mercurielles, qui a éprouvé tous les accidents d'une stomatite intense : salivation très abondante, apparition de plaques pseudo-membraneuses sur la langue, la face interne des joues et des lèvres, formation de plaques gangréneuses sur les points exposés à la pression des dents, tuméfaction des gencives, mouvement fébrile assez considérable. La maladie a marché avec rapidité, quoique chez un individu faible et épuisé. La chute des escarres jaunâtres avait laissé des plaies qui étaient presque complétement cicatrisées, lorsque le malade, réintégré dans la section des incurables, à laquelle il appartenait, et soumis à leur régime, peu convenable pour un convalescent, fut pris d'une diarrhée intense qui amena la mort. Le traitement par l'acide chlorhydrique, employé pur, et porté directement avec un pinceau sur les escarres et les plaies qui les ont suivies paraît avoir eu une influence très favorable sur la marche de la maladie.

OBSERVATION.

Manie chronique; phlébite de la veine saphène interne; frictions mercurielles; salivation; stomatite avec escarres; traitement par l'acide chlorhydrique; entérite; mort; ramollissement de la muqueuse du gros intestin.

Duval, atteint de manie chronique, est placé à Bicêtre depuis un grand nombre d'années.

Il est amené à l'infirmerie de la division le 13 février 1839, dans l'état suivant.

La veine saphène interne du côté gauche forme un cordon

rénitent de deux lignes de diamètre, coupé d'espace en espace par un renflement qui correspond aux valvules. Il s'arrête brusquement à l'insertion de la veine saphène dans la crurale; et en bas, au-dessous des tubérosités du tibia. Dans toute l'étendue de ce trajet, rougeur diffuse, un peu de douleur à la pression; tache rouge érysipélateuse à la malléole externe; desquamation au niveau du coude-pied; apyrexie.

Pr. bain, 40 sangsues sur le trajet de la veine.

Le 14, même état, un peu de diarrhée.

Riz, sirop de coings, lavement amylacé, cataplasmes.

Du 14 au 17, le cordon rénitent est toujours très sensible; pas de fièvre.

Pr. *ut suprà.*

Le 19, le cordon a un peu diminué; la veine est moins tuméfiée; la rougeur diminue.

Le 20, la teinte rouge a presque complétement disparu.

Le 22, on sent encore la saphène jusqu'à la fémorale; elle forme un cordon dur et renflé d'espace en espace; la teinte rouge a été remplacée par une coloration brunâtre. Pas de douleur à la pression.

On met en usage les frictions mercurielles sur le trajet de la veine.

Le 28, on sent toujours le cordon rénitent; son diamètre a beaucoup diminué.

Le 6 mars, la veine est plus souple, s'aplatit facilement sous le doigt; un peu de diarrhée, quelques selles sanguinolentes.

Pr. riz, sirop de coings; on continue les frictions mercurielles.

Le 8, la veine a repris son volume et sa consistance ordinaires; son trajet est dessiné par une teinte brunâtre.

Pr. frictions mercurielles.

Le 13, on remarque dans la journée une tuméfaction des joues et des lèvres; le malade ne se plaint point.

Le 14, la face est tuméfiée: la joue gauche et la lèvre supérieure ont doublé de volume. Les gencives, ainsi que tout l'intérieur de la cavité buccale, présentent une rougeur intense ; elles sont boursouflées. La langue a une teinte rosée ; quelques plaques blanches, pseudo-membraneuses occupent sa face inférieure. La face interne des joues et des lèvres en rapport avec les arcades dentaires sont couvertes de plaques grisâtres. Salivation pas encore très abondante. L'haleine est d'une odeur repoussante.

Pr. limon. ; garg. acidulé. Caut. avec l'acide chlorhydrique. On supprime les frictions.

Le 15, la lèvre supérieure est moins boursouflée ; la rougeur de la face interne des lèvres et des joues a diminué légèrement. Les plaques grisâtres présentent la même disposition ; la veine saphène a repris son volume normal.

Le 16, salivation très abondante ; le malade remplit son crachoir à plusieurs reprises ; ses draps, son oreiller sont mouillés par la salive qui s'écoule sans cesse ; pouls à 100 ; peau chaude.

Pr. limonade, gargarisme au kina et lait ; acide chlorhydrique.

Le 19, teinte grisâtre des gencives ; les dents commencent à se déchausser ; la muqueuse buccale est moins rouge ; une escarre est tombée.

Le 22, pouls à 80 ; la salivation a beaucoup diminué ; le malade ne rejette qu'un quart de la quantité de salive qui s'écoulait dans les premiers temps. Plusieurs des escarres blanchâtres et minces ont disparu ; la plus considérable existe à la partie postérieure de la lèvre inférieure ; elle est détachée incomplétement.

La muqueuse est cicatrisée dans les points ou les autres existaient.

Pr. *ut suprà.*

Le 4 avril, le gonflement de la face a disparu ; la salivation a cessé ; les dents de la mâchoire inférieure sont déchaussées.

Le 10, dans le point où se trouvait l'escarre qui a été si longue à tomber, il s'est formé une pseudo-membrane blanchâtre. Diarrhée. La veine saphène est perméable au sang, qui y circule avec lenteur.

Pr. Décoction blanche ; diascordium 4 grammes.

Le 28, mieux notable ; l'ulcération de la face interne de la lèvre inférieure est complétement détergée ; la muqueuse commence à s'y reproduire. Celle du bord libre des gencives est encore grisâtre ; la diarrhée a cessé, le malade se lève et prend de la nourriture.

Le 4 mai, les gencives sont encore un peu malades au bord libre des arcades alvéolaires ; il quitte l'infirmerie le 10 mai.

Il est renvoyé presque immédiatement pour une diarrhée qui résiste dès lors à tous les traitements ; il s'amaigrit rapidement et meurt dans la nuit du 13 au 14 à une heure.

Autopsie. Faite le 15 par une température de 20° +.

Habitude extérieure. Emaciation extrême, plus de rigidité, pas de signes de putréfaction.

Tête. La voûte crânienne a une épaisseur égale et assez grande. Dure mère, rien à noter. L'arachnoïde et la pie-mère sont transparentes, non infiltrées par la sérosité et sans adhérence aux circonvolutions cérébrales. Les substances corticale et médullaire ont une consistance normale ; la substance blanche a une légère teinte jaunâtre, la grise tire sur le café au lait ; pas d'injection, de pointillé, point d'œdème. Les ventricules vides, leur membrane interne non granulée.

Thorax. Plèvres, adhérences filamenteuses des deux côtés. Les poumons, de même que le cœur, sont parfaitement sains.

Abdomen. L'estomac est rempli par un demi-litre de liqueur couleur chocolat ; sa muqueuse est mamelonnée ; lambeaux de deux lignes. La muqueuse de l'intestin grêle est saine et pâle. Celle du gros intestin est ramollie ; à peine peut-on obtenir des lambeaux de une à deux lignes ; dans beaucoup de points elle est réduite en putrilage.

Le foie n'offre rien de remarquable ; la vésicule est dilatée par une bile jaune, très visqueuse ; elle renferme soixante-dix calculs, dont le plus gros a le volume d'une aveline, le plus petit celui d'un pois. Ils sont de forme inégale, taillés à facettes, formés par une écorce d'une certaine dureté, renfermant une matière demi-solide, d'un jaune brunâtre. La membrane interne de la vésicule a son aspect réticulé ordinaire.

La veine saphène interne de la jambe gauche est détachée dans toute son étendue ; le tissu cellulaire voisin est sain. Le calibre du vaisseau n'est point intercepté, mais rempli incomplétement par un caillot filiforme, brunâtre ; les parois sont d'un blanc rosé et un peu épaissies. A trois travers de doigt au-dessous du condyle du fémur, on voit un caillot rouge non adhérent ; il a une demi-ligne de diamètre et un pouce de longueur ; il ne renferme pas de pus ; au-dessous de lui, la veine est perméable et remplie d'une petite quantité de sang.

PAROTIDE.

De deux faits d'inflammation de la parotide, terminés par suppuration, que nous avons recueillis, un seul est relaté ici ; l'autre est celui du nommé Ollivier, dont l'observation est rapportée à propos de la gangrène du poumon. Ils ont été observés tous les deux chez des déments avec paralysie générale. Il ne nous a point été possible d'apprécier d'une manière certaine les causes qui paraissent avoir agi. Les deux malades étaient depuis longtemps au lit à cause de leur état de faiblesse et de leur malpropreté. Ils étaient placés dans une salle de gâteux, où, pour dissiper l'odeur fétide qui s'y développe sans cesse, on est obligé dans toutes les saisons de ventiler fréquemment.

Les symptômes ont été bien caractérisés ; la tumeur, dans les deux cas, a été volumineuse, accompagnée d'une rougeur et d'une tension considérables, avec fièvre et phénomènes de réaction bien tranchés. La suppuration paraît s'être formée au bout de peu de temps, puisqu'après deux jours à peine, de petits abcès s'étaient développés dans le tissu cellulaire inter glandulaire. Quoique apparaissant chez des individus épuisés, la maladie n'en a pas moins parcouru ses périodes avec beaucoup de rapidité : ce qui prouve, ainsi que nous l'avons déjà dit, que les affections aiguës sont plus fréquentes qu'on ne le pense généralement chez les aliénés, même dans les cas où elles paraissent devoir marcher avec le plus de lenteur : aussi la lutte n'est-elle pas longue, et telle maladie qui n'offrirait que peu de gravité chez un sujet placé dans d'autres conditions, conduit les déments à une mort presque inévitable.

Nous avons recueilli un fait analogue au précédent chez un dément fort agité, dont les deux glandes sous-maxillaires étaient augmentées de volume, très rouges et infiltrées de pus.

M. Esquirol a observé un cas d'engorgement des glandes sous-maxillaires, qui paraît avoir eu une influence heureuse sur la guérison d'une manie. Perfect et Pinel ont rapporté des faits où des parotides ont déterminé une crise favorable. Il n'en a point été ainsi chez les trois individus dont nous venons de parler. Bien loin de là, la parotide a été une cause de mort; elle survenait d'ailleurs dans une forme de l'aliénation mentale pour laquelle la doctrine des crises ne peut guère être invoquée.

L'autopsie a démontré évidemment que la tumeur était bien due dans les deux cas à l'inflammation de la glande parotide elle-même; augmentation de volume, teinte rosée bien prononcée des granulations; pus infiltré ou réuni en foyer, etc.

OBSERVATION.

Démence avec paralysie générale; parotide; mort.

Duval, âgé de soixante-dix-neuf ans, cultivateur, d'une haute stature, vigoureusement constitué; il est marié. Il n'a jamais fait de maladies graves.

Depuis un an, il a cessé de travailler. Depuis cette époque, son intelligence et sa mémoire se sont affaiblies d'une manière graduelle. Il se soutient difficilement sur ses jambes; les muscles des membres supérieurs paraissent aussi se contracter avec difficulté. Il parle encore avec une certaine netteté; mais cependant les mots ne sont plus franchement articulés; la langue sort de la bouche en tremblant. Il reste dans cet état depuis l'époque de son entrée dans le mois de février 1839 jusqu'à la fin d'avril, et est couché dans la première salle, atteint d'une diarrhée assez intense.

Le 7 mai, on remarque qu'il existe sur la joue droite une tumeur considérable qui était apparue depuis la veille au soir. Depuis ce moment il a cessé de parler. La tumeur est étendue de l'arcade zygomatique à la base de la mâchoire. Elle a une largeur de deux pouces transversalement; elle est rouge, chaude, douloureuse, également rénitente; point de fluctuation. Mouvement fébrile intense. Peau chaude, pouls à 100. Respiration précipitée, râle sibilant dans toute l'étendue de la poitrine.

Pr. cataplasmes sur la tumeur; boissons délayantes.

Le 8, même état. Le malade meurt peu de temps après la visite.

Autopsie. Une incision cruciale, faite à la peau, au niveau de la tumeur, permet de voir le tissu cellulaire sous-cutané rouge et gorgé de liquides. La parotide a beaucoup augmenté de volume; ses granulations ont pris une teinte rougeâtre; le tissu cellulaire qui les sépare est rempli de pus verdâtre et bien lié. Dans quelques points il est réuni en foyers assez nombreux de la grosseur d'un pois. Ces altérations existent dans toute son épaisseur.

Tête. Les membranes sont à peine épaissies; l'arachnoïde et la pie-mère sont séparées par une couche de sérosité limpide et peu abondante; elles ne sont point adhérentes à la substance grise. Le tissu cérébral est assez consistant; mais il renferme une grande quantité de sérosité limpide. Dans les ventricules on en trouve une ou deux onces environ; leur membrane interne n'est point granulée.

Poumons un peu emphysémateux à leur bord antérieur; un peu de congestion à leur partie postérieure.

Tous les autres organes sont à l'état sain.

CANCER DE L'ESTOMAC.

L'étiologie du cancer de l'estomac, comme celle du cancer en général, est loin d'être aujourd'hui bien avancée. Cependant, au milieu des doutes et des incertitudes qu'elle présente, il est une cause sur laquelle tout le monde est d'accord. Les chagrins prolongés, les passions tristes, paraissent influer d'une manière toute spéciale sur le développement de cette affection. D'un autre côté, les causes morales, et les chagrins en particulier, ont une assez grande part dans la production des différentes aliénations mentales. Ainsi nous avons fait voir, dans nos recherches statistiques sur ce sujet, que c'est surtout dans la démence avec paralysie générale que cette influence a été le plus souvent observée. Nous l'avons notée une fois sur cinq environ. Il suit de là que chez les aliénés le cancer de l'estomac devrait se rencontrer assez fréquemment. M. Esquirol a trouvé le squirrhe du pylore 4 fois sur 277 aliénés, et des ulcères de l'estomac et du pylore 6 fois sur 168 lypémaniaques. M. Calmeil calcule qu'il existe sur un vingtième des aliénés. Mais ce résultat n'est-il donné que d'une manière approximative, ou bien s'appuie-t-il sur des chiffres rassemblés avec soin? Nous l'ignorons; peut-être le lieu où M. Calmeil observe, destiné à des aliénés qui appartiennent à la classe aisée et instruite, doit-il par cela même fournir à son examen plus de faits de cancer de l'estomac que l'hospice de Bicêtre. M. Ferrus regarde cette affection comme très rare. M. Parchappe en rapporte 6 observations (*Traité de la folie*, obs. 60, 78, 97, 113, 145, 159). Toujours est-il que dans tout le cours d'une année nous n'avons pu en recueillir qu'un seul cas où l'existence du cancer n'a été reconnue qu'à l'autopsie. Aucun des autres malades que nous avons examinés n'a offert des symptômes qui dussent être rapportés à l'existence de cette affection.

C'est même encore avec une certaine hésitation que nous présentons ce fait comme un véritable squirrhe de l'estomac. Il paraîtrait peut-être aussi bien appartenir à ce que MM. Andral et Louis ont décrit sous le nom d'hypertrophie de la membrane musculeuse de l'estomac. L'aspect de la muqueuse se rapprocherait plutôt de la gastrite chronique. Cependant l'état de la musculeuse et du tissu sous-muqueux transformés en un tissu homogène grisâtre, brillant, criant sous le scalpel, peut autoriser à ranger ce fait dans la catégorie des cancers formés par le tissu squirrheux.

Il convient de signaler ici l'absence de tout symptôme en relation avec les lésions trouvées après la mort. L'émaciation brusque et instantanée du malade, sa fin rapide et non prévue, s'expliquent difficilement.

La diminution du volume de l'estomac, la vacuité de l'intestin, doivent faire penser que depuis quelque temps le malade, soit oubli et indifférence, soit, ce qui est moins probable, dans l'intention d'attenter à ses jours, se privait presque complétement de nourriture.

On trouve dans le *Sepulchretum* de Th. Bonet un assez grand nombre d'exemples de squirrhe de l'estomac chez les mélancoliques. On sait qu'à l'époque où il écrivait on confondait sous cette dénomination tous les aliénés dont le délire était tranquille et qui ne présentaient point l'agitation de la manie et de la phrénésie.

OBSERVATION.

Démence avec paralysie générale ; émaciation et affaiblissement rapides ; mort ; cancer de l'estomac.

Rousselle, âgé de soixante-cinq ans, est entré à Bicêtre le 31 décembre 1838. Il paraît avoir fait de fréquents excès avec les femmes et avoir abusé des boissons alcooliques. Il n'y a point eu d'aliénés dans sa famille. Il est d'un caractère naturellement vif et emporté. Il y a sept ans, il a fait des pertes d'argent considérables à la suite d'opérations qui n'avaient point réussi, et il commença à divaguer. Il y a trois ans, sans cause bien appréciable, le délire devint plus manifeste ; ses idées roulent sur des spéculations, sur des bâtisses. Il va en augmentant; soliloques fréquents; plus d'accès d'emportement, il devient au contraire apathique et parle peu. Il est gardé chez un de ses parents qui lui donne asile. Il ne faisait plus rien à cette époque, sortait la nuit sans savoir où il allait. Il se trouvait à Belleville quand il a été arrêté et envoyé à Bicêtre.

A son entrée, il donne tous les signes de la démence, affaiblissement de la mémoire et de l'intelligence. Les signes de la paralysie générale existent, mais ils sont peu prononcés. La langue sort en tremblant, elle articule mal; les jambes sont faibles; il était dans une agitation continuelle, se levait la nuit, volait ses camarades. Il fut placé, à cause de cela, aux Colonnes-Neuves, après avoir fait un séjour de quelque temps à l'infirmerie.

Le 24 mars, au moment de la visite, on est frappé de son excessive émaciation, qui est survenue très brusquement; les yeux sont profondément enfoncés dans l'orbite, etc. On l'examine avec soin; rien dans les poumons ni dans le tube digestif; pas de fièvre. Le 27, les pommettes se colorent, il cesse de parler, tombe dans le collapsus et meurt.

Autopsie. Téguments et voûte osseuse d'une minceur extrême. La dure-mère ne paraît point complétement remplie par la masse encéphalique. Opacité et adhérence de l'arachnoïde viscérale et de la pie-mère. La substance grise s'enlève par lambeaux avec elles. La consistance du cerveau est un peu diminuée sans qu'il y ait ramollissement. Trois onces de sérosité claire et limpide dans les ventricules latéraux.

Le cœur et les poumons sont parfaitement sains.

Estomac. Il est fort contracté, réduit au volume d'un gros intestin ; sa face interne présente une teinte d'un brun noirâtre, ardoisée dans quelques points; replis nombreux et très saillants.

La consistance de la muqueuse est diminuée, elle se réduit sous le scalpel en pulpe molle; quelques lambeaux d'une ligne. Au pylore et à un pouce au-dessus, on sent les tissus indurés d'une manière régulièrement circulaire. Les tissus sous muqueux et musculeux sont transformés en un tissu homogène grisâtre, brillant, criant sous le scalpel, et d'une ligne et demie d'épaisseur environ.

Les intestins, rien à noter. Vessie très distendue par de l'urine.

ENTÉRITE.

On a dit que l'inflammation de l'intestin était l'affection la plus fréquente chez les aliénés. M. Calmeil est de cet avis. M. Bouchet de Nantes, dans un Mémoire sur la statistique des aliénés de la Loire-Inférieure, a trouvé 159 maladies aiguës de l'abdomen pour 36 maladies du cerveau et 95 du poumon. M. Parchappe a cité 37 observations d'entérite sur 316. Sans nier la fréquence de l'entérite, nous sommes porté à penser qu'elle a été exagérée. Sur un relevé de 164 individus décédés en 1839, nous n'avons dû rapporter la mort à l'entérite que 10 fois seulement. Sans doute, nous l'avons observée beaucoup plus souvent; mais il s'est présenté des cas où nous avons dû douter de son existence, quoique ses principaux symptômes fussent notés. Souvent les fous ont une diarrhée intense qu'il n'est point permis d'attribuer à une entérite caractérisée par des lésions anatomiques bien définies. Il nous semble que chez les déments paralytiques, qui présentent si souvent cette maladie, la paralysie de l'intestin est pour beaucoup dans sa production. Les individus en démence mangent souvent avec avidité, digèrent mal; les aliments traversent l'intestin sans être élaborés; il en résulte une sorte de lienterie qui ne peut être rattachée à l'inflammation de la muqueuse du tube digestif.

Souvent, l'intestin ne pouvant expulser les matières fécales, on a trouvé à l'autopsie de certains malades, qui pendant longtemps avaient eu une diarrhée opiniâtre, des amas de scybales occupant une grande partie de l'intestin.

Quoi qu'il en soit, l'entérite n'en est pas moins une affection assez commune. Presque toujours elle a une marche lente; plus rarement, nous l'avons vue s'accompagner de phénomènes de réaction, de fièvre, d'inappétence : les aliénés continuent de manger et de marcher jusqu'à ce que, affaiblis par des évacuations excessives, ils tombent dans le marasme et meurent. Arrivée à une certaine période, l'entérite défie tous les traitements. En général, les lavements amylacés et laudanisés, une diète modérée, quelquefois les astringents, la tisane de riz avec addition de teinture de cachou, le ratanhia, ont été employés avec succès. Les antiphlogistiques, les émissions sanguines en particulier, ont été presque constamment bannies; il est rare qu'il y ait indication de les mettre en usage.

Nous n'avons pas trouvé à l'autopsie cadavérique les ulcérations indiquées par M. Calmeil. Le plus souvent on trouve un ramollissement de la muqueuse, qui est transformée en une espèce de bouillie.

Nous ne rapporterons que le fait suivant, parce qu'il présente plusieurs particularités remarquables sous le rapport des symptômes : nous reviendrons sur ce sujet à propos de la fièvre typhoïde. C'est le seul cas où nous ayons rencontré des ulcérations de la muqueuse. Au-dessous de celle-ci se voyaient de petits foyers purulents. M. Bayle a rapporté une observation analogue. (*Mal. ment.*, p. 235. — Obs. XIV.)

OBSERVATION.

Symptômes de fièvre typhoïde; mort; entérite, avec ulcérations et petits abcès sous-muqueux.

Billet, âgé de trente-cinq ans, boulanger depuis trois ans à Paris, est entré le 5 mai à Bicêtre.

Il est marié et a plusieurs enfants. Depuis qu'il est à Paris il a fait de mauvaises affaires, il a éprouvé de profonds chagrins, il est toujours fort triste. Sa santé a toujours été chancelante. Il a eu plusieurs hémoptysies; trois semaines avant son admission, il éprouve une douleur assez vive au côté droit, où il se fait une application de trente sangsues; son état d'indigence le force à entrer à l'Hôtel-Dieu le 30 avril. Ce jour-là il commençait à avoir un peu d'incohérence dans ses discours, mais il est assez tranquille. Depuis lors il a été agité et délirant, ce qui a nécessité sa translation à Bicêtre.

Le 6 mai 1839, on le trouve dans l'état suivant: prostration, dents fuligineuses, langue brunâtre et fendillée; elle sort en tremblant. A peine a-t-il pu faire entendre quelques mots; il ne peut répondre nettement à aucune question. La sensibilité générale paraît conservée; selles et urines involontaires; il est assez tranquille. Poitrine sonore.

Pr. vésicatoires aux jambes.

Le 8, son état n'a point changé: affaissement considérable; il parle cependant mieux, on en obtient des réponses plus satisfaisantes. La langue est plus humide, les dents fuligineuses. Diarrhée intense, un peu de gargouillement dans la fosse iliaque droite et douleur à la pression. Pouls à 116, peau chaude et sudorale.

Le 9, le pouls est à 120, 36 respirations. Rien cependant du côté de la poitrine; selles liquides et très abondantes; pas de météorisme; gargouillement dans la fosse iliaque; dents fuligineuses; langue brunâtre.

Pr. riz gommé acidulé, lavement.

Le 11, même état: toujours de la stupeur; plus de diarrhée; il répond assez bien aux questions; le pouls à 84; peau moins chaude.

Pr. lim. mélisse alcool., bordeaux 120 grammes.

Il n'y a jamais eu de taches ni de sudamina.

Il meurt le 12, à sept heures du matin.

Autopsie. Tête. La face interne de l'arachnoïde est lisse, poisseuse; la pie-mère présente une injection très prononcée et disposée par plaques dans quelques points; les deux membranes sont friables, ne peuvent s'enlever que par petits lambeaux non adhérents à la substance cérébrale. Celle-ci paraît un peu diminuée de consistance : sérosité assez abondante dans les ventricules ; elle est trouble et granuleuse.

Poitrine. Adhérence du poumon droit à son sommet ; ils sont tous les deux un peu engoués à leur base ; pas de tubercules.

Abdomen. L'estomac ne présente rien de remarquable ; les intestins grêles, dans une grande étendue et d'une manière continue, offrent, surtout vers la fin de l'iléon, une rougeur intense non disposée suivant la déclivité des anses ; la consistance de la muqueuse est un peu diminuée ; elle est colorée en noir au cœcum dans l'étendue de 3 ou 4 pouces. Le tissu sous-muqueux est épaissi. De distance en distance existent de petits foyers purulents. Dans d'autres points, la muqueuse est ulcérée ; l'ulcération la plus large a deux ou trois lignes de diamètre. Nulle trace de gonflement ou d'ulcération des plaques de Peyer. Les ganglions mésentériques sains.

La rate offre sa coloration et sa consistance normales. La vessie contient une assez grande quantité d'urine.

CANCER DU GROS INTESTIN.

L'histoire du cancer du gros intestin a été jusqu'ici assez incomplétement tracée ; à peine si nous possédons quelques notions sur l'étiologie et la symptomatologie de cette affection. Nous avons été à même de l'observer deux fois, et ces deux observations, quelque incomplètes qu'elles soient à cause de l'absence de renseignements positifs et de la difficulté du diagnostic, nous ont paru dignes d'être consignées ici.

OBSERVATION PREMIÈRE.

Congestion cérébrale ; démence sans paralysie générale ; diarrhée intense et opiniâtre ; cancer du colon transverse et descendant.

Osmond (Jacques-Noël), âgé de soixante-cinq ans, sellier, est entré à Bicêtre le 25 mars 1839. Il avait, peu de temps avant son entrée, éprouvé une congestion cérébrale assez intense non suivie d'hémiplégie; on ne peut recueillir aucun détail sur ses antécédents.

Le 26 mars, la mémoire paraît avoir éprouvé un affaiblissement très notable; il ne peut rendre suffisamment compte des événements passés; il ne sait point d'où il vient, ne se rappelle point les époques de son entrée, de l'invasion de la maladie, etc. Il se tient bien sur ses jambes, serre avec assez de force; l'articulation des mots se fait avec netteté. Rétention d'urine; pas d'incontinence des matières fécales.

Le 19 avril, il a eu diarrhée assez intense depuis quelque temps déjà. Il éprouve un peu de gêne dans la respiration. Râles muqueux et sibilant dans toute l'étendue de la poitrine; absence de murmure respiratoire; pas de toux ni de crachats; pouls à 92.

Pr. Riz, sirop de gomme, lavement amyl. laud.

Jusqu'au 24, il reste dans cet état. La diarrhée, toujours très intense et presque continuelle; selles très liquides, non sanguinolentes. Le malade s'affaiblit chaque jour. Nécessité de le transporter à l'infirmerie; il meurt dans un état de prostration extrême.

Autopsie. Tête. Téguments peu épais; teinte opaline de l'arachnoïde; épaississement; pas d'adhérence à la substance grise, qui paraît à l'état normal; elle est un peu humide; une certaine quantité de liquide s'en écoule à la section; les ventricules renferment chacun 30 grammes de sérosité limpide; pas de granulations.

Thorax. Les poumons sont sains; le cœur offre un tissu pâle, mais assez consistant.

Abdomen. Estomac. Au niveau de son grand cul-de-sac ses parois sont réduites à une minceur extrême; teinte verdâtre; le peu d'efforts que l'on fait pour le détacher amène leur rupture; le péritoine seul reste encore. La muqueuse, dans les autres points, est d'un blanc rosé, mamelonnée, donnant des lambeaux de 2 à 5 lignes.

Intestin. Un demi-pied en avant de l'origine du colon, on remarque dans l'intestin grêle une plaque de 2 centimètres de large, d'un rouge foncé, comme saignante et ulcérée; les tissus sous-jacents sont épaissis. A un pied au-dessus de l'angle de réunion du colon transverse et ascendant, la muqueuse semble détruite, la surface interne de l'intestin présente une apparence fongueuse; saillies nombreuses, qui proéminent dans sa cavité, d'une teinte verte et rougeâtre, et d'une odeur très fétide. Au-dessous de cette couche fongueuse, on trouve que la couche formée par le tissu sous-muqueux et la musculeuse a une épaisseur de 2 à 3 trois lignes; elle est demi-transparente, opaline, et crie sous le scalpel. Plus bas, les tuniques intestinales, dans toute leur étendue, sont ramollies, réduites en un putrilage verdâtre; cette partie de l'intestin adhère à la rate, dont on ne peut la séparer sans le rompre et le diviser en plusieurs lambeaux. La perforation dans ce point était imminente; cependant elle n'a point eu lieu. La face interne reprend ensuite l'aspect réticulé et fongueux qu'il offrait plus haut, reposant sur une couche de tissu évidemment squirrheux; cet état s'observe à un degré moins avancé jusqu'à l'origine du rectum.

Il a été impossible de recueillir aucun renseignement sur l'état antérieur du malade; il paraît avoir été atteint d'une congestion cérébrale qui a déterminé ou favorisé le développement de la démence. A son arrivée à Bicêtre, il ne présentait aucun symptôme du côté du tube digestif; mais bientôt la diarrhée se déclare avec une intensité telle qu'aucun moyen ne peut la modérer. Le malade s'affaiblit et meurt sans qu'il soit venu à la pensée de soupçonner l'existence d'un cancer de l'intestin. Il est peu probable que dans l'espace d'un mois l'affection cancéreuse ait pu naître et se développer; elle existait sans doute déjà longtemps avant l'arrivée d'Osmond à Bicêtre; mais peut-être un régime nouveau, le séjour dans des salles basses et humides, ont-ils favorisé ses progrès.

OBSERVATION DEUXIÈME.

Démence; diarrhée rebelle à tous les traitements; hémorrhagies intestinales; cancer du colon descendant.

Roinville, âgé de quarante ans, était déjà depuis quelque temps dans la division au 1er janvier 1839. A cette époque, il était presque constamment à l'infirmerie pour une diarrhée très intense, apyrétique, et que le traitement ordinaire ne pouvait amender que passagèrement. A plusieurs reprises, dans le courant des mois de février et de mars, il rendit, sans cause connue, une certaine quantité de sang noirâtre mêlé aux matières fécales. Ces hémorrhagies n'ont jamais été bien considérables et ont cédé à l'emploi des astringents. Cependant le malade s'affaiblit d'une manière graduelle; il maigrit; la peau prend une teinte jaune-paille; douleurs lancinantes dans le flanc gauche, sensation d'une tumeur mal limitée dans ce point. A la suite d'une hémorrhagie par le rectum, plus considérable que les autres, il meurt, vers la fin de mars 1839.

Autopsie. Tête. Voûte osseuse, épaisseur moyenne, dure-mère saine, infiltration gélatiniforme sous-arachnoïdienne. Le cerveau a une couleur et une consistance normales.

Thorax. Poumons à l'état sain de même que le cœur.

Abdomen. L'estomac est un peu dilaté; il est vide; sa muqueuse a sa consistance naturelle. En refoulant la masse de l'intestin grêle, on s'aperçoit qu'il existe une tumeur du volume du poing dans la région du flanc gauche. Cette tumeur est formée par le colon descendant, qui a contracté des adhérences avec les tissus voisins; ses parois sont amincies en plusieurs points, de telle manière qu'une perforation semblait imminente.

En incisant l'intestin on s'aperçoit que depuis la fin du colon transverse jusqu'à l'origine du rectum, sa surface interne est inégale, réticulée, et que la muqueuse s'est changée en un tissu fongueux, reposant sur une couche de plusieurs lignes d'épaisseur, grisâtre, demi-transparente, et criant sous le scalpel. Au niveau de la tumeur, les parois de l'intestin ont acquis un volume considérable ; la disposition signalée plus haut s'y remarque. Dans quelques points, des foyers remplis de pus sanieux communiquent, à la partie postérieure du colon, avec le tissu cellulaire voisin.

Le malade qui fait le sujet de cette observation était depuis quelques temps à Bicêtre; comme le précédent, il n'avait qu'une diarrhée intense, à laquelle se joignaient, il est vrai, des symptômes plus tranchés, l'hémorrhagie intestinale, etc. Cependant ce malade ayant été à plusieurs reprises atteint de scorbut, qui s'était manifesté par de larges plaques violacées sur les membres inférieurs, on était autorisé à la rapporter à cette affection. Mais dans les derniers temps, la teinte jaune-paille, les douleurs lancinantes, la sensation d'une tumeur dans le flanc gauche, ont fait reconnaître le cancer du colon.

Nous devons faire remarquer la fréquence du cancer du gros intestin, puisqu'il a été observé deux fois sur 164 malades décédés pendant l'année 1839. Nous doutons qu'elle ait déjà été signalée. M. Calmeil ne parle que du cancer du rectum, qui, suivant lui, n'existe que sur la trois-centième partie des aliénés, et il ne fait aucune mention de celui qui nous occupe. Dans les deux faits qui nous appartiennent, le rectum était complétement sain. Faisons encore remarquer que nous n'avons observé le cancer que dans un seul autre organe, l'estomac, où cependant on le rencontre si souvent. Faut-il attribuer au hasard cette fréquence relative, ou bien est-elle le résultat des conditions spéciales dans lesquelles se trouvent placés les aliénés? Sont-ils plus exposés à cette espèce de cancer qu'à toute autre, en raison des affections chroniques dont l'intestin est spécialement le siége? Cette idée serait en harmonie avec les opinions de MM. Breschet et Ferrus et de M. Andral, sur la formation du squirrhe et de l'encéphaloïde.

Les chagrins prolongés, les passions tristes qui président souvent à la production de la démence, agissent-elles dans le même sens pour produire le cancer? Les salles basses et humides dans lesquelles couchent certains déments, la nourriture qu'ils reçoivent et le peu d'exercice qu'ils prennent, doivent-ils être regardés comme des causes qui en favorisent le développement? Nous ne pouvons émettre ces opinions que sous la forme du doute, puisque les faits que nous présentons ne sont point en assez grand nombre, et qu'ils ne se trouvent point appuyés par des observations analogues. De tous les symptômes observés, un seul a été constant: c'est la diarrhée, qui est très intense et résiste à tous les efforts que l'on fait pour la réprimer. Mais ce symptôme n'a point beaucoup de valeur. Rien n'est si fréquent chez les déments, surtout chez les déments paralytiques. Il ne peut suffire pour établir le diagnostic, ni même pour mettre sur la voie. Les hémorrhagies intestinales ont plus de signification, surtout lorsqu'elles sont accompagnées, comme dans la seconde observation, de l'existence de tumeurs dans l'abdomen, de la teinte jaune paille. Ici se joint donc à l'incertitude du diagnostic qui se rencontre dans la plupart des maladies auxquelles les aliénés sont sujets, la difficulté de reconnaître une affection dont les symptômes sont encore incomplétement étudiés. Cependant, en tenant compte de l'opiniâtreté de la diarrhée, des phénomènes locaux et généraux qui viendront s'y ajouter, on pourra être conduit à soupçonner au moins cette affection, et peut-être elle sera observée plus souvent qu'elle ne l'a été jusqu'ici.

Quant au traitement, il n'est que palliatif, et il serait inutile d'insister sur ce point.

Nous devons, avant de terminer, mentionner un fait de cancer du colon cité par M. Parchappe (*Traité de la folie*, pag. 81), mais sans détails sur les symptômes et l'anatomie pathologique. M. Gogué a aussi consigné dans le *Bulletin de la Société anatomique* (septembre 1844) une observation de cancer du colon transverse chez une femme lypémaniaque.

ABCÈS DU FOIE.

Quand on parcourt les écrits des médecins du seizième et du dix septième siècle, on trouve de bien longues dissertations sur le rôle que joue la bile dans les affections mentales. Ces idées devaient nécessairement supposer une part active au foie dans l'étiologie de la folie : aussi, dans des temps plus rapprochés de nous, cet organe a-t-il toujours attiré l'attention. M. Calmeil dit que le foie des aliénés offre beaucoup d'altérations fort difficiles à décrire, mais leur nature lui a paru douteuse; il l'a regardée cependant comme inflammatoire. M. Esquirol a aussi noté 35 fois sur 277 des lésions organiques du foie dont il n'indique point la nature. Nous avons fait avec beaucoup de soin l'examen du foie dans les autopsies que nous avons pratiquées, et ces lésions ne nous ont point paru très communes : le fait suivant est le plus remarquable que nous ayons recueilli.

OBSERVATION.

Manie peu intense; mouvement fébrile prolongé; teinte jaune des sclérotiques, frissons, douleur du côté droit du thorax; signes de pleurésie; mort; abcès très considérable du foie.

Lucas (Pierre), âgé de quarante-neuf ans, menuisier, à Paris depuis trente-un ans, est entré à Bicêtre le 26 mars 1839.

Il s'adonne à l'usage des alcooliques; il dit être sujet à des attaques de fièvre cérébrale; son délire est assez paisible, il a paru pour la première fois en 1816, s'est reproduit en 1818, puis en 1832; à la suite de la perte de sa femme, il éprouve un violent chagrin, et est traité à l'Hôtel-Dieu pour un de ces accès de délire. Il paraît avoir eu, il y a trois semaines, une pneumonie; il avait repris ses occupations, lorsque, quinze jours avant son admission, il est pris de délire maniaque; il crie et est fort agité, dit des injures à ceux qui veulent le contenir; il veut travailler malgré son délire.

Le 27, incohérence dans ses idées; il se dit riche à millions, ministre ; il se lève la nuit, brise les carreaux ; il a de la mémoire ; point de paralysie ; pouls très fréquent.

Le 17 avril, on le trouve couché ; le matin, à la visite, il accuse une douleur peu intense au côté droit ; 120 pulsations ; diminution de sonorité ; le murmure respiratoire est éloigné ; pas de retentissement anormal de la voix, pas de toux ni de crachats significatifs. Pect s. g., saignée

Le 18, mêmes symptômes.

Le 19, pouls à 140, même état.

Le 28, jusqu'à présent l'état fébrile a persisté ; 120 à 140 pulsations ; teinte violacée des lèvres ; diminution de sonorité à la partie inférieure du poumon droit ; le murmure respiratoire s'entend, mais il est éloigné. Il a aujourd'hui un violent frisson ; teinte jaune des sclérotiques, mais point de la peau.

Pr. Tilleul ; 12 grains de sulfate de quinine.

Le 30, toujours une grande fréquence du pouls ; anxiété, il se plaint un peu de la douleur de côté. Mouvements convulsifs des muscles de la face, frissons irréguliers.

Le 1er mai, à la visite du matin, on trouve ses traits plus altérés que jamais ; respiration anxieuse, lèvres violacées, teinte blafarde de la peau, sclérotiques teintes en jaune, pouls très fréquent.

Il meurt dans la journée.

Autopsie le 3 mai, par une température de 16 à 18° +.

Le cadavre paraît déjà avoir subi un léger commencement de putréfaction. Teinte verdâtre de l'abdomen ; il sort de la bouche un liquide écumeux et sanguinolent.

Tête. Enveloppes extérieures, rien de remarquable ; au-dessous de l'arachnoïde viscérale, qui semble légèrement épaissie, on voit, surtout au niveau des anfractuosités, de petits amas d'un liquide jaunâtre, purulent ; la pie-mère est peu adhérente à la substance cérébrale, qui ne paraît avoir éprouvé aucun changement dans sa coloration et sa consistance ; sous les méninges, à la base, épanchement de sérosité purulente ; il en est de même pour le cervelet; les ventricules, peu dilatés, contiennent 30 grammes de sérosité transparente, de couleur citrine.

Thorax. Plèvre droite, adhérente à sa partie moyenne par un réseau cellulaire lâche, dans l'étendue de 3 centimètres environ : elle renferme 6 à 7 onces de sérosité, d'un rouge foncé, comme formée par du sang veineux pur; il n'y a point de caillots. Dans la plèvre gauche, 30 grammes de sérosité semblable à celle du côté opposé; les poumons sont à l'état sain. Le cœur est petit, de couleur blafarde, peu consistant; quelques ecchymoses au-dessous de la membrane interne près de l'orifice auriculo-ventriculaire droit. Les parois ont une épaisseur normale.

Abdomen. Le foie est d'un volume très considérable; lorsqu'on l'incise, il s'en échappe un flot considérable de pus jaune-verdâtre, homogène et épais; on voit qu'il était contenu dans un foyer, placé dans l'épaisseur du lobe gauche, près de la partie de la circonférence en contact avec le diaphragme. La quantité du pus a été évaluée 7 à 800 grammes; la cavité qui le contenait était formée tout entière par le tissu du foie, qui du côté du péritoine avait encore 3 centimètres d'épaisseur. Les parois avaient une surface inégale, une teinte verdâtre; les substances jaune et brune du foie sont peu distinctes; celui-ci est coloré en brun, il a sa consistance ordinaire.

L'estomac et les intestins, extrêmement dilatés par des gaz dus sans doute à un commencement de putréfaction. Rien d'ailleurs à noter.

Cette observation est digne d'intérêt sous plus d'un rapport. L'aliénation se développe chez ce malade sous l'influence de causes nombreuses : accès antécédents, abus des alcooliques, chagrins; une pneumonie paraît avoir joué le rôle de cause excitante. Délire avec caractère ambitieux, mais sans agitation considérable, et cependant à l'autopsie on a trouvé des altérations remarquables du côté du cerveau : ce sont les caractères anatomiques de la méningite, et il est trop rare de rencontrer de pareils faits, pour qu'on nous reproche d'avoir attiré un instant l'attention sur ce point.

Les symptômes d'une maladie incidente sont les suivants :

Fièvre très intense, pouls précipité (120 à 140), douleur de côté, matité à la partie inférieure du thorax à droite, murmure respiratoire éloigné; pas d'autres phénomènes caractéristiques fournis par l'auscultation; pas de toux, d'expectoration, etc. Vers la fin, frissons violents, teinte jaune des sclérotiques; la mort arrive au milieu d'une grande anxiété. A l'autopsie on trouve un épanchement de liquide sanguinolent dans la plèvre droite, et un abcès très considérable dans le lobe gauche du foie.

Le diagnostic présentait, en raison de la double affection, une certaine difficulté. Les signes de la pleurésie hémorrhagique pouvaient suffisamment expliquer l'existence des phénomènes généraux. Cependant, d'un autre côté, l'altération des traits, les frissons répétés, la fréquence extrême du pouls, faisaient nécessairement soupçonner une phlegmasie profonde dans un organe important.

L'abcès existait dans l'épaisseur même du foie, et non, comme quelques auteurs ont voulu que cela fût toujours, au-dessous du péritoine.

PÉRITONITE.

On n'est pas tout-à-fait d'accord sur la fréquence de la péritonite chez les aliénés. M. Esquirol tom I, p. 264) a trouvé des adhérences et de la suppuration du péritoine chez cinq lypémaniaques sur 168 ; il a aussi noté l'existence de la péritonite latente, chez les aliénés en général, 13 fois sur 277 (tom. I, p. 110) ; M. Lawrence a rencontré cette maladie quatre fois sur 72 autopsies.

M. Scipion Pinel (*thèse*, p. 36), en rapportant le résultat de 259 ouvertures d'aliénés, fait neuf fois mention de la péritonite chronique. Il rapporte trois observations (*observ.* IX, XI, XII). Dans aucune d'elles on n'a relaté des symptômes qui pussent indiquer l'existence de cette affection. Une seule fois la diarrhée a été observée.

M. Bayle ne l'a notée qu'une fois sur cent. M. Parchappe l'a plus fréquemment observée (9 fois sur 316).

« Nous considérons, dit M. Calmeil (art. *Aliénés*), la péritonite comme une affection peu commune chez les fous. Sur cent ouvertures de corps, nous trouvons deux péritonites excessivement violentes avec des productions accidentelles dans toute la cavité abdominale, et trois ou quatre péritonites partielles occupant à peine un ou deux pouces d'étendue. Les phlegmasies du péritoine que nous signalons ici ont eu pour symptômes : la douleur et l'empâtement du ventre, l'altération des traits de la face, l'œdème des jambes, la fréquence et la petitesse du pouls. D'abord la réaction a été vive dans deux cas. Toutes ont duré longtemps, et deux seulement ont semblé contribuer à déterminer la mort. »

Quoi qu'il en soit, il résulte de ces documents que la péritonite est loin d'être rare. Nous ne l'avons point observée, pour notre compte, et nous n'avons point de nouveaux faits à ajouter à ceux que la science possède. Nous croyons devoir signaler l'observation rapportée par M. Cangrain d'Alençon, dans la *Gazette des hôpitaux*, 1844, n° 18, d'une péritonite sur-aiguë survenue chez un fou qui avait l'habitude d'avaler des pierres; elle présente beaucoup d'intérêt en raison de la cause qui l'a produite et des symptômes qui l'ont accompagnée.

Les maladies des reins ne se rencontrent point très fréquemment chez les aliénés. M. Esquirol n'en parle pas.

M. Calmeil a signalé l'existence de la néphrite chez les déments paralytiques : elle n'a jamais été diagnostiquée dans ces derniers temps. M. Charcellay a insisté sur la fréquence de la maladie de Bright, qu'il a notée 15 fois sur un nombre assez peu considérable d'individus. Sur huit observations dont il a fait l'analyse, on comptait 5 hommes et 4 femmes : l'âge a varié pour ces dernières de 45 à 53, et pour les premiers, de 15 à 75 ans. Les femmes étaient toutes maniaques, 4 hommes étaient idiots, et 1 dément (*Rapport statistique sur les aliénés*, Paris, 1842). On trouve dans les documents recueillis par M. Parchappe (*Traité de la folie*, pag. 1) un fait de maladie granuleuse des reins, chez un tailleur âgé de 38 ans : la folie a disparu en même temps que l'affection du rein se développait.

MALADIES DE L'ENCÉPHALE.

RAMOLLISSEMENT DU CERVEAU.

Nous avons eu plusieurs fois déjà l'occasion de faire remarquer que très souvent, chez les aliénés, les lésions les plus profondes ne se traduisent par aucun symptôme et ne se révèlent que lorsqu'une mort inattendue, souvent produite par une affection, vient mettre fin aux jours du malade. Plusieurs médecins ont fait cette observation avant nous et surtout au sujet du ramollissement cérébral. M. Guiaud, médecin de l'hospice des aliénés de Marseille, dont on regrette la perte toute récente, a remarqué que cette altération ne se présente pas toujours avec des caractères propres; on rencontre, en effet, dit-il, des ramollissements très étendus, sans qu'aucun signe particulier ait pu les faire soupçonner pendant la vie, et il rapporte à ce propos l'observation suivante.

Un aliéné mourut à l'hôpital de Marseille dans un état de dépérissement diarrhéique : en outre des ulcérations intestinales, il trouva dans l'épaisseur du lobe cérébral postérieur gauche un ramollissement ayant 2 pouces d'étendue. La substance cérébrale, dans tout l'espace occupé par ce vaste ramollissement, était pultacée, d'une couleur jaunâtre, et cependant rien, absolument rien, n'avait pu faire soupçonner pendant la vie une altération aussi grave; le malade ne s'était jamais plaint de douleurs de tête, et, quoique aliéné, il les aurait accusées, parce qu'il savait très bien accuser celles des entrailles; point de mouvements spasmodiques, point de contracture, de paralysie, enfin absence complète de signes propres au ramollissement cérébral. Un caillot sanguin du poids de 2 onces, ayant tous les caractères d'un épanchement récent, fut aussi trouvé dans l'épaisseur du lobe postérieur gauche, et cependant l'aliéné en question s'éteignit seulement sans aucun signe apoplectique. (*Gazette des hôpitaux*, tome VI, n° 77, page 318.)

M. Fabre (*Lancette française*, tome III, n° 33, avril 1830) a trouvé un ramollissement très considérable chez un aliéné asphyxié par le froid, et qui n'avait offert aucun signe de paralysie.

M. Calmeil rapporte deux observations analogues. Dans l'une la lésion occupait le cerveau, dans l'autre la pulpe rachidienne; l'existence du désordre n'avait point été prévue. (*Paralysie des aliénés*, page 243 et suiv.)

M. Lélut (*Journ. hebdom.*, févr. 1830, page 305) a rencontré aussi un ramollissement très étendu chez un épileptique mort pendant une attaque. Aucun symptôme n'avait pu faire soupçonner l'existence de cette affection.

Le fait que nous allons ajouter à ceux qui viennent d'être cités est encore plus intéressant, parce que, à l'autopsie, on a trouvé non seulement un ramollissement très étendu, mais encore la méningite la mieux caractérisée.

OBSERVATION PREMIÈRE.

Signes de démence avec paralysie générale; tout à-coup perte de connaissance; coma profond; résolution générale; mort au bout de sept heures; ramollissement du cerveau avec foyers purulents et méningite.

Gressé, âgé de soixante douze ans, cocher, a cessé de travailler depuis neuf ans. Il abusait des boissons alcooliques; il a éprouvé de vifs chagrins, et a présenté graduellement tous les signes d'une démence accompagnée de paralysie générale. Il y a six semaines, la parole s'embarrasse davantage, la mémoire se perd complétement ; il devient très agité pendant la nuit. Trois semaines avant son admission à Bicêtre il est atteint d'un érysipèle de la face pour lequel il est conduit à l'hôpital Beaujon, d'où il est envoyé à l'hospice de la Vieillesse (hommes), dans les premiers jours d'avril 1839.

Examiné au moment de son entrée, il présente des symptômes non douteux d'une démence avec paralysie générale. Il répond mal aux questions qu'on lui adresse ; un peu d'incohérence dans les paroles ; la voix est tremblante ; il se tient mal sur ses jambes ; il mange avec appétit, n'a point de fièvre, dort tranquillement, n'accuse aucune douleur de tête, et présente, sauf sa maladie mentale, toutes les apparences d'une bonne santé.

Le 17 avril, vers huit heures du soir, au moment où il venait de se coucher, il perd tout à-coup connaissance : coma profond, respiration stertoreuse, yeux convulsés en haut, résolution générale, bouche béante, selles et urines involontaires, pouls fort et plein, à 120.

Pr. Saignée de 10 onces ; sinapismes.

Il meurt à deux heures du matin dans cet état.

Autopsie. Faite le 19 avril ; température de 7° +.

Tête. Téguments crâniens, rien de remarquable, si ce n'est une petite ecchymose sous le cuir chevelu à la partie latérale droite de la tête. Le feuillet viscéral de l'arachnoïde et la pie-mère présentent un peu d'épaississement et d'opacité ; entre ces deux membranes il existe des traînées purulentes ; dans quelques points le pus est réuni en petits foyers de plusieurs lignes de diamètre, dont on exprime un liquide jaune-verdâtre bien lié. Dans d'autres points on le trouve au-dessous de la pie-mère dans les anfractuosités cérébrales.

A la partie antérieure, la substance cérébrale est ramollie et s'en va en bouillie sous le dos du scalpel ; la substance corticale a une teinte violacée, la blanche a une teinte jaune assez prononcée.

C'est surtout en arrière, à la partie latérale du lobe postérieur, que se voit un ramollissement considérable et profond qui procède de la périphérie à l'intérieur; la substance cérébrale présente un détritus pultacé grisâtre au milieu duquel existent de petits foyers purulents de la grosseur d'une lentille. Cette lésion s'étend au-dessus et au niveau des couches optiques dans presque toute l'étendue antéro-postérieure de l'organe. Vers le milieu, la pulpe cérébrale prend une teinte lie de vin très prononcée. Les ventricules contiennent peu de sérosité. Taches purulentes sous-arachnoïdiennes de la base du cerveau.

Thorax. Les poumons sont parfaitement sains et crépitants.

Cœur. Etat normal ; les orifices sont libres; un peu d'hypertrophie au ventricule gauche.

Abdomen. Cette cavité n'offre rien de particulier à noter, si ce n'est une hernie épiploïque dans le canal inguinal gauche ; le sac est percé de deux ouvertures, dont l'une conduit à un cul-de-sac, l'autre dans la cavité où l'épiploon était engagé.

A la vue de lésions aussi graves et aussi étendues, on se demande comment il a pu se faire que le sujet de cette observation ait présenté toutes les apparences d'une parfaite santé. Il était dément avec paralysie générale, il est vrai ; mais on ne peut regarder ces altérations comme appartenant à la maladie mentale; dans quelques observations de ramollissement, aucune maladie cérébrale n'avait été soupçonnée, et l'aliéné avait succombé à une affection intercurrente. Il n'en a point été tout-à-fait ainsi chez nous; car, quelques heures avant la mort, il y avait eu perte de connaissance, abolition de la sensibilité, résolution générale, etc. Mais est-il possible de supposer qu'une inflammation aussi considérable ait pu se développer en un instant dans les méninges et y déposer une si grande quantité de pus ; qu'un ramollissement qui occupait presque toute la masse encéphalique se fût formé quelques heures ou même quelques jours seulement avant la mort? Cela ne nous paraît guère admissible. Il serait fort difficile, en raison de l'absence des ymptômes, de préciser l'origine, les causes et le début de cette affection; toujours est-il qu'elle devait exister depuis quelque temps déjà. Le traitement, on le pense bien, ne pouvait être bien efficace dans une maladie qui se développait d'une manière aussi latente et dont l'explosion a été si voisine de la mort.

Le second fait de ramollissement du cerveau que nous avons recueilli ne devrait point à la rigueur trouver ici sa place, puisqu'il ne paraît point s'être développé chez un aliéné, mais avoir été au contraire la cause d'un délire maniaque : cependant, comme il ne manque pas d'intérêt, je me suis cru autorisé à le rapporter. A la suite d'une attaque d'hémiplégie qui s'est manifestée deux mois avant la mort, l'intelligence a été complétement pervertie, un délire intense avec agitation apparaît, et à l'autopsie on trouve un ramollissement assez étendu du côté opposé à celui de la paralysie. Ce ramollissement est tout-à fait différent, et doit être distingué de celui qu'on observe chez les déments paralytiques, de ce ramollissement superficiel qui n'intéresse le plus souvent que la couche corticale et est limité aux parties antérieures et supérieures des hémisphères cérébraux.

Ce qui est remarquable dans cette observation, c'est l'absence de toute lésion du côté des méninges, à laquelle on pût rattacher l'existence du délire. C'est dans ce cas que l'on aurait été fortement tenté de soupçonner une méningite. Nous devons rapprocher ce fait du précédent, dans lequel les symptômes d'une méningite manquaient, tandis que les altérations des méninges étaient si profondes et si étendues.

OBSERVATION DEUXIÈME.

Hémiplégie du côté gauche; à la suite, troubles de l'intelligence; délire maniaque avec agitation considérable; mort deux mois après; ramollissement de l'hémisphère droit.

Javal, âgé de quarante ans, colporteur, est entré à Bicêtre le 23 novembre 1839.

Il est d'une constitution robuste, n'a jamais eu de maladies;

quoique petit et difforme, il a beaucoup d'activité dans l'exercice de sa profession. Personne dans sa famille n'a été aliéné.

Il y a deux mois environ, il se trouvait à Beauvais pour y faire son commerce, lorsqu'il eut une attaque d'apoplexie qui avait été précédée de céphalalgie, d'étourdissement, etc. Il devient à la suite de cette attaque paralysé de tout le côté gauche. Il a été saigné plusieurs fois, et on lui a appliqué un grand nombre de sangsues. Depuis cette époque l'intelligence a toujours été compromise. Il est amené à la Charité, dans le service de M. Bailly; on le saigne de nouveau, et on lui met des ventouses. Son agitation devient telle qu'on ne peut le contenir et qu'il trouble le repos des autres malades. Il est envoyé à Bicêtre.

On constate à son arrivée l'existence d'une hémiplégie complète du côté gauche : il articule les mots d'une manière confuse, bien qu'il parle avec une grande volubilité et presque sans relâche; sa langue est déviée à gauche ; abolition de la mémoire, délire très intense, agitation continuelle, loquacité. Il se dit médecin, officier de santé, roi, empereur. Il répète certains mots de suite et pendant longtemps.

Il reste dans cet état jusqu'au 3 décembre : alors la langue devient sèche, une fièvre intense apparaît, pouls à 120 ; peau chaude et sudorale ; il demande à boire à chaque instant, mord, déchire ses draps, pousse des vociférations, se plaint d'être mal soigné, demande le médecin.

7 décembre. On remarque au niveau de la malléole externe de la jambe gauche une large plaque noire. Une rougeur livide s'étend tout le long du membre de ce côté. Etat adynamique. L'agitation diminue et ne reparaît plus que par intervalles éloignés ; encore quelques cris.

8. L'affaissement devient plus prononcé, et le malade succombe le 9.

Autopsie, faite le 10 décembre.

La tête seule a pu être examinée.

Les enveloppes du cerveau, l'arachnoïde et la pie-mère sont fines et transparentes, non adhérentes. Un peu d'injection des vaisseaux de la pie-mère. A la partie externe de l'hémisphère droit, et vers son milieu, les membranes deviennent adhérentes à la substance corticale dans l'étendue de 3 pouces en largeur et d'un demi-pouce en hauteur. Celle ci est devenue jaunâtre et ramollie, elle s'enlève comme une bouillie avec le dos du scalpel. Le ramollissement s'étend à une profondeur variable qui ne dépasse pas 7 à 8 lignes. Partout ailleurs la pulpe cérébrale est saine, et conserve sa consistance et sa coloration naturelles. Il existe une petite quantité de sérosité limpide dans les ventricules latéraux.

Nous ne nous arrêterons pas sur les symptômes du ramollissement du cerveau chez les aliénés, et nous avons dit ce qui importait le plus au sujet du diagnostic en signalant l'absence ou l'apparition fort tardive des phénomènes morbides qui peuvent dénoter le développement de cette grave affection. Un mot seulement sur sa fréquence chez les aliénés et ses rapports avec la folie. M. Parchappe rapporte 6 observations sur 316. M. Bayle a rencontré le ramollissement d'une partie plus ou moins étendue du cerveau 7 fois sur 100, chez les déments avec paralysie générale. M. Lawrence, d'après le rapport de M. Webster, a noté le ramollissement du cerveau 4 fois sur 72 autopsies faites à l'hospice de Bedlam. Georget (*De la folie*, page 490,) et M. Rostan (*Recherches sur le ramollissement du cerveau*, page 217, § VI) ont les premiers regardé la démence sénile et l'aliénation mentale comme précédant souvent le ramollissement cérébral, et l'on trouve des faits à l'appui de cette doctrine dans l'ouvrage de ce médecin (voir les observations XII, page 60; XXIII, page 97; XXVII, page 107; XXVIII, page 110; XXXV, page 230).

APOPLEXIE.

Nous donnerons au mot apoplexie la signification la plus large, et nous entendrons par là, comme on le fait généralement, une maladie caractérisée par une perte subite et plus ou moins complète du sentiment, du mouvement et de l'intelligence ; ce qui nous permettra d'étudier à la fois la congestion et l'hémorrhagie cérébrale interstitielle ou méningée, de même que l'apoplexie séreuse et celle qui ne se révèle par aucune altération appréciable à l'autopsie.

1° *Congestion et hémorrhagie cérébrales.*

Nous ne pouvons pas nous étendre beaucoup sur la congestion du cerveau, quoique nous soyons plus que personne persuadé de l'importance qu'elle a dans la pathologie mentale : cependant nous craindrions, en entrant dans de longs détails, de nous éloigner trop du sujet que nous avons à traiter. En effet, cette maladie joue un si grand rôle dans l'étiologie de la folie, et principalement de la démence avec paralysie générale, elle soulève des questions si compliquées et si étendues, qu'il faudrait sortir des bornes imposées à ce travail. D'ailleurs mon excellent ami M. Aubanel, qui, dans son mémoire sur les fausses membranes de l'arachnoïde, a déjà étudié avec le plus grand soin plusieurs faces de cette question, se proposant de compléter cette étude au point de vue de l'anatomie pathologique et des symptômes, je me bornerai à exposer quelques faits généraux qu'il a bien voulu me communiquer, ainsi que le résumé de ses observations.

Sur 158 malades observés à l'hospice des aliénés de Marseille, il a observé pendant le cours de l'affection cérébrale 68 fois des signes de congestion. Les malades qui en ont été atteints appartenaient aux formes suivantes :

Manie chronique.	6
Imbécillité.	1
Manie intermittente.	3
Manie aiguë.	1
Stupidité.	1
Lypémanie.	2
Démence simple.	4
Épilepsie.	6
Démence paralytique.	44
	68

Dans les cas de paralysie générale, tantôt les congestions ont été les premiers symptômes observés, tantôt elles ont été consécutives à des accès de manie ou à la démence.

20 fois, elles ont marqué le début de la démence paralytique chez des individus non aliénés.

11 fois, elles sont survenues chez des individus aliénés, la plupart maniaques ; et la démence paralytique leur a été consécutive.

4 fois, la démence a été primitive ; puis des congestions sont survenues et en dernier lieu la paralysie.

8 fois, elles ne se sont montrées que pendant l'existence de la démence paralytique.

Dans la plupart de ces paralysies, les congestions ont été observées à plusieurs reprises pendant le cours de la maladie, et elles sont toujours venues aggraver l'état de l'aliéné.

Sous le rapport de la symptomatologie, M. Aubanel admet plusieurs formes bien distinctes.

1° La plus légère est caractérisée par de la céphalalgie, de la pesanteur de tête, des vertiges, la rougeur de la face, de la fièvre, etc. On la reconnaît à ces symptômes, et souvent aussi à l'embarras de la langue, qui devient extrême.

2° Une forme maniaque dans laquelle, avec quelques uns des symptômes précédents, on voit le malade plus agité que d'habitude.

3 La forme convulsive (convulsions épileptiformes).

4° La forme hémiplégique : soit que la paralysie succède aux convulsions, soit qu'elle succède simplement à des symptômes apoplectiques.

5° La forme du coup de sang, comme on l'observe chez les personnes non aliénées.

6 La forme comateuse : elle est primitive, mais souvent elle succède aux convulsions.

7° La forme intermittente, où l'on n'observe les symptômes

ordinaires que par intervalles, le coma, la paralysie; où les convulsions paraissent et disparaissent pendant quelques heures ou plusieurs jours.

8° Une dernière forme dans laquelle tous les symptômes ordinaires existent, mais se remplacent successivement ou d'une manière fort irrégulière.

Presque toujours aux signes de congestion cérébrale succède une période d'agitation maniaque.

M. Aubanel pense que les congestions cérébrales sont les causes pathologiques de toutes les altérations qui surviennent successivement dans la paralysie générale des aliénés. Ce sont elles qui déterminent d'abord des lésions dans les méninges, et qui finissent par altérer et ramollir la substance grise, puis la blanche, si la maladie se prolonge.

Il est facile de voir par ce court exposé quel rôle important la congestion cérébrale joue dans la pathologie de l'aliénation mentale, et surtout de la démence paralytique; elle rend compte d'une foule de symptômes fort curieux, et explique certaines lésions cérébrales de formes très variées. A mesure qu'on étudie davantage, on est d'ailleurs porté à ajouter de nouvelles variétés aux variétés nombreuses déjà admises; le diagnostic exige nécessairement une grande attention, et il est souvent assez difficile de séparer les formes hémiplégique, comateuse et intermittente de l'apoplexie méningée, qui réunit une collection de symptômes à peu près semblables. C'est une tâche que nous ne pouvons entreprendre.

Le pronostic de la congestion cérébrale est toujours fâcheux; car elle laisse constamment à sa suite des désordres plus ou moins profonds dans le cerveau et les méninges. Sous l'influence de ces raptus sanguins répétés, on ne tarde point à voir la manie simple dégénérer en démence, la parole devenir difficile, l'intelligence s'affaiblir, etc. La démence paralytique une fois confirmée ne tarde point à prendre une marche plus rapide et à arriver à une terminaison promptement funeste.

Tout le monde connaît sa fréquence, et il nous suffira de citer à cet égard M. Parchappe, qui l'a notée 111 fois sur 504, c'est-à-dire dans plus du cinquième des cas.

Le traitement consiste dans les émissions sanguines : générales, si le sujet est fort, si la maladie ne dure point depuis longtemps ; locales (sangsues, ventouses scarifiées à la nuque, etc.), si la paralysie est avancée ; il faut avoir aussi recours aux révulsifs sur la peau et le tube digestif. M. Aubanel a employé quelquefois avec avantage des vésicatoires sur le cuir chevelu quand le coma était profond.

Peut-être Georget a t il été trop exclusif en affirmant que l'apoplexie sanguine (l'hémorrhagie cérébrale) ne s'observe jamais chez les aliénés. On a trouvé plus d'une fois des exceptions à la loi qu'il a voulu poser. Cependant il est bien certain qu'elle est assez rare, et que de toutes les espèces d'apoplexie, c'est assurément la moins commune. Dans les relevés de M. Esquirol, on voit que la mort, chez les aliénés en général, est causée 33 fois sur 277 par l'apoplexie (tome I, p. 110). Mais, comme il n'établit aucune distinction à ce sujet, on ne peut tenir grand compte de cette évaluation. M. Calmeil n'a point cherché à déterminer son degré de fréquence ; mais on en trouve une observation dans son ouvrage (*de la Paralysie*, etc., p. 213). M. Parchappe rapporte 4 exemples sur 316 autopsies d'aliénés, et 11 sur 504, dans sa *Notice statistique*, publiée tout récemment ; M. Webster, à Londres, 3 sur 72 ; et enfin M. Aubanel dit n'avoir recueilli qu'un seul cas d'hémorrhagie interstitielle sur 300 ouvertures de cadavres faites à Paris et à Marseille dans l'espace de plusieurs années.

Pour ma part, je n'ai point observé un seul cas d'hémorrhagie dans l'épaisseur de la pulpe cérébrale. Chez quelques individus, il est vrai, j'ai trouvé d'anciens foyers hémorrhagiques ; mais ils avaient précédé le développement de la folie, et ne s'étaient point manifestés pendant son cours.

A l'exception de ces remarques, qu'il était important de

faire, nous n'avons rien à ajouter à ce que l'on connaît de l'hémorrhagie cérébrale chez les individus non aliénés.

2° *Apoplexie méningée.*

L'hémorrhagie des méninges est incontestablement, chez les aliénés, beaucoup plus fréquente que celle qui se fait dans l'épaisseur de la pulpe cérébrale ; peut-être même est-elle relativement plus fréquente chez eux que chez les autres individus, car c'est aux médecins qui se sont consacrés à l'étude de la folie que l'on doit d'avoir étudié avec le plus de soin cette espèce d'apoplexie.

M. Calmeil a décrit deux formes d'hémorrhagie méningée : l'une simple, l'autre enkystée, et il en rapporte plusieurs observations (*Paralysie générale*, p. 220 et suivantes). M. Bayle, 13 fois sur 100, a trouvé du sang fluide et coagulé épanché entre les deux feuillets de l'arachnoïde, accompagné ou non de fausses membranes. MM. Lélut (*Gazette médicale*, 1836, p. 1) et Baillarger (*Thèse*, 1837, n° 475) ont ajouté de nouveaux faits à ceux qu'on possédait déjà ; l'ouvrage de M. Parchappe contient 6 observations d'hémorrhagie dans la cavité de l'arachnoïde (*Observat.* 26, 109, 165, 242, 286, 287), et M. Aubanel en a recueilli 13, soit à Paris, soit à Marseille, dans l'hôpital à la tête duquel il est placé.

Nous allons rapporter l'histoire de deux individus qui ont succombé à une apoplexie méningée. Leurs observations, qui ont été sommairement analysées dans le Mémoire que ce médecin a publié dans le second volume des *Annales médico-psychologiques*, seront reproduites ici avec plus de détails.

OBSERVATION PREMIÈRE.

Démence avec paralysie générale; abolition complète de la parole; pas d'hémiplégie ni de contractures; mort; épanchement sanguin beaucoup plus considérable à droite qu'à gauche dans la cavité de l'arachnoïde, entouré par une fausse membrane.

Maréchal, âgé de quarante ans, entré à Bicêtre dans le mois de juin 1838, a présenté tous les symptômes d'une démence avec paralysie générale qui a marché d'une manière graduelle, mais peu rapide.

Dans les deux premiers mois de 1839, il restait presque continuellement sur sa chaise, était calme; les excrétions n'étaient point involontaires. Vers le milieu de mars, il a commencé à être agité, à parler davantage; sa face était injectée. Plus tard, il devient malpropre, et on le place dans la salle destinée aux aliénés gâteux.

Son agitation augmente, ainsi que les mouvements involontaires des membres; tremblement presque continuel, légers mouvements convulsifs des lèvres et de la langue, qu'il ne peut faire complétement sortir de la bouche. La parole est presque complétement abolie et réduite à quelques sons confus et inarticulés. Plusieurs fois il a été nécessaire de vider la vessie par le cathétérisme. Tel était l'état dans lequel il s'est trouvé jusqu'au moment de sa mort. Jamais on n'a constaté de signes d'hémiplégie d'un côté ou de l'autre, et ses membres ont exécuté des mouvements jusque dans les derniers instants de sa vie; il n'y a jamais eu de contractures, de coma, etc. Le pouls a toujours présenté une certaine accélération, et la face a été fortement colorée.

Il meurt le 2 avril 1839, sans avoir présenté d'autres symptômes.

Autopsie le 3. La tête seulement a pu être ouverte.

La dure-mère, lorsque la voûte crânienne a été enlevée, a paru évidemment distendue par un liquide. En l'incisant avec précaution, on trouva du côté gauche une fausse membrane, d'un jaune grisâtre, d'une ligne environ d'épaisseur, qui occupait toute la partie convexe du cerveau; elle était renfermée dans la cavité de l'arachnoïde, n'existait point à la face inférieure, et ne se moulait pas sur la forme des circonvolutions. Elle paraissait parvenue à un degré déjà assez avancé d'organisation; elle était demi-transparente, et sillonnée de vaisseaux rougeâtres, réunis en petits groupes. La cavité de cette pseudo-membrane contenait un liquide sanguinolent peu abondant. L'arachnoïde viscérale et la pie mère, réunies par une infiltration gélatiniforme, avaient une teinte grisâtre; elles étaient peu épaissies et adhéraient à la substance corticale sur la partie antérieure et interne des hémisphères.

En incisant la dure-mère du côté droit, on vit une membrane semblable à celle de l'autre côté, mais plus épaisse, plus opaque et d'une teinte jaunâtre plus prononcée. Lorsqu'on l'a incisée, on est tombé au milieu d'un foyer qui s'était formé aux dépens de l'hémisphère de ce côté. Il était étendu de l'apophyse crista-galli jusqu'à la tente du cervelet. Le feuillet inférieur ou viscéral de cette fausse membrane, qui servait de poche au foyer, était moins épais que l'autre, et n'adhérait point à l'arachnoïde. Dans sa cavité se trouvaient 3 onces environ de sang fluide, d'un rouge foncé, dans lequel nageaient des noyaux fibrineux. Les circonvolutions de tout l'hémisphère droit, surtout à la partie antérieure, étaient fortement déprimées et paraissaient avoir déjà éprouvé un commencement d'atrophie; elles étaient d'un rouge sale, dû à la transsudation d'un liquide sanguinolent. La substance corticale était beaucoup plus foncée qu'à l'état normal, de même que la substance blanche; on y remarquait des plaques grisâtres, separées par des intervalles de couleur plus claire. La consistance générale du cerveau était diminuée; mais il n'existait point de ramollissement.

Trente grammes de liquide dans les ventricules cérébraux: il était limpide et incolore. Pas de granulations de la membrane interne. Le cervelet présentait pour les deux substances la même coloration que le cerveau.

Ici l'état de paralysie générale, déjà très avancé, était, il est vrai, un obstacle au diagnostic; mais il ne s'opposait point à ce qu'on reconnût l'hémiplégie et la contracture, si elles avaient existé. Il faut donc noter l'absence de tout symptôme de l'hémorrhagie des méninges. En effet, il n'y a point eu de paralysie de l'un ou de l'autre côté du corps, pas de contractures, pas de convulsions, pas d'état comateux, qu'il aurait été facile de constater malgré l'état mental de cet individu. D'autres symptômes n'ont pu être reconnus, à cause de l'état de démence. La perte de la parole, les légers mouvements convulsifs des lèvres et de la langue, le tremblement des membres, ne pouvaient d'ailleurs avoir une grande signification pour le diagnostic chez un individu atteint de paralysie générale parvenue à un degré fort avancé.

OBSERVATION DEUXIÈME.

Démence avec paralysie générale très avancée; mort dans un état d'affaiblissement considérable; aucun symptôme d'apoplexie; hémorrhagie méningée.

Le nommé Martel, âgé de trente cinq ans, était entré à Bicêtre le 6 novembre 1839, offrant au moment de son admission tous les signes d'une démence avec paralysie générale. Il était d'ailleurs assez paisible. Sa malpropreté était très grande, et il fut placé dans une salle destinée aux malades gâteux. La paralysie fit de rapides progrès, et elle était si prononcée à la langue qu'il lui était presque impossible d'articuler quelques mots. A peine pouvait-il marcher; la déglutition se faisait aussi très difficilement, et il avait une grande peine à avaler un peu de bouillon; il s'affaiblit assez vite, et il est mort dans un état de marasme sans offrir à l'observation des symptômes particuliers Il succomba le 19 novembre 1839, et l'autopsie fut faite le lendemain, vingt heures après la mort.

La dure-mère incisée, on trouva à sa face interne une fausse membrane qui s'en détacha facilement. Elle n'existait que du côté gauche, et formait sur la face supérieure du cerveau une poche remplie de sang, de 2 pouces d'étendue. Le sang contenu dans cette poche était noir, en petits caillots et adhérent à la fausse membrane; sa quantité était de 30 à 40 grammes. Cette poche était constituée par deux feuillets dans le point où le sang était rassemblé; mais ensuite les deux feuillets se confondaient en finissant par une espèce de cul-de-sac, et la fausse membrane, dès lors unique, se continuait en arrière, en dehors et en avant dans l'étendue de plus d'un pouce ; puis elle se terminait en s'amincissant d'une manière graduelle. Il n'y avait que deux ou trois points d'adhérence entre la poche et l'arachnoïde, et ils paraissaient être vasculaires.

Il y avait à peu près un verre de sérosité dans la grande cavité de l'arachnoïde. Cette membrane, dans toute l'étendue de la surface supérieure du cerveau, était épaissie et opaque dans plusieurs points, mais surtout vers la grande scissure, où elle était comme lardacée. La pie-mère, qui pénètre dans les anfractuosités, était sensiblement épaissie et injectée en quelques points Les membranes se détachaient avec difficulté, surtout au niveau du lobe antérieur, où presque toutes les circonvolutions étaient un peu ramollies et entamées lorsqu'on les eut isolées et mises à nu ; mais la substance grise ne paraissait pas moins consistante que dans les autres points, et sa coloration était normale.

La substance blanche était partout assez ferme; elle offrait un léger pointillé dans le centre ovale. Les ventricules étaient dilatés, et renfermaient une assez grande quantité de sérosité limpide. On ne trouvait point de granulations à leur surface interne. Rien de remarquable dans le cervelet, la protubérance et la moelle allongée.

Les autres organes n'ont rien présenté de particulier à noter.

Il y a quelque temps, il nous aurait été impossible de ne point entrer dans de longs détails sur l'anatomie pathologique de l'hémorrhagie méningée, sur son siége précis, sur ses rapports avec les pseudo membranes de l'arachnoïde, enfin sur l'influence qu'exercent les congestions cérébrales dans la production de cette espèce d'apoplexie. Grâce aux consciencieux travaux de MM. Boudet et Aubanel, toutes ces questions se trouvent résolues aujourd'hui, et il serait superflu de répéter ici leurs nombreuses observations, fécondées par de solides raisonnements et une sévère logique. Nous renvoyons donc à ces travaux, surtout à ceux de M. Aubanel, qui ont une importance toute spéciale. Il a suivi avec une patiente attention les phases diverses que présente le sang épanché dans la cavité de l'arachnoïde et les transformations qu'il subit depuis l'état de caillot sanguin jusqu'à la pseudo-membrane. Il insiste avec le plus grand soin sur le rôle que jouent dans cette maladie les congestions cérébrales si fréquentes chez les aliénés paralytiques, et explique ainsi les alternatives si variées que l'on observe dans les symptômes.

M. Boudet s'est surtout appliqué à bien établir le diagnostic de l'apoplexie méningée ; après avoir réuni un grand nombre d'observations prises chez des aliénés et des vieillards, il a tracé un tableau des principales formes qu'elle peut offrir. Dans l'une, il y a paralysie, soit générale, soit limitée à un côté du corps ; dans l'autre, elle manque, et l'on ne remarque que du coma et des convulsions à marche continue ou intermittente.

Plus récemment, M. Prus a lu, à l'Académie de médecine, un mémoire dans lequel il distingue, pour l'apoplexie méningée, l'hémorrhagie sous-arachnoïdienne et intra-arachnoïdienne, et a signalé des différences notables dans les symptômes.

Nous n'avons rien à ajouter aux principaux phénomènes qu'on trouve réunis ou séparés dans cette maladie : la paralysie, la contracture, les convulsions, le coma. Les intermittences, les irrégularités de ces différents symptômes qui disparaissent pour se montrer à intervalles plus ou moins éloignés et dans des points différents du corps, peuvent en général la différencier de l'hémorrhagie interstitielle. Mais il nous suffira de signaler cette nouvelle forme, et qui consiste dans l'absence complète de symptômes appartenant en propre à l'apoplexie méningée : ce qui vient à l'appui de ce fait, déjà plusieurs fois indiqué par nous, que les altérations les plus profondes sont souvent tout-à-fait latentes chez les aliénés, et que, malgré toute l'attention, tout le soin qu'on apporte dans leur examen, il est parfois impossible de les soupçonner. Cette forme est assurément toute spéciale à la folie. M. Fabre en a rapporté un exemple dans la *Lancette française* (tom. VI. n° 69).

Un homme de soixante-deux ans, d'une constitution détériorée par de longs chagrins et trente années de service dans les armées, n'avait qu'une place de capitaine, qui lui fut enlevée. Il devint, cinq ans avant son admission, rêveur et mélancolique, et plus tard le délire et les hallucinations apparaissent. Il entre à Bicêtre le 12 juin 1830. Il articule bien, mais avec lenteur; la mémoire est conservée : c'était moins un état de manie qu'une tristesse sombre et concentrée sur ses malheurs. Il reste dans cet état jusqu'à sa mort, qui arriva d'une manière inattendue. Ce jour-là même il parla dans la matinée et ne se plaignit de rien; il s'était promené la veille, et avait mangé aussi copieusement qu'à l'ordinaire. A l'ouverture du corps, on trouva le poumon droit hépatisé, et trois calculs dans la vésicule biliaire. Il existait dans la cavité de l'arachnoïde une fausse membrane jaune, résistante, fibreuse, s'étendant sur les parties latérale et supérieure des hémisphères cérébraux. Celle qui recouvrait l'hémisphère droit renfermait dans son intérieur 5 ou 6 onces de sang noir et séreux, au milieu duquel nageait une prodigieuse quantité de petits caillots. Son diamètre antéro-postérieur était de 5 pouces, et le transversal de 2 pouces. L'hémisphère correspondant était tellement aplati qu'il y avait plus de 9 lignes de distance entre la substance corticale et les os du crâne. Celui du côté gauche contenait dans son épaisseur dix ou douze collections sanguines.

L'observation première du mémoire de M. Boudet a bien aussi quelque analogie avec celle que nous venons de citer. On y trouve l'absence de la paralysie, il est vrai; mais, d'un autre côté, il y avait des contractures et d'autres symptômes qui avaient pu éveiller l'attention; de plus, le malade était un vieillard et non un aliéné.

3° *Apoplexie séreuse*.

Je n'ai observé l'apoplexie séreuse qu'une seule fois. C'est une affection d'ailleurs assez rare. Elle s'est présentée avec des symptômes bien tranchés, des lésions anatomiques bien évidentes, et il n'est pas possible de mettre son existence en doute, ni de la confondre avec l'hydrocéphale aiguë ou chronique, ainsi qu'on le fait quelquefois.

Cette espèce d'apoplexie est-elle plus fréquente chez les aliénés que chez les autres individus ? Nous croyons qu'il en est ainsi, au moins d'une manière relative, lorsqu'on la compare à l'hémorrhagie cérébrale si commune dans les autres cas. L'état pathologique du cerveau dans la folie, et surtout dans la démence paralytique, ne pourrait-il point favoriser la production de cette espèce d'apoplexie ? On sait combien souvent on voit des liquides s'accumuler dans les méninges et le tissu cérébral même; n'y a-t-il pas là une explication suffisante de la formation d'un épanchement plus ou moins considérable de sérosité dans les ventricules chez les aliénés, et des accidents auxquels il peut donner lieu ?

M. Parchappe (*Notice statistique sur l'asile des aliénés de la Seine-Inférieure*, p. 55) (1) a signalé l'hydropisie de l'arachnoïde et des ventricules comme ayant causé la mort 3 fois sur 159. M. Bayle indique l'existence d'un épanchement considérable de sérosité dans les ventricules, avec distension et dilatation de ces cavités, 30 fois sur 100 (p. 486). Il rapporte (p. 108) l'observation d'un homme âgé de quarante-deux ans, atteint de démence avec paralysie générale, qui succomba à la suite de deux accès, pendant lesquels on voyait la face devenir pâle et les membres rester dans un état de roideur tétanique. A l'autopsie, on trouva une grande quantité de sérosité entre la dure-mère et l'arachnoïde, et dans les ventricules. La substance du cerveau n'offrait aucune altération. M. Marshall, d'après Aber-

(1) Voy. *Annales médico-psychologiques*, t. VII, p. 141.

crombie (p. 316), a parlé d'un maniaque qui périt à la suite de gangrène aux pieds. Quelques heures avant sa mort, il reprit ses facultés intellectuelles : on n'en trouva pas moins un épanchement de plus d'une livre de sérosité, occupant la surface et les ventricules du cerveau. Cette absence de symptômes mérite d'être remarquée; elle est aussi notée dans une observation communiquée par M. Turner : il s'agissait d'un homme âgé de soixante-dix ans, hypochondriaque, qui succomba sans offrir le moindre symptôme de paralysie. On trouva un épanchement considérable de fluide diaphane sur toute la surface du cerveau, ainsi que dans les ventricules.

On peut donc, d'après tout cela, admettre que cette affection n'est point rare chez les aliénés, bien que les faits détaillés manquent presque complétement.

La cause de la maladie dans le cas qui nous occupe a été tout-à-fait inconnue, et malgré tous les renseignements que nous avons pris, nous n'avons pu éclairer cette question.

Les symptômes principaux ont été : la perte subite de connaissance, la résolution complète et générale, la conservation de la sensibilité, l'absence de déviation de la bouche, la contractilité des pupilles. La respiration était haute, bruyante, égale; et le thorax se soulevait des deux côtés avec une parfaite régularité; il y avait vingt-quatre respirations par minute. Le pouls, ce qui est en opposition avec ce que l'on a avancé à ce sujet, était précipité et battait 120 pulsations. De temps à autre, les membres ont été agités de secousses épileptiformes. Le sang tiré de la veine était couenneux

Tout cet appareil de symptômes pourrait-il suffire pour caractériser une apoplexie séreuse? Assurément non, et l'on s'exposerait à de nombreuses erreurs de diagnostic en les regardant comme pouvant faire distinguer cette espèce d'apoplexie des autres. L'apoplexie des méninges a les plus grands rapports avec elle, et beaucoup d'hémorrhagies cérébrales peuvent être accompagnées des mêmes symptômes

La respiration égale des deux côtés du thorax, donnée par M. Serres comme pathognomonique, a été observée ici. Le même médecin attribue beaucoup d'importance à l'absence de toute paralysie. Il est vrai que la sensibilité était conservée; mais il y avait une paralysie complète du mouvement dans les membres supérieurs et inférieurs, et cette paralysie a été constante.

On doit donc renoncer, au moins jusqu'à nouvel ordre, à distinguer l'apoplexie séreuse des autres formes d'apoplexie, ainsi qu'Abercrombie l'a démontré. D'ailleurs, cette distinction n'est pas d'une grande utilité pour la thérapeutique: s'il est impossible de la reconnaître pendant la vie, on ne peut avoir, à l'autopsie, le moindre doute sur la nature de la maladie, et les accidents cérébraux s'expliquent fort bien par la présence d'une grande quantité de liquide dans les ventricules latéraux. Ceux-c étaient extrêmement distendus; on y sentait, avant d'y parvenir, une fluctuation évidente; la quantité du liquide n'était pas moindre de 180 grammes pour chacun d'eux; leur cavité était très dilatée, et le tissu cérébral, surtout en haut, était aminci. On trouvait, de plus, dans les méninges, mais à un degré peu avancé, les altérations qui accompagnent d'ordinaire la démence avec paralysie générale.

Le traitement a été fort énergique; on a agi comme s'il eût été question d'une hémorrhagie cérébrale: saignée copieuse, lavements purgatifs, tartre stibié, sinapismes, etc. Tous ces moyens n'ont point eu la moindre efficacité.

OBSERVATION.

Démence avec paralysie généra e existant depuis une annee, et précédée de p usieurs acces de manie; tout-a coup résolution complete et generale; perte de conna ssance; mort au bout de vingt-quatre heures; épanchement de sérosite limpide da is les ventricules.

Margraff, âgé de trente-huit ans, pâtissier, né à Paris, de parents allemands, est entré à Bicêtre le 21 février 1837.

Il est d'une constitution robuste, n'a jamais eu de maladies graves. Il n'y a point eu d'aliénés dans sa famille.

A la suite d'une altercation violente avec un garçon pâtissier employé chez son père, il éprouve un accès de manie : il veut briser et jeter tous les meubles par la fenêtre ; plusieurs personnes sont nécessaires pour le maintenir. Il est placé à Charenton ; l'accès de manie est terminé au bout de quinze jours, et le malade vient faire sa convalescence à Bicêtre, où il ne donne plus aucun signe d'aliénation mentale.

Depuis cette époque jusqu'au mois d'octobre 1837, il a encore trois violents accès de manie de cinq ou six jours de durée. Il sort de Bicêtre, et y rentre le 26 décembre de la même année. Pendant l'année 1838, il n'a plus d'accès de délire maniaque; mais il présente les signes d'une démence accompagnée de paralysie générale. Les mouvements de la langue et des lèvres sont lents et difficiles; la contractilité des membres supérieurs et inférieurs est affaiblie; la sensibilité devient obtuse; les sens sont intacts; abolition graduelle de la mémoire et des facultés intellectuelles. Il est placé aux Incurables.

Le 6 mars, sans cause appréciable, il tombe brusquement sur le pavé de son chauffoir; perte subite de connaissance, résolution complète des membres. Il est pris, peu de temps après avoir été couché, de convulsions épileptiformes qui ont duré pendant quelque temps. On pratique une saignée du bras, de 750 grammes.

Le 7, décubitus dorsal; la tête un peu inclinée à droite; respiration haute, bruyante, presque stertoreuse. Les deux côtés de la poitrine se soulèvent également. Un liquide spumeux et jaunâtre s'échappe de la bouche. Les pupilles sont contractiles, les paupières agitées d'un mouvement presque continuel d'élévation et d'abaissement. Les membres sont en complète résolution; si on les soulève, ils retombent lourdement. La sensibilité paraît conservée; le malade donne par l'expression de sa face des signes de douleur lorsqu'on pince la peau fortement. Râle muqueux, disséminé dans les deux côtés du thorax. Le sang tiré de la veine est couenneux. Cent vingt pulsations;

pouls assez résistant, régulier. Vingt-quatre inspirations par minute.

Pr. tartre stibié, 30 centigrammes.—Lavement purgatif. — Sinapismes.

Pendant toute la journée, il reste dans cet état. Une écume abondante s'échappe de sa bouche. Respiration stertoreuse. A plusieurs reprises, il a encore eu des convulsions épileptiformes. Le tartre stibié ne produit aucun effet. Pas de selles ni d'urines. Le râle trachéal commence à huit heures du soir; le malade meurt à deux heures du matin.

Autopsie, faite le 9, à sept heures du matin.

Obésité très considérable; ecchymoses des paupières.

Tête. Injection des vaisseaux de la partie postérieure de la dure-mère. L'arachnoïde viscérale et la dure-mère ont une teinte grisâtre; infiltration gélatiniforme; elles ne sont point adhérentes à la substance grise; la couche corticale n'est point ramollie. La pulpe cérébrale offre partout sa consistance et sa coloration normales. Aussitôt après avoir enlevé avec le couteau les parties les plus superficielles des hémisphères, on sent une fluctuation très évidente, et il est facile de s'assurer que les ventricules sont distendus par un liquide. On tombe au milieu de ces cavités après avoir enlevé une couche peu considérable du tissu cérébral. Elles offrent une capacité triple de celle qu'elles ont d'ordinaire; elles sont complétement remplies par un liquide transparent, incolore, estimé à 250 grammes pour chaque ventricule. La membrane ventriculaire est parfaitement saine.

Le poumon droit est légèrement congestionné en arrière. Les bronches sont remplies de mucosités spumeuses.

Les autres organes sont à l'état normal.

4° *Apoplexie nerveuse* (1).

Personne n'ignore et personne ne conteste les importants services que l'anatomie pathologique a rendus à l'histoire des maladies du cerveau et le degré de précision qu'elle a donné à cette partie de la science. Cependant, elle n'a point encore dit son premier mot sur certaines affections qui ont défié jusqu'à ce jour le scalpel de l'anatomiste, et au nombre desquelles se trouve celle dont je me propose de m'occuper ici.

Je me garderai bien de soulever une discussion, au moins inutile, sur ce qu'on a appelé une maladie essentielle, *sine materiâ*, etc. S'il est peu conforme à la raison d'admettre un effet sans cause, on est cependant aussi autorisé à rester dans le doute jusqu'à ce que cette cause ait été trouvée. Confesser dans ce cas l'insuffisance de l'anatomie pathologique, ce n'est point lui faire un procès et lui opposer une barrière qu'elle ne devra point franchir plus tard, mais tout simplement indiquer une lacune que des travaux ultérieurs pourront peut-être combler. Cet aveu, ce nous semble, n'a rien d'humiliant et n'a d'autre but que d'imposer quelque réserve aux médecins trop prévenus en faveur de la constance des lésions matérielles dans les affections nerveuses.

Avant d'aborder cette question, il convient d'en bien préciser les termes, et de savoir au juste ce qu'on doit décrire sous le nom d'apoplexie nerveuse.

On ne trouve point parmi les auteurs un accord unanime : ainsi certains médecins ont donné ce nom à l'apoplexie dans laquelle on trouvait un épanchement sanguin ou séreux dans l'encéphale, lorsqu'ils supposent qu'elle a été le résultat d'un état nerveux. Cette opinion est développée dans un écrit de Zulianus, cité par M. Gendrin, qui parle de cette apoplexie,

---

(1) Apoplexie simple (Abercrombie), névrose apoplectiforme (Moulin), apoplexie sans lésion appréciable de l'encéphale (Lelut, Littré).

quæ ex spasmo exoritur et ex vi quadam morbosâ, sin minus in nervos unicè, in eos saltem primario sæviente.

Pour la plupart des médecins, l'apoplexie nerveuse est celle qui ne laisse après la mort aucune trace de lésion pathologique; *velut si, cùm animâ, causa quoque morbi fugisset*, a dit Quarin.

Ainsi Hildenbrand a observé dans le typhus, comme la cause de mort la plus fréquente, l'apoplexie due seulement à un relâchement subit du système nerveux.

M. Moulin en parle comme d'une affection caractérisée par les mêmes symptômes que l'apoplexie sanguine, moins la paralysie qui n'existe jamais dans la vraie névrose apoplectiforme, et ce signe négatif est, suivant lui, le plus caractéristique.

Voici comment Abercrombie s'exprime sur ce sujet (p. 299, *Des maladies de l'encéphale*) : « Lorsqu'une personne qui jouissait d'une parfaite santé tombe subitement privée de sentiment et de mouvement, et périt après être restée un certain temps dans l'état d'apoplexie; si, à la dissection du cadavre, on ne peut découvrir dans le cerveau aucune altération de la structure naturelle propre à rendre raison des accidents, la mort a été le résultat d'un état morbide que je propose d'appeler apoplexie simple. »

M. Thomas Mayo (*London medical Gaz.*), se plaçant entre ces deux opinions, admet, dans la plupart des cas d'apoplexie, deux périodes. La première, dans laquelle l'affection cérébrale est purement dynamique, est caractérisée seulement par certains troubles dans les fonctions intellectuelles et sensoriales, tels que les vertiges, la céphalalgie, les tintements d'oreilles, la perception d'une lumière vive, et quelquefois la lipothymie. Tout cela n'est dû qu'à une simple perturbation de l'action nerveuse du cerveau. Mais les choses peuvent bien n'en point rester là, et une véritable hémorrhagie peut avoir lieu dans la pulpe du cerveau. Il admet en conséquence trois formes distinctes :

1° Mort subite par suite de l'abolition complète de l'action cérébrale;

2° Symptômes ordinaires d'une apoplexie grave avec disparition rapide de la paralysie;

3° Enfin, comme dernier degré, des symptômes de la compression ou de la rupture du tissu cérébral accompagnés de troubles notables de la circulation et d'un raptus plus ou moins violent de sang vers la tête (apoplexie ordinaire avec hémorrhagie cérébrale).

Quoi qu'il en soit, nous entendrons par apoplexie nerveuse une maladie caractérisée par une perte plus ou moins subite et plus ou moins complète de la sensibilité, de la motilité et de l'intelligence, et qui n'offre à l'autopsie aucune lésion appréciable de l'encéphale.

Avant de tracer l'histoire de cette maladie, nous allons d'abord passer en revue les faits déjà assez nombreux, mais de valeur fort inégale sur lesquels elle sera basée. Nous ne pourrons qu'indiquer d'une manière succincte un certain nombre d'entre elles; mais nous reproduirons dans leur intégrité toutes celles qui se rapportent à des individus atteints d'aliénation mentale. Nous diviserons ces observations en trois séries, se rapportant à des formes très distinctes.

Dans la première, la mort a été subite, et l'on n'a point eu le temps de noter l'existence d'aucun symptôme.

Dans la deuxième, il existait surtout un état comateux.

Dans la troisième, on trouvait tous les symptômes d'une attaque d'hémorrhagie cérébrale avec une paralysie bien caractérisée.

1re *Forme. Mort subite.*

OBSERVATION PREMIÈRE.

Morgagni, dans sa cinquième Lettre sur l'apoplexie qui n'est ni sanguine ni séreuse (§ 24), rapporte, d'après Conrad Fabricius, l'histoire d'une femme qui, bien portante en apparence, était tombée morte subitement. L'autopsie ne permit point de découvrir la moindre altération dans le cerveau, mais les artères et les veines du cerveau et les sinus de la dure mère étaient distendus par de l'air : ce qui lui suffit pour expliquer la mort. Cette observation est d'ailleurs à peine indiquée et fort incomplète sous tous les rapports.

OBSERVATION DEUXIÈME.

Celle que l'on doit à Willis (*De anima brutorum*, *pars pathologica*, cap. IX. *Historia oppido rara*) a été décrite avec plus de soin ; je regrette de ne pouvoir pas la transcrire ici ; on la trouvera d'ailleurs reproduite et traduite en entier par M. Gendrin, dans les notes dont il a enrichi l'ouvrage d'Abercrombie (voy. p. 287). Il s'agit d'un ecclésiastique, d'une assez mauvaise santé, qui fut frappé d'une apoplexie au moment où il se mettait à genoux. Willis, appelé avec d'autres médecins, le trouva privé de sentiment, de pouls et de respiration, et il succomba bientôt. L'autopsie fut pratiquée avec le plus grand soin, et, malgré les recherches les plus attentives dans le cerveau et ses dépendances, ainsi que dans les organes contenus dans la poitrine, on ne trouva aucune lésion qui pût expliquer la mort.

OBSERVATION TROISIÈME.

M. Ozanam a publié une observation qui a pour sujet une sage-femme de l'hospice de Milan qui était rachitique, avait eu plusieurs pneumonies et éprouvait une dyspnée habituelle. Appelée pour un accouchement en ville, et surprise à son retour par un orage, elle arriva tout essoufflée à l'hospice, et, à peine assise dans sa chambre, elle tomba la tête contre le chevet de son lit et expira. On ne trouva aucune lésion dans les cavités crânienne et thoracique qui pût rendre raison d'une mort aussi prompte.

OBSERVATION QUATRIÈME.

Une dame qui paraissait jouir d'une bonne santé se mit à table pour souper, et, après avoir avalé quelques bouchées, se plaignit tout-à-coup d'un mal de cœur, se renversa contre le dossier de sa chaise et mourut. Plusieurs circonstances firent soupçonner sa domestique, qui fut accusée de l'avoir empoisonnée, et l'autopsie faite avec beaucoup de légèreté et très incomplétement par trois chirurgiens commis par le juge de paix, vint à l'appui de cette accusation. Cependant M. Giraud et un autre médecin, chargés d'un nouvel examen, purent s'assurer que tous les viscères étaient en bon état, et conclurent que cette dame avait dû mourir d'un spasme ou de toute autre affection nerveuse qui avait subitement détruit la vie. (Fodéré, *Médecine légale*, t. IV, p. 310.)

OBSERVATION CINQUIÈME.

Un homme d'une forte constitution sort de chez lui après avoir mangé modérément et se portant fort bien. En passant devant l'église Saint-Eustache, il éprouve de légers étourdissements et entre dans l'église pour s'asseoir ; puis il retourne chez lui, et sa démarche est incertaine et chancelante ; il arrive à son appartement, situé au troisième étage, et il tombe mort en ouvrant la porte. Le lendemain, M. Nacquart fit l'ouverture du cadavre, et les recherches les plus exactes ne lui firent découvrir aucune espèce d'altération ni dans le cerveau, ni dans la poitrine, au cœur ou aux poumons, ni au diaphragme, ni à l'origine de la moelle épinière. L'estomac et la colonne vertébrale ne furent point ouverts.

OBSERVATION SIXIÈME.

Un homme de soixante-dix ans, d'une forte complexion, sort à minuit d'une maison où il avait passé la soirée; il rentre chez lui fort gaiement et se couche à deux heures du matin. Il sonne, et son domestique le trouve sans parole et frappé d'apoplexie. Les secours les plus empressés arrivent trop tard: le malade était mort. On ne trouve d'autre dérangement qu'une gangrène ou qu'une apparence de gangrène occupant 8 pouces de l'iléon.

Voici maintenant des observations, dont trois sont relatives à des aliénés, que nous allons reproduire avec plus de détails.

OBSERVATION SEPTIÈME.

J'ai donné des soins, dit M. Esquirol (*Maladies mentales*, t. Ier, p. 108), à un vieillard de soixante-douze ans, sec et maigre, qui depuis trois mois était dans une agitation et un délire continuels. A son réveil, il demande du ton le plus calme sa tabatière à son domestique, prend une prise de tabac et meurt. La putréfaction s'est emparée très vite de son corps, et l'intérieur du crâne n'a présenté aucune altération.

OBSERVATION HUITIÈME.

M...., âgé de quarante-trois ans, d'un tempérament sec, était depuis un mois dans un accès de délire avec fureur. Le trente et unième jour, on l'aperçoit pâlir, il demande à s'asseoir et expire. J'ai trouvé dans la duplicature du repli falciforme de la dure-mère un point osseux pisiforme, de 3 lignes environ de diamètre, déprimant la circonvolution correspondante du cerveau. Chez d'autres je n'ai rien trouvé.

Il arrive quelquefois, dit le même médecin (t. II, p. 182), et dans les temps froids particulièrement, que les maniaques sont frappés de mort instantanée, subite, inattendue. Ce sont les maniaques les plus agités, les plus violents, dont l'égarement de la raison va jusqu'à la perte du sentiment de leur propre existence. Ces maniaques sont ordinairement maigres, pâles, d'un tempérament nerveux, très irritables; ils ont des convulsions de la face. Ces individus succombent ils à une apoplexie nerveuse? L'ouverture du corps ne m'a rien appris à cet égard : aucune lésion ne révèle la cause de la mort.

OBSERVATION NEUVIÈME.

Dans le courant de l'été dernier, la police envoya, comme aliéné, à Bicêtre, un homme ramassé sur la voie publique, faisant des extravagances. On ne put avoir aucun renseignement sur son état, n'ayant trouvé aucun papier sur lui et n'ayant pu obtenir seulement qu'il prononçât son nom. Nous jugeâmes par ses vêtements et par les callosités de ses mains qu'il était ouvrier; il paraissait âgé d'une trentaine d'années. Ses membres étaient fortement prononcés; cheveux et yeux bruns, peau assez blanche. Il a passé quatre jours à l'hospice dans l'état suivant: il était toujours debout, la tête un peu portée en arrière, les membres tendus sans être roides; il s'écriait à chaque minute: *Ah! mon Dieu!* et il ajoutait deux ou trois mots vagues, ordinairement ceux qu'il entendait prononcer autour de lui. Par exemple, je lui demandais s'il était soldat ou bien ouvrier, et il répétait: *Ah! mon Dieu! êtes-vous soldat ou bien ouvrier?* Ses yeux étaient très saillants et toujours ouverts, la conjonctive injectée, la pupille peu dilatée, à l'ombre comme à la lumière; elle ne paraissait point se contracter davantage lorsqu'on tournait le malade vers le soleil, qu'il fixait comme tout autre objet, sans clignoter. Les mâchoires étaient appliquées l'une contre l'autre sans trismus, car on les lui faisait écarter sans peine pour le faire boire; mais les boissons introduites par la bouche s'écoulaient par les commissures des lèvres, sans que le malade songeât à les avaler; il fallait, pour les faire descendre dans l'estomac, les faire ingurgiter avec un biberon, ou en le faisant coucher sur le dos, ce qui n'était point difficile, car il n'opposait qu'une résistance machinale, sans diriger ses mouvements vers un but. Il paraissait quelquefois vouloir retirer ses bras de la camisole, puis il les enfonçait plus profondément. La sensibilité physique était aussi obscure que la sensibilité morale; il ne sentait ni les piqûres, ni l'aspersion d'eau froide, ni la chaleur, et cependant la peau rougissait par ces diverses impressions, et les vésicatoires que je lui fis appliquer produisirent des phlyctènes. Les organes des sens n'étaient pas tout-à-fait oblitérés; mais les impressions qu'ils recevaient ne pouvaient réveiller la réaction du cerveau et ne déterminaient que quelques effets automatiques ou d'habitude. Ainsi il voyait, puisqu'il ne se heurtait pas dans ses mouvements, mais il ne distinguait point la qualité des objets ; il entendait, puisqu'il répétait quelques uns des mots qu'on prononçait auprès de lui, mais il n'attachait aucun sens à ces mots. L'attention et le jugement étaient complétement suspendus. Le pouls était plein et dur; une saignée que je lui fis faire ne changea ni en bien ni en mal cet état extraordinaire. Il mourut *comme subitement* dans la nuit qui suivit le quatrième jour de son entrée. L'infirmier me dit qu'il avait eu le râle pendant quelques minutes et un peu d'écume à la bouche.

A l'ouverture du cadavre, nous trouvâmes les viscères de l'abdomen et de la poitrine dans l'état naturel; le cerveau et ses membranes ne présentèrent aucune particularité. (Hébréard, *Annuaire médico-chirurgical des hôpitaux de Paris*, p. 592.)

OBSERVATION DIXIÈME.

Guillaume Ganiben, octogénaire, d'une très grande taille, d'une constitution sèche et maigre, servait depuis plusieurs années de commis-surveillant de la division des aliénés. Il était presque complétement sourd ; mais sa santé et sa raison étaient aussi bonnes que le comportait son âge avancé, et son activité était encore assez grande ; ses mouvements étaient également fort libres, et il n'avait jamais eu d'attaque d'apoplexie.

Dans la première quinzaine de mai 1833, G..., après avoir subi l'influence épidémique régnante (la grippe), était revenu à un état de santé assez satisfaisant ; mais, depuis quelques jours, son état mental avait un peu changé ; il suivait beaucoup moins bien une conversation. Sa mémoire l'abandonnait davantage ; il était ou plus absorbé ou plus gai. Cependant il n'avait rien perdu de ses habitudes de travail, et il servait son maître avec la même régularité.

Le 16 mai, jour de l'Ascension, il se lève à son heure ordinaire, vaque à toutes ses occupations habituelles, arrose le jardin, écoute la lecture du journal, prépare le déjeuner de son maître et monte à une chambre du premier étage pour y faire son lit. Il était sept heures et demie. Quelques minutes avant huit heures, on le trouve étendu sur le dos près du poêle, qu'il avait renversé dans sa chute; on le relève, il était mort. Toutes les articulations étaient souples ; la face était pâle ou légèrement violette, sans distorsion d'aucune de ses parties. Il n'y avait point de traces de lésions occasionnées par la chute, soit à la tête, soit ailleurs.

Nécropsie faite vingt quatre heures après la mort.

Apparence extérieure. La face est plus violette qu'hier, la commissure droite des lèvres semble légèrement tirée en haut et en dehors.

Système nerveux. Plénitude considérable des vaisseaux des téguments du crâne et de ceux de la dure-mère. Injection médiocre des vaisseaux des membranes cérébrales externes et du tissu même de l'encéphale. Il n'existe aucune lésion appréciable, soit locale, soit générale, de cet organe.

Appareil circulatoire. Aucune dilatation, aucune rupture du cœur ou des gros vaisseaux ou de tout autre point du système circulatoire.

Appareil respiratoire. Masses tuberculeuses crétacées au sommet de chaque poumon, autour desquelles il y a une splénisation fort légère du tissu de l'organe. Mais, du reste, aucun épanchement, soit d'air, soit de sang, dans le tissu des poumons.

Appareil digestif. Aucun épanchement de quelque sorte que ce soit dans l'abdomen ; aucune rupture des organes contenus dans cette cavité.

Énorme développement des cryptes de la membrane muqueuse gastrique, qui, du reste, est à l'état normal.

Tous ces faits recueillis par des observateurs différents ont de l'importance et méritent d'être pris en sérieuse considération. Cependant ils laissent pour la plupart quelque chose à désirer au point de vue de l'anatomie pathologique, et il faut une certaine réserve dans leur appréciation. L'étude des causes de mort subite est fort délicate et entourée encore aujourd'hui d'une foule de difficultés. Souvent un examen anatomique fait avec plus de soin pourrait expliquer certains cas de ce genre que l'on a attribués à une apoplexie nerveuse. Quoi qu'il en soit, parmi les observations que nous avons rapportées, on en trouvera quelques unes qui remplissent sous ce rapport toutes les conditions voulues, et dans lesquelles la mort, arrivée au milieu des meilleures apparences de santé, n'a pu être expliquée que par la suspension brusque des fonctions du cerveau, sans que l'examen nécroscopique, fait avec le plus grand soin, ait pu faire découvrir la moindre altération pathologique.

Ce genre de mort, d'après M. Esquirol, ne serait point rare chez les aliénés et paraît s'observer de préférence chez les individus atteints de manie; car tous les faits que nous venons de reproduire sont relatifs à cette forme d'aliénation mentale.

La rapidité avec laquelle la mort survient fait qu'il n'y a pas plus de symptômes à noter que de traitement à mettre en usage : aussi ne devons nous pas nous y arrêter plus longtemps.

2° *Forme comateuse.*

OBSERVATION ONZIÈME.

Une femme de quarante ans environ mourut à l'hôpital dans l'espace de deux jours, et fut portée à l'amphithéâtre d'anatomie. La cause de sa mort avait été une attaque d'apoplexie telle, qu'au bout de quatre jours, elle ne conservait aucun signe de sensibilité ni de motilité, et qu'elle ouvrit à peine les yeux lorsqu'on lui appliqua à la plante des pieds des lames rouges pour l'exciter, efforts inutiles du reste, car bientôt après elle expira.

Le cadavre ne présentait à l'extérieur rien qui s'opposât à ce qu'on s'en servît pour les leçons, à l'exception de l'une des jambes qui était déformée par un ulcère; à l'intérieur, je remarquai à peine dans les parties que j'examinai quelque chose qui s'éloignât de l'état naturel; il y avait çà et là dans l'aorte abdominale de légères taches blanches qui se seraient probablement transformées un jour en écailles osseuses.... Enfin, à l'ouverture du crâne, je vis tous les vaisseaux de cette cavité gorgés de sang, sans même en excepter les plexus choroïdes. Mais, à part un peu d'eau qu'on voyait dans les ventricules latéraux, je ne pus trouver aucune lésion dans le cerveau, le cervelet et la moelle allongée, de quelque côté que je les disséquasse. (Morgagni, *Lettre* LXe, § 10.)

OBSERVATION DOUZIÈME.

Une femme âgée d'environ trente ans, replette, avait été affectée, quelques années auparavant, de symptômes encéphaliques, avec gêne dans la parole et perte partielle de la mémoire. Elle avait conservé pendant un temps considérable quelques restes de cette attaque, consistant principalement dans la gêne de la parole; mais elle s'était complétement rétablie par degrés, et elle jouissait depuis plusieurs années d'une santé excellente, lorsqu'elle éprouva les accidents que nous allons décrire.

Elle était debout, auprès d'un cuvier à lessive, lorsqu'elle fut prise d'un violent accès d'éternument. Elle fut presque immédiatement frappée de perte de sentiment, et elle serait tombée si elle n'eût été retenue par des personnes qui l'entouraient et qui la portèrent dans son lit dans un état d'apoplexie complet. On eut recours à tous les remèdes ordinaires de la manière la plus active, sans obtenir la plus légère diminution des accidents. Cette femme périt le lendemain. On ne put trouver, à l'ouverture de son cadavre, la plus légère altération, soit dans le cerveau, soit dans tout autre organe. (Abercrombie, p. 300.).

OBSERVATION TREIZIÈME.

Un jeune homme de vingt quatre ans était depuis quelques jours sourd et assoupi et se plaignait fréquemment de la tête. Il ne descendit pas de sa chambre, le matin, à son ordinaire; ses parents y entrèrent et le trouvèrent couché en travers de son lit, à demi habillé et dans un état d'apoplexie complet. L'attaque était évidemment récente : on supposa qu'il avait été frappé pendant qu'il faisait sa toilette. La face était livide, la respiration stertoreuse, le pouls lent et assez résistant. On employa avec activité les moyens ordinaires, sans qu'il en résultât, pendant toute la journée, aucun changement dans les symptômes. Il y eut, dans la nuit, une amélioration considérable, au point qu'il reconnut ceux qui l'entouraient ; mais il ne tarda point à retomber dans le coma, et il périt de bonne heure le jour suivant, un peu plus de vingt heures après l'attaque

Ouverture du cadavre. Il existait une légère turgescence des vaisseaux de la surface du cerveau : l'examen le plus attentif ne fit reconnaître aucune autre trace de maladie, ni dans la tête ni dans les autres parties du corps. (Abercrombie, p. 300.)

OBSERVATION QUATORZIÈME.

Une dame de cinquante ans était, depuis plusieurs années, sujette à des attaques de toux et de dyspnée, dont elle était généralement soulagée par les opiacés et par l'application de vésicatoires Le 20 décembre 1816, elle est prise d'une de ces attaques. Elle allait mieux le 22 décembre, quoique sa respiration fût encore considérablement gênée. Le 23, au matin, elle se plaignait de céphalalgie; elle desirait qu'on la laissât reposer. Bientôt après elle sembla s'endormir d'un bon sommeil ; mais, au bout de quelque temps, on vit qu'elle était tombée dans un état d'apoplexie complet ; rien ne put l'en retirer, et elle périt à cinq heures environ de l'après-midi. Je vis cette malade une heure avant sa mort ; elle était alors dans un état de coma bien caractérisé ; ses lèvres étaient livides, sa respiration accélérée et oppressée, son pouls fréquent et faible.

Ouverture du cadavre. Les veines de la surface du cerveau étaient gonflées ; la substance de cet organe, lorsqu'on la coupait, offrait un degré remarquable d'injection. Il n'y avait, du reste, aucune autre apparence de maladie. Les poumons étaient distendus et engoués de mucus; les autres viscères étaient sains. (Abercrombie, p. 302.)

OBSERVATION QUINZIÈME.

Une dame de quarante-cinq ans éprouva, trois mois avant sa mort, les accidents suivants : nausées et sensations pénibles à l'estomac, surtout après les repas. Elle avait aussi un sentiment de distension de l'abdomen, de la constipation et de l'œdème aux pieds et aux jambes. Elle avait de l'appétit ; le pouls était naturel. Mais cette femme, qui était d'une force et d'une activité remarquables, devint faible, pâle, inactive et insouciante. On eut recours pendant trois mois, avec peu de succès, à différents modes de traitement ; l'anasarque fit des progrès; de la sérosité s'épancha dans l'abdomen ; on avait aussi des motifs de croire qu'il s'était formé un épanchement séreux dans le thorax. Cependant le pouls conservait sa fréquence naturelle et un certain degré de force. Le soir du 18 mai 1816, on remarqua que la parole était brève et que la malade tenait des propos incohérents. Le 19, au matin, elle était dans un état de stupeur, dont on pouvait la tirer jusqu'à un certain point ; mais, dans l'après-midi, cette stupeur se changea en coma. Elle tomba alors dans un état d'apoplexie complet, avec respiration stertoreuse et gémissements continus. La face était pâle ; le pouls donnait 72 pulsations et était assez résistant. La mort arriva le 20, au matin. Le flux menstruel n'avait été interrompu qu'à la dernière époque, qui aurait dû arriver le 12 mai.

Ouverture du cadavre. On ne put trouver, malgré les recherches les plus minutieuses, aucune altération dans les organes encéphaliques. Il existait un épanchement notable dans le thorax et dans l'abdomen ; il y avait dans le cœur une induration considérable à la base des valvules tricuspides. On ne put trouver aucune apparence de maladie dans les autres viscères. (Abercrombie, p. 304.)

OBSERVATION SEIZIÈME.

Le docteur Starck, cité par Abercrombie (p. 305), a parlé d'un homme qui, après s'être plaint de céphalalgie et d'étourdissements, tomba dans un état complet d'insensibilité, accompagné de quelques convulsions et qui dura quarante-cinq heures, après lesquelles il mourut. Le plus soigneux examen ne put faire découvrir dans le cerveau aucune trace de maladie.

OBSERVATION DIX SEPTIÈME.

On doit au docteur Powel une observation analogue (*ibid.*). Une jeune fille, après avoir paru, pendant une journée, très lourde et disposée au sommeil, tomba dans un état de coma complet, qui ne fut interrompu que par des attaques de convulsions générales. Elle mourut le troisième jour, sans qu'il fût survenu de changement dans les symptômes. On examina l'encéphale avec la plus grande attention, et l'on ne put y trouver aucune trace de lésion morbide.

OBSERVATION DIX-HUITIÈME.

Le docteur Wilson, dans son Mémoire intitulé : *Des attaques et de la mort subite considérées dans leurs rapports avec les maladies des reins* (*Gaz. méd.*, 1833, p. 237), a rapporté l'histoire d'un homme frappé d'apoplexie avec insensibilité complète et respiration stertoreuse. Il mourut le lendemain de l'attaque. On ne trouva aucune altération dans le cerveau ; mais la substance corticale de deux reins avait complétement disparu, et était remplacée par une substance lisse et homogène.

Une observation analogue à celles qu'on vient de lire a été recueillie dans le service de M. Leuret et publiée dans la *Gazette des hôpitaux* (30 octobre 1845) (1) depuis que cet article a été rédigé. Je regrette de ne pouvoir l'analyser ici.

Ce n'est point sans dessein que nous avons fait un groupe sé-

(1) Voy. *Annales médico-psychologiques*. t. VII p. 291.

paré des observations relatives à la forme comateuse, qui, d'après les symptômes, est d'ailleurs parfaitement tranchée et distincte des autres formes. Ici, la mort arrive d'une manière plus ou moins rapide, tantôt au bout de dix ou douze heures, tantôt au bout de trois jours, le plus souvent dans l'espace de vingt-quatre heures. En général, les individus qui en sont atteints présentent toutes les apparences d'une bonne santé. Cependant des trois personnes dont Abercrombie rapporte l'histoire, l'une avait une dyspnée habituelle, l'autre une anasarque depuis trois mois. enfin une troisième avait été affectée quelques années auparavant de symptômes encéphaliques, avec gêne de la parole et perte incomplète de la mémoire.

Le début était toujours brusque, et le malade tombait privé de mouvement, de sentiment et dans un état comateux ; la face était congestionnée, la respiration stertoreuse, le pouls tantôt lent et résistant, tantôt fréquent et faible.

D'après Abercrombie, à qui nous devons ces observations, l'encéphale n'aurait offert à l'examen aucune lésion appréciable. Cependant il est permis de leur reprocher le laconisme avec lequel elles ont été rapportées et le manque presque absolu de détails anatomiques

Dans l'une d'elles (obs. 14), on trouva les veines de la surface du cerveau gonflées, et la substance de cet organe offrait un degré remarquable d'injection. Il est évident qu'on a eu affaire à une congestion cérébrale suffisamment caractérisée par cet état du cerveau et de ses membranes. Il en est de même de l'observation de Morgagni (obs. 11), qui paraît relative à une véritable congestion cérébrale; celle qu'il rapporte ensuite et que nous n'avons pas cru devoir reproduire ne peut laisser aucun doute dans l'esprit. Il s'agit d'un barbier, âgé de cinquante ans, grand buveur, et qui, amené ivre le soir chez lui, fut trouvé mort le lendemain, couché par terre entre le lit et la muraille. L'autopsie fut faite avec le plus grand soin par Morgagni, que nous ne pouvons suivre dans les nombreux détails qu'il rapporte, et qui termine ainsi la description de cette nécropsie : « Je ne trouvai ni épanchement de sérosité ou de sang, ni aucune lésion autre que la suivante : c'est que les vaisseaux qui se portent à travers la dure-mère étaient tellement gorgés de sang et dilatés, que je ne me souviens pas d'avoir jamais vu cette disposition portée plus loin. Ceux qui forment les plexus choroïdes étaient également distendus, ainsi que ceux qui parcourent les parois des ventricules latéraux, où il y avait un peu d'eau, surtout à gauche. » (*Lettre* LXe, § 12.)

La mort s'explique ici très bien par la congestion cerébrale, sans qu'il soit besoin d'avoir recours à l'apoplexie nerveuse. Peut-être pourra-t on expliquer de même les autres faits analogues précédemment rapportés; mais nous devons rester dans le doute à cet égard. Il est d'ailleurs bien permis d'admettre pour la forme comateuse ce que l'on a déjà admis pour les cas de mort subite et pour une autre forme d'apoplexie mieux définie et mieux caractérisée dont nous allons nous occuper. Nous avons voulu faire voir par là le soin que nous apportons dans l'appréciation des faits que nous avons réunis pour faire l'histoire de l'apoplexie nerveuse, et prouver que nous ne voulons l'appuyer que sur des observations présentant toute l'authenticité désirable.

3° *Forme paralytique.*

OBSERVATION DIX-NEUVIÈME.

Un homme de cinquante-quatre ans, pléthorique, au cou large et court, fut admis dans les salles de clinique du docteur Duncan, le 30 mai 1829. Il était dans un état de coma très avancé, sans parole, et si complétement paralysé du côté droit du corps, que même les muscles abdominaux de ce côté étaient sans action. Le bras et la jambe gauches étaient parfois agités de mouvements convulsifs; la respiration était stertoreuse; la déglutition fort gênée; le pouls donnait 74 pulsations. Cette maladie durait depuis trois jours. Elle avait commencé par des vertiges, la perte de la vue, une céphalalgie violente et des vomissements. On eut recours sans aucun avantage à l'emploi très judicieusement dirigé des moyens les plus actifs employés dans ces cas. On crut reconnaître, le 1er juin, un léger retour de la connaissance, mais le malade retomba presque aussitôt dans le coma ; il périt, le 3 juin, sans aucun changement dans les symptômes.

Ouverture du cadavre. Le cerveau fut l'objet du plus minutieux et du plus attentif examen. On ne trouva pas la plus petite trace de lésion morbide. Les plexus choroïdes étaient cependant plus bruns que dans l'état ordinaire, et l'artère basilaire offrait une tache morbifique. Sur le côté de cette artère, la substance cérébrale présentait un point qui semblait légèrement ramolli, mais qui n'excédait point le volume d'un grain d'orge ; et encore le docteur Duncan considéra-t-il ce ramollissement comme extrêmement douteux. (Observation empruntée à M. Duncan, par Abercrombie, p. 301.)

OBSERVATION VINGTIÈME.

François Chabrat, âgé de vingt-huit ans, chaudronnier, doué de formes athlétiques et d'un tempérament sanguin, était sujet, depuis plus de six mois, à des maux de tête, à des vertiges, lorsque, le 5 avril 1830, après avoir pris une tasse de café, dans la vue de dissiper un de ces accès de céphalée, il perdit subitement connaissance et fut bientôt frappé de paralysie des extrémités. Pendant huit jours, il ne reçut d'autres secours que l'application de quelques sangsues aux tempes. Le 8, il fut transporté à la Clinique interne, et présenta, à la visite de ce jour, les symptômes suivants : abolition complète de toutes les fonctions de relation ; face rouge ; pouls fréquent (126 pulsations) et déprimé ; respiration précipitée, avec râle muqueux ; yeux fermés, ne s'ouvrant que par intervalles d'une manière convulsive et laissant apercevoir alors la pupille contractée ; membres paralysés, agités quelquefois par une contraction légère, instantanée. On crut avoir affaire à une apoplexie sanguine; le traitement fut établi en conséquence (saignée de 2 livres). La saignée parut produire quelque amendement. Le malade sembla revenir à lui pour un instant, mais il retomba bientôt dans son premier état, et son insensibilité fut telle qu'il ne sentit pas même les sinapismes. Le 9 avril, coma profond; respiration stertoreuse; pouls toujours fréquent, mais petit; plus de mouvements dans les membres; les yeux restent constamment fermés. Dans la journée, selles et urines involontaires; mort pendant la nuit.

Autopsie, trente-six heures après la mort. L'examen le plus scrupuleux ne peut faire découvrir la moindre altération dans l'organe cérébral ni dans ses dépendances. Rien dans sa texture, sa consistance, sa couleur et ses rapports, qui pût faire présumer seulement une irritation ou une fluxion vers cet organe. Ceux des autres cavités, sans exception, furent également trouvés sains. (Observat. recueillie à la clinique de M. Lobstein, à Strasbourg, *Archives*, t. XXIII, p. 260, et *Clinique*, t. II, n° 48.)

OBSERVATION VINGT ET UNIÈME.

Le sujet de cette observation était une femme, âgée de trente-cinq ans, marchande de poisson à la Halle. Trois mois avant son entrée à la Charité, elle avait été prise d'une extinction de voix, qui depuis n'avait point cessé. Lorsqu'elle fut soumise à notre examen, l'affection du larynx semblait surtout prédominante, et l'on ne pouvait que soupçonner un état tuberculeux des poumons; mais, pendant les deux mois suivants, les symptômes de phthisie pulmonaire se dessinèrent de plus en plus. Dans la soirée du 14 mai 1825, cette femme, sans cause connue, tombe tout-à-coup dans un état comateux. A la visite du 15, elle offre l'état suivant: yeux fermés, traits immobiles, pas de réponse aux questions, face très pâle; les membres droits, soulevés, retombent comme une masse inerte; on pince fortement la peau des membres sans que la malade témoigne par aucun signe qu'elle éprouve la douleur; à gauche, au contraire, elle retire l'un ou l'autre membre lorsqu'on le pince, et sa face se grippe. Si on soulève ces membres, ils ne retombent que peu à peu, soutenus qu'ils semblent être par l'action musculaire. L'existence d'une hémiplégie droite n'est donc pas douteuse. Le pouls est fréquent et dur, la peau chaude; la respiration est libre; dans l'après-midi elle se trouble; le râle survient, et la mort a lieu à onze heures du soir.

Ouverture du cadavre, neuf heures après la mort. Les méninges ne sont ni pâles ni plus injectées que de coutume. La pie-mère extérieure n'est point infiltrée de sérosité. La substance grise de la périphérie du cerveau n'est point rosée, et elle a une consistance ordinaire. La substance blanche des hémisphères ne présente qu'un petit nombre de points rouges; elle n'est donc point gorgée d'une quantité surabondante de sang. Les ventricules latéraux contiennent de la sérosité limpide, mais pas en assez grande abondance pour les distendre; on n'en trouve non plus qu'une quantité médiocre à la base du crâne. Du reste, examinée avec le plus grand soin, la substance de l'encéphale ne présente aucune altération à laquelle puisse être rapportée l'hémiplégie, non plus que les autres symptômes nerveux. La moelle épinière, examinée dans sa portion cervicale, est exempte de toute lésion appréciable.

Une seule excavation tuberculeuse peu considérable existait au sommet de l'un des poumons, qui, dans le reste de leur étendue, contenaient un grand nombre de tubercules miliaires; autour d'eux le parenchyme pulmonaire était sain. Les cordes vocales étaient ulcérées. La membrane muqueuse gastrique offrait, vers le grand cul-de sac, une rougeur pointillée, large comme deux pièces de cinq francs réunies; partout elle avait conservé sa consistance normale. Le reste du tube digestif présentait en quelques points seulement une légère injection sous-muqueuse. L'utérus, s'élevant de deux travers de doigt au-dessus du pubis, contenait un fœtus. (Andral, *Clinique médicale*, t. IV, p. 345.)

OBSERVATION VINGT-DEUXIÈME.

Maurice, âgé de cinquante ans, limonadier, de petite taille, à face replète, à col large et court, ayant toutes les apparences d'une constitution apoplectique, a toujours joui d'une bonne santé. Il arrive de Tours à Paris assez fatigué, et se couche. Le matin, il s'aperçoit qu'il a tout le côté gauche du corps paralysé. La sensibilité aux membres supérieurs et inférieurs est bien conservée, mais la motilité est complétement abolie. L'intelligence reste intacte. Il n'a point de fièvre ; on l'a saigné et purgé chez lui ; on lui a même administré un vomitif.

C'est dans cet état qu'il est admis à l'Hôtel-Dieu, le 9 mars 1837, et il est placé au n° 63 de la salle Saint-Bernard.

Il présente les symptômes suivants : l'intelligence est assez bien conservée ; il répond avec netteté aux questions qu'on lui adresse. Il existe une hémiplégie gauche très bien caractérisée ; les membres, que l'on soulève, retombent lourdement et comme une masse ; il n'existe rien de semblable du côté opposé. La sensibilité est partout très bien conservée, et le moindre pincement est très bien senti. La langue est déviée, et la commissure droite des lèvres est fortement entraînée de ce côté. La paupière est à demi ouverte, et les sourcils ne s'élèvent et ne se rapprochent point également. Le pouls, de force moyenne, bat 84 fois par minute. Le malade accuse une céphalalgie assez vive. Saignée de 12 onces.

Le 10, la fréquence du pouls a rapidement augmenté ; il est à 110. Le sang tiré la veille était couenneux. Une nouvelle saignée est pratiquée, qui est suivie d'une syncope et de vomissements qui se répètent à plusieurs reprises dans le courant de la journée.

Le 11, l'intelligence s'affaisse d'une manière notable ; les réponses sont difficiles et embarrassées; la sensibilité est beaucoup diminuée; le pouls petit et faible, 116 pulsations.

Ventouses sèches à la nuque; sinapismes aux extrémités inférieures.

Mort dans la journée.

Autopsie. Le cerveau est examiné avec le plus grand soin. On a pu constater que la voûte à trois piliers avait une consistance un peu moins grande qu'à l'ordinaire; encore cet état, comparé à celui d'autres cerveaux qu'on examine en même temps, laisse-t-il quelques doutes. Le reste de l'organe a une bonne consistance et même une assez grande fermeté. La protubérance annulaire, tout le reste de la masse encéphalique, sont aussi examinés avec la plus soigneuse attention, la plus scrupuleuse exactitude, coupés par petits morceaux, sans qu'on puisse découvrir la moindre altération. Il en a été de même pour la moelle épinière, qui a été examinée dans toute son étendue. Les membranes qui recouvrent la moelle et le cerveau n'offrent pas la moindre lésion. Les autres organes, successivement explorés, n'ont rien présenté qui mérite d'être noté ici.

Cette autopsie a été faite par M. Grisolle, sous les yeux de M. le professeur Chomel et d'un grand nombre d'élèves qui suivaient sa clinique.

OBSERVATION VINGT-TROISIÈME.

Nous avons déjà parlé de la relation signalée par les médecins anglais, et en particulier par MM. Wilson et Addison, qui existe entre les différentes formes de l'apoplexie et les maladies des reins. J'ai observé à Bicêtre un cas de ce genre, et je regrette bien vivement de n'avoir pu recueillir avec détails les principales circonstances de la maladie; mais je fus témoin des symptômes qui ont existé, et j'assistai à l'autopsie, faite avec toutes les garanties désirables par mon collègue et ami M. le docteur Lambron, dans le service duquel le malade se trouvait placé.

Un vieillard, âgé de soixante-dix ans, fut frappé d'une attaque d'apoplexie bien caractérisée, avec une hémiplégie du côté droit du corps, qui était parfaitement immobile, tandis qu'il n'en était point ainsi du côté opposé; la mort arriva assez rapidement quelques heures après le début des accidents. A l'autopsie, on ne trouve pas la plus légère altération dans le cerveau, le cervelet, la moelle et leurs membranes. Un des reins était énorme et pesait plusieurs livres; il était divisé en loges nombreuses qui contenaient une assez grande quantité de calculs.

Les observations qui vont suivre ont toutes été recueillies chez des individus aliénés.

OBSERVATION VINGT-QUATRIÈME.

« Un homme, ancien militaire, avait reçu à la bataille d'Aboukir un coup de feu qui avait emporté une portion de la table externe de l'occipital; il y eut perte de connaissance, puis délire, puis assoupissement, puis enfin, contre toute espérance, guérison complète au bout de trois mois. Revenu à Marseille, notre brave militaire entre dans les douanes; il y remplissait ses devoirs avec zèle et intelligence : seulement, on s'était aperçu que son caractère naturellement doux était devenu irritable. En 1824, à la suite d'une attaque légère d'apoplexie, la folie se manifesta; elle offrait le caractère ambitieux signalé par M. Bayle. Le malade ne rêvait que gloire, honneurs, victoires. Trois mois après son entrée dans ma maison de santé, il commence à se plaindre de douleurs de tête, d'engourdissements dans les membres, et plus particulièrement dans les extrémités inférieures. Des mouvements spasmodiques se manifestaient de temps à autre. Plus tard il y eut roideur, contracture, puis paralysie de ces mêmes extrémités. Je l'avoue avec franchise, le coup de feu reçu à Aboukir, l'attaque légère d'apoplexie, les douleurs de tête, les mouvements spasmodiques, les contractures, puis la paralysie des membres inférieurs, tout cet ensemble de circonstances me fit hardiment prononcer sur l'existence d'un ramollissement cérébral. L'autopsie fut faite par M. Villeneuve et moi. L'investigation fut longue, sévère et consciencieuse; en voici le résultat : cerveau, cervelet, protubérance annulaire, moelle allongée dans l'état le plus complet d'intégrité. A part une très légère injection des vaisseaux arachnoïdiens, les membranes du cerveau, comme cet organe, ne nous offrent aucune lésion pathologique. » (Guiaud, *Lancette française*, t. VI, 1832, n° 77, p. 319.)

OBSERVATION VINGT-CINQUIÈME.

Un aliéné avait été plongé dans un bain (+ 30° centigrades); on le retire un moment après avec tout le côté gauche paralysé. Le coma survint; les membres du côté droit perdirent à leur tour leur sensibilité et leur mouvement, et la mort arriva le lendemain. On ne trouva à l'autopsie aucun épanchement de sang. Après avoir soigneusement examiné toutes les parties de l'encéphale, nous constatâmes seulement la présence de 3 onces de sérosité limpide dans les ventricules, quelques adhérences des membranes avec le cerveau et une légère infiltration du liquide sous-arachnoïdien au niveau de la partie supérieure et antérieure des hémisphères. (M. Fabre, *Lancette française*, t. VI, n° 70, p. 290.)

OBSERVATION VINGT-SIXIÈME.

« Graim, manœuvre, âgé de quarante-huit ans, admis à Bicêtre comme imbécile, le 16 juin 1829, est un homme de grande taille, d'une bonne constitution, à cavités larges, de forces physiques considérables. Son état mental date de sa naissance. Il n'a jamais pu rien apprendre ; il ne sait ni lire ni écrire; il n'a jamais pu s'occuper que de travaux grossiers et manuels. La parole est embarrassée, bredouillante, comme tronquée, et ne permet pas toujours qu'on comprenne ce qu'il veut dire ; il parle comme certains vieillards qui n'ont plus de dents.

Graim se fâche facilement et se déconcerte plus facilement encore. Il pleure à la moindre contrariété. Sa physionomie exprime bien ce défaut de l'intelligence; elle est niaise et offre cet air de jeunesse que ne comporte point l'âge du sujet.

Au mois de mars 1831, Graim est pris subitement d'une attaque d'apoplexie, avec perte complète du mouvement et du sentiment à droite. Les symptômes en sont on ne peut plus tranchés; insensibilité de la peau, contractures, puis résolution des membres, déviation de la langue à droite.

Les moyens ordinaires, la saignée, les révulsifs, sont employés. Les symptômes de la paralysie diminuent peu à peu, et, le 27 mai 1831, deux mois et demi après l'accident, Graim sort de l'infirmerie, ayant en grande partie recouvré le sentiment du côté droit, une partie du mouvement du bras de ce côté et traînant légèrement la jambe droite.

17 août 1831. Il est ramené à l'infirmerie, offrant tous les signes d'une violente inflammation intestinale qui résiste à tous les moyens, et pendant le cours de laquelle le bras et la jambe du côté droit s'œdématient.

La mort a lieu le 1er septembre, à deux heures du matin.

Nécropsie, le 2 septembre à cinq heures du matin.

Système nerveux. Il n'y a point de sérosité dans la cavité de l'arachnoïde et dans les mailles de la pie-mère.

Il existe des épaississements de l'arachnoïde sur les hémisphères.

Les membranes s'enlèvent partout avec la plus grande facilité, excepté au voisinage de la scissure de Sylvius et au bord interne du lobule de l'hippocampe, où cet enlèvement est un peu moins facile, sans que précisément il y ait là des adhérences.

L'encéphale est assez volumineux et assez pesant; la couleur de ses deux substances est naturelle à l'intérieur et à l'extérieur; il y a peut-être un peu d'injection.

Les circonvolutions supérieures et antérieures des lobes frontaux sont notablement plus petites que de coutume et qu'elles ne devraient être, relativement à celles du reste du cerveau. Elles ont de 1 ligne 1/2 à 2 lignes en surface. Les anfractuosités les plus profondes ont de 4 à 5 lignes. Il y en a qui ne sont qu'indiquées par une légère ligne. La substance corticale, sur les côtés et dans le fond de l'anfractuosité, est souvent si peu épaisse, qu'on voit la blanche au travers, ce qui donne à la première une teinte jaune.

J'examine avec la plus grande attention et les plus grands détails les corps striés, les couches optiques, tout le cerveau, le cervelet, la moelle allongée, la moelle épinière, et je n'y trouve rien, absolument rien qui puisse se rattacher à l'hémiplégie observée pendant la vie. Tout est à l'état normal : seulement, les deux cornes d'Ammon me semblent moins fermes qu'à l'ordinaire, et elles s'enlèvent assez facilement avec les plexus choroïdes et la partie de la pie-mère d'où ils naissent; mais elles n'offrent pas d'altérations locales. Le plafond des ventricules est ferme, mais inégal; les vaisseaux de l'arachnoïde et de la pie-mère rachidienne sont remplis d'une grande quantité de sang.

Appareil circulatoire. Cœur d'un volume moyen, cavités normales; les parois du ventricule gauche ont 6 à 7 lignes d'épaisseur, celles du droit 3 à 4.

Appareil digestif. Les altérations intestinales étaient graves et en rapport avec la nature et la persistance des symptômes; c'étaient en somme des altérations du petit et du gros intestin. » (Lélut, *Gazette médicale*, 1835, n° 39, p. 609.)

L'observation suivante, empruntée au même médecin, est une des plus curieuses et des plus importantes que l'on puisse recueillir; malheureusement, nous ne pouvons la reproduire ici dans tous ses détails, et nous nous bornerons à en transcrire seulement le sommaire.

OBSERVATION VINGT-SEPTIÈME.

Homme âgé de cinquante et un ans, atteint de manie inter

mittente. Dans un intervalle lucide, attaque brusque apoplectiforme, perte de connaissance, de sentiment, avec difficulté et lenteur de tous les mouvements, surtout du côté gauche du corps.

Première période (sept mois). Séjour au lit; paralysie faible du côté gauche; strabisme de l'œil gauche; sensibilité éteinte à la peau, conservée aux autres organes des sens; mutisme presque complet; l'intelligence n'est point pervertie, mais stupéfiée et presque muette également.

Deuxième période (six mois). Commencement et suites d'attaques apoplectiformes après lesquelles le malade revient à l'état précédent.

Troisième période. Scorbut, retour des mouvements, de la sensibilité et de la parole. Mort brusque et imprévue.

A l'autopsie, on trouve de la sérosité congelée dans les mailles de la pie-mère cérébrale; granulations blanches du quatrième ventricule; du reste, état en apparence complétement normal du cerveau, du cervelet, de la moelle allongée et de la moelle épinière; aucune lésion locale.

Ancienne pleurésie gauche; poumons sains; phlegmasie pseudo-membraneuse du gros intestin; altérations propres au scorbut.

OBSERVATION VINGT-HUITIÈME.

Un architecte, ingénieur-voyer, âgé de quarante-six ans, petit, robuste, très actif, intelligent, toujours occupé des travaux de sa profession, était né d'un père atteint d'aliénation mentale. Depuis deux ans, il était sujet à des maux de tête qui passaient par la distraction que lui donnaient ses travaux en plein air, mais qui augmentaient dans un lieu fermé et chaud. On s'aperçut quelque temps après qu'il devenait triste, silencieux, qu'il ne s'exprimait plus avec la même aisance; on reconnut bientôt que, soit en parlant, soit en écrivant, il omettait des syllabes, des mots, même des membres de phrases. Son caractère subit des changements notables. Du reste, les diverses fonctions s'exécutaient d'une manière normale.

Malgré l'emploi des demi bains simples et sulfureux, des pédiluves sinapisés, des affusions froides sur la tête, des sangsues à l'anus, des purgatifs, des exutoires, des frictions stibiées, d'un séton à la nuque, la maladie fit des progrès successifs.

Un an plus tard, il fut pris de mouvements spasmodiques et d'une perte subite de connaissance. Plusieurs médecins considérèrent cet état comme une attaque d'apoplexie et pratiquèrent une forte saignée, suivie de vésicatoires et de sinapismes, qui n'apportèrent aucun changement à la position fâcheuse du malade. Cette position s'aggrava de plus en plus, et le malade mourut le sixième jour.

L'examen cadavérique fait avec la plus minutieuse attention ne révéla aucune altération sensible dans toutes les parties de l'encéphale. Tous les autres organes étaient sains. (Gintrac *Journal de médecine de Bordeaux; Gazette des hôpitaux*, 1845, n° 66, p. 263.)

Cette observation laisse beaucoup à désirer sous le rapport des détails, qui sont fort incomplets; nous l'avons crue placée ici aussi bien qu'avec les autres, dans le doute où nous sommes sur les véritables symptômes de cette maladie; et comme elle a été recueillie chez un individu évidemment aliéné, nous n'avons point voulu le séparer de ce dernier groupe d'observations, qui ont toutes trait à des personnes atteintes d'aliénation mentale.

OBSERVATION VINGT-NEUVIÈME.

Un homme de quarante ans, d'une forte constitution, à tête volumineuse, à col court, était à Bicêtre comme atteint d'une manie incurable. Le 6 septembre 1837, le matin, il est tombé tout-à-coup sans connaissance; il ne parle point, il a de temps en temps des mouvements convulsifs des deux côtés, surtout à droite, qui durent pendant trois quarts d'heure; la bouche est un peu déviée à gauche. Il y a paralysie complète du sentiment, et du mouvement du côté droit; mais le membre supérieur est plus paralysé que le membre inférieur. La face est assez calme; la pupille droite paraît plus dilatée; le pouls est fréquent et fort. (Saignée, lavement purgatif, sinapismes, limonade, diète.)

7. La parole n'est pas revenue; le malade est calme, immobile; la face est injectée; respiration forte; pouls fréquent, à 124; 21 respirations; un peu de coma: cependant il ouvre les yeux, fait agir ses membres du côté sain, et retire avec la main de ce côté les couvertures pour se couvrir; retention d'urine. (Limonade avec un grain d'émétique, saignée, diète, cathétérisme.)

8. Coma plus profond, yeux fermés, respiration forte et bruyante; pouls fort, très fréquent, à 136. La sensibilité n'est pas complétement éteinte du côté paralysé, et il commence à exécuter quelques mouvements de la jambe lorsqu'on le pince un peu fort; au membre supérieur droit, la sensibilité ne reparaît point, déviation de la commissure labiale à gauche. Il a uriné. (Saignée, sinapismes, deux vésicatoires aux jambes.)

9. Les yeux sont ouverts; il semble comprendre; il ouvre la bouche, tire un peu la langue; il veut se lever pour uriner. Résolution complète du bras droit; le membre inférieur est toujours un peu moins paralysé; il urine bien; respiration tranquille. Le malade est très calme. (Limonade, sinapismes, lavement purgatif, diète.)

10. Il s'est levé un peu avant la visite; il a fait quelques pas. Il ne parle point, il est calme; la sensibilité est moins obtuse, le bras paraît moins immobile; pouls à 98. (Limonade, sinapismes aux jambes.)

11. Le malade ne parle point et fait quelques signes pour se faire comprendre; la langue est tout-à-fait déviée à droite; il se lève aujourd'hui, marche très bien; le bras est encore paralysé. (Limonade, lavement purgatif.)

12. Il parle mieux; 84 pulsations.

13. Toujours une légère déviation de la commissure de la

bouche ; la langue sort presque droite ; il parle avec netteté ; l'intelligence est bonne.

17. La sensibilité a disparu à la cuisse et à l'avant-bras ; à droite il se sert de son bras et demande à manger. (Limonade, lavement purgatif.)

18. Pouls assez fort, à 84. Sensibilité obtuse à droite ; il marche bien et commence à se servir de son bras. (Deux bouillons, vingt sangsues aux tempes.)

19. Il parle avec facilité ; la langue sort droite et sans la moindre déviation ; encore peu de sensibilité au bras droit, 86 pulsations.

21. Il parle bien, rit volontiers, et se trouve bien portant ; plus de paralysie, 70 pulsations. (Bouillons.)

30. Le malade continue à bien aller ; il se fait bien comprendre ; l'appétit est bon ; les membres exécutent des mouvements avec une égale facilité.

Depuis cette époque on a cessé d'observer le malade ; la paralysie a complétement disparu, ainsi que le trouble de l'intelligence. (Observation communiquée par M. Aubanel.).

Je regrette beaucoup que l'observation soit arrêtée aussi brusquement et qu'il n'y ait point de détails sur la santé ultérieure du malade. Nous voyons ici la paralysie de tout le côté droit bien caractérisée diminuer au bout de quelques jours, et disparaître complétement au bout d'un mois, et l'aliéné revenir à son premier état. Par une exception assez rare et qu'il est bon de noter, la mort n'a point eu lieu, et il doit rester par conséquent des doutes sur la véritable nature de la maladie : cependant, en rapprochant cette observation de celle de Paolini, nous nous croyons autorisé à la rattacher à l'apoplexie nerveuse.

OBSERVATION TRENTIÈME.

Lizard, vieillard en démence, âgé de soixante-six ans, à Bicêtre depuis quelque temps, est tombé en paralysie le 1e novembre 1839. Nous le trouvons assis, les yeux ouverts, comme étonné, mais semblant comprendre les paroles qu'on lui adresse; il parle et répond à quelques questions ; le plus souvent on ne comprend point ce qu'il dit ; il fait usage des membres du côté gauche, mais ceux du côté droit sont presque complétement paralysés. Cependant il remue légèrement la main droite, mais sans pouvoir la donner; la respiration est calme; le pouls médiocrement fréquent, mais plein ; la langue sort assez droite. (Saignée, lavement purgatif, limonade, diète.)

3. Il y a eu de l'agitation depuis hier; il parle et marmotte sans cesse, mais on ne distingue pas les paroles qu'il dit. Le côté droit est toujours paralysé du mouvement, la sensibilité est assez bien conservée ; les mouvements du côté gauche sont toujours libres et faciles. (Quatre ventouses scarifiées à la nuque, émulsion nitrée.)

4. Agitation et loquacité ; peu de fréquence du pouls; persistance de la paralysie. (Deux ventouses scarifiées.)

Cet état se prolonge sans grand changement, toujours avec un peu d'agitation, mais surtout avec une hémiplégie bien caractérisée, jusqu'au 16. Il meurt à midi, et, pendant la nuit qui a précédé sa mort, il a été fort agité et a beaucoup parlé.

Autopsie, vingt-deux heures après la mort.

L'arachnoïde est le siége d'une infiltration séreuse assez considérable; elle est opaque dans la plus grande partie de son étendue; son épaisseur égale et surpasse presque celle de la dure-mère; elle a un aspect tremblotant comme de la gélatine, et on la détache d'un seul trait de toute la surface du cerveau, à laquelle elle n'adhère point; elle est soulevée par la sérosité au niveau de quelques anfractuosités. Cette altération des membranes n'existe qu'à la face supérieure des hémisphères, beaucoup plus en arrière qu'en avant; elle diminue graduellement vers le lobe antérieur.

Il y a de la sérosité limpide dans la grande cavité de la séreuse. On peut évaluer sa quantité à un demi-verre à peu près.

Les circonvolutions sont petites, non étalées et comme ratatinées, surtout en avant, où elles sont d'une petitesse remarquable. La surface du cerveau est plutôt décolorée qu'injectée. La substance grise ne paraît pas altérée ; elle est d'une bonne consistance partout. Il en est de même de la substance blanche, dont la densité est plutôt augmentée que diminuée. Les ventricules contiennent une petite quantité de sérosité. Rien de particulier dans les parties blanches centrales, qui ont été examinées dans les plus grands détails, ni dans les corps striés, ni dans les couches optiques. Il y a une foule de granulations miliaires sur les parois des ventricules. La protubérance, la moelle épinière, le cervelet, n'offrent pas d'altérations notables, non plus que les viscères contenus dans les principales cavités. (Observation communiquée par M. Aubanel.)

OBSERVATION TRENTE ET UNIÈME.

Mathieu (Victor-Antoine), âgé de vingt-cinq ans, premier clerc de notaire, est entré à Bicêtre le 5 avril 1839 ; sa maladie date de cinq semaines environ. On s'aperçoit à cette époque d'un peu d'égarement dans les idées ; il est placé dans une maison de santé, puis à l'hôpital Saint-Louis. On n'a pu recueillir aucun détail sur ses antécédents ; il est impossible d'en obtenir une seule réponse raisonnable.

A notre premier examen, nous le trouvons revêtu de la camisole ; sa face est injectée, amaigrie, ses pupilles dilatées, la cornée terne ; la langue est sèche, la parole n'est point embarrassée ; le pouls est plein, développé et très fréquent ; agitation considérable et incessante ; loquacité très grande, délire très violent, incohérence complète ; hallucinations de la vue : il croit voir auprès de son lit plusieurs personnes auxquelles il adresse successivement la parole. Il ne paraît point avoir d'hallucinations de l'ouïe et de l'odorat. C'est un état de manie aiguë bien caractérisée. (Orge, oxymel, bain, ventouses à la nuque.)

Le 9, il continue à délirer ; il parle de ses parents, dit qu'ils ont été tués, se plaint d'avoir des ennemis; il s'occupe de son patron, de ses affaires; la langue est toujours sèche, le pouls fréquent, la face injectée; l'agitation est moins forte. (Orge, oxymel, bain.)

Le 11 et le 12, une amélioration très notable s'est manifestée; il est beaucoup plus calme, mais il y a encore de l'incohérence dans les paroles; la langue est humide, elle sort droite, et les membres ont toujours joui, depuis l'entrée du malade, de la sensibilité et de leurs mouvements.

Le 13, on s'aperçoit que les membres du côté droit, dont il avait parfaitement conservé l'usage, sont paralysés; le bras et la jambe de ce côté tombent comme une masse inerte quand on les soulève. La commissure labiale est tirée à gauche, la langue sort droite; la sensibilité de ce côté est obtuse, non abolie; les pupilles sont contractiles et médiocrement dilatées. L'intelligence paraît en assez bon état; il comprend bien ce qu'on lui dit, répond juste; il tire bien la langue quand on lui dit de le faire; mais la parole est embarrassée, les mots sont incomplétement articulés. Il a été impossible de saisir le moment précis où l'attaque d'apoplexie a eu lieu; c'est dans le milieu de la nuit sans doute; mais les questions faites à cet égard aux surveillants et aux infirmiers ne nous ont rien appris de positif. (Arnica, sirop de chicorée, sinapismes.)

Le 14, persistance de l'hémiplégie, soubresauts des tendons et contractures dans le bras gauche; la paupière droite est paralysée; le pouls, qui, la veille, était lent et faible, a repris de la fréquence; prostration, respiration suspirieuse.

Il meurt à une heure du matin.

Autopsie, trente-six heures après la mort.

Cavité crânienne. La membrane arachnoïde est sèche; il n'y a point de sérosité dans sa cavité, ni dans le tissu cellulaire placé au-dessous d'elle. Les membranes présentent leur épaisseur et leur apparence normales. La consistance du cerveau est très bonne à sa surface et dans son épaisseur. Il est coupé par tranches extrêmement minces et examiné avec le plus grand soin dans toute son étendue, sans qu'on puisse trouver la moindre altération appréciable aux sens; pas de traces de foyers récents ni anciens, ni de ramollissement; les ventricules renferment chacun 30 grammes de sérosité limpide; la protubérance annulaire, le cervelet, la moelle épinière, ont été examinés avec le même soin, et paraissent dans l'état le plus normal qu'il soit possible d'imaginer.

Les autres viscères n'ont présenté aucune altération ni rien qui puisse expliquer la mort. Les organes contenus dans la poitrine et le ventre sont à l'état sain.

OBSERVATION TRENTE-DEUXIÈME.

Paolini, âgé de trente ans, mouleur, né en Italie, avait été placé à Bicêtre depuis quelque temps. Il était dans un état de démence, accompagnée de paralysie générale encore peu avancée. Il est arrivé à l'infirmerie le 31 décembre 1838 Il était tombé tout-à-coup comme frappé d'apoplexie, sans connaissance et avec une paralysie du côté droit.

Nous l'examinons le 1er janvier 1839 et nous le trouvons dans l'état suivant : il y a une hémiplégie droite bien prononcée; la sensibilité est obtuse, mais conservée de ce côté ; la motilité est complétement abolie, et les membres retombent pesamment lorsqu'on les soulève ; à gauche, les mouvements sont parfaitement libres; il remue très bien ses membres et soulève ses draps; la commissure labiale est fortement tirée à gauche; la tête est renversée de ce côté; l'intelligence n'est pas tout-à-fait détruite; le facies exprime l'étonnement et la stupeur; il regarde et suit des yeux les personnes qui l'entourent; il ne prononce pas une seule parole, mais il semble parfois prêter attention à ce qu'on dit autour de lui; la respiration, qui était stertoreuse la veille au moment de l'attaque, est devenue libre ; les selles et les urines sont involontaires. (Sinapismes aux extrémités inférieures; eau-de-vie allemande.)

Il reste dans cet état jusqu'au 5 janvier.

L'intelligence paraît alors revenir un peu. Il semble comprendre ce qu'on lui dit; il fait quelques efforts pour parler. Le pouls est à 112. La paralysie commence à être moins prononcée au membre inférieur droit; le bras de ce côté reste toujours complétement paralysé ; les urines sont encore involontaires ; un peu de météorisme. On continue les sinapismes (Eau-de-vie allemande, 30 grammes.)

6. L'intelligence paraît toujours dans un état satisfaisant ; il fait quelques gestes, mais ne parle point. Le purgatif n'a point produit de selles ; on le renouvelle.

10. Le malade commence à faire usage de la parole et répond assez nettement aux questions qu'on lui fait.

11. Le mieux se prononce de plus en plus. Le bras, complétement paralysé jusqu'ici, exécute quelques mouvements; le malade présente la main et serre avec assez de force ; il demande à manger; le pouls est faible, et conserve une certaine fréquence. Un peu de diarrhée. (Riz, sirop de coings; potion tonique.)

12. Le mouvement revient rapidement; il se sert presque également bien des deux mains; depuis quelques jours déjà il se soutient bien sur ses jambes et commence à marcher ; la parole est facile, et l'intelligence dans le même état qu'avant l'attaque de paralysie ; le facies est très bon ; il a toujours un peu de diarrhée; appétit bien prononcé. (Riz, sirop de coings.)

14. Même état ; la diarrhée diminue.

15. La veille au soir, il mange un peu de riz, parle comme à l'ordinaire ; plus tard on s'aperçoit qu'il s'affaisse sur ses jambes. On le couche, et les infirmiers remarquent qu'il a un râle très fort pendant toute la nuit; le matin nous le trouvons dans l'état suivant :

Prostration considérable ; respiration difficile, traits altérés, facies hippocratique, yeux enfoncés dans les orbites ; râle bronchique très bruyant, matité dans toute l'étendue du poumon gauche en arrière, souffle tubaire très prononcé, bronchophonie, absence de crépitation, râles humides dans toute l'étendue de la poitrine; le pouls est tellement petit et fréquent qu'il est impossible de le compter; absence complète de crachats, de toux, de douleur; pas d'odeur caractéristique de l'haleine. Il ne parle point, roideur de tous les membres, point de paralysie. (Pectorale; potion stibiée, 6 grains.)

Dans la journée, cet état devient plus grave encore; la peau se refroidit, la bouche reste ouverte, immobile; les narines sont pulvérulentes, les cornées ternes; il meurt.

Autopsie. Les veines sous-arachnoïdiennes sont dilatées par une certaine quantité de sang noir. On trouve au centre du cerveau un peu de pointillé. La substance corticale paraît d'une teinte un peu plus claire qu'à l'état normal; sa consistance est naturelle. Il est d'ailleurs impossible, après l'examen le plus minutieux, de constater la moindre altération des centres nerveux et des membranes. Le cervelet, la protubérance annulaire, la moelle dans toute son étendue, ont été coupés en petits morceaux, et rien, absolument rien, n'a pu expliquer la paralysie du côté droit qui avait duré pendant douze jours environ.

Nous avons décrit ailleurs (p. 84) les altérations du poumon qui ont amené la mort.

Le cœur présentait une hypertrophie légère du ventricule gauche; les valvules et les orifices étaient libres. Tous les autres organes étaient parfaitement sains.

Causes et fréquence de l'apoplexie nerveuse. Nous n'avons pu rassembler sur la forme paralytique de l'apoplexie nerveuse que 14 observations; 6 nous appartiennent, et, dans l'espace d'une seule année, 3 d'entre elles se sont présentées à nous. M. Lélut en a recueilli 3 pour sa part dans un laps de temps assez court. Il est donc permis d'avancer que cette curieuse affection est beaucoup plus fréquente qu'on ne l'a pensé jusqu'ici. Sans doute, l'attention une fois éveillée sur ce point, nous aurons plus tard la satisfaction de voir que nos recherches n'auront point été stériles et que de nouveaux faits viendront les confirmer.

Ce que nous devons surtout faire remarquer, c'est que sur ces 14 observations, 9 appartiennent à des aliénés : aussi nous n'hésitons point à regarder la folie comme une cause prédisposante très efficace ; c'est surtout, en effet, chez les aliénés qu'on voit survenir ces lésions de la sensibilité et de la motilité dont l'autopsie cadavérique ne peut pas toujours donner l'explication, comme on l'observe dans l'épilepsie, les contractures, l'état comateux, les convulsions qui se manifestent pendant le cours de la folie. Il est donc bien moins extraordinaire de rencontrer l'apoplexie nerveuse chez eux que chez les individus non aliénés.

Dans les neuf faits que nous avons rassemblés :

Un individu était imbécile ;

Quatre étaient maniaques : un d'eux avait une manie aiguë ; elle était intermittente chez un autre ;

Quatre étaient en démence ; mais, chez aucun, elle ne paraissait accompagnée de paralysie générale bien caractérisée.

Jusqu'à nouvel ordre, on admettra donc que l'apoplexie nerveuse est également fréquente dans les deux formes les plus communes de la folie, la manie et la démence.

Quant aux influences qui président à sa production, nous aurons peu de chose à en dire, et tous ceux qui nous ont précédé ne nous ont rien appris sur ce sujet.

Dans les douze observations où l'âge a été indiqué, nous trouvons :

Un individu âgé de vingt-cinq ans ;

Deux âgés de trente à trente-cinq ans ;

Trois de trente-cinq à quarante ans ;

Deux de quarante-cinq à cinquante ans ;

Deux de cinquante à cinquante-cinq ans ;

Deux de soixante-cinq à soixante dix ans.

Comme on le voit, les cas se trouvent assez régulièrement

répartis dans la période de trente à soixante-dix ans ; il serait assez difficile d'admettre, à partir de l'âge adulte, une prédisposition beaucoup plus marquée à une époque de la vie qu'à une autre. Ce n'est sans doute que par exception qu'on l'observe avant trente ans, bien que nous ayons mentionné l'exemple d'un jeune homme de vingt-cinq ans qui succomba à cette affection.

La maladie qui nous occupe n'a point paru plus fréquente dans une saison que dans une autre, et nous n'avons rien de précis à signaler sur la profession et les habitudes des malades. Trois fois ils ont offert une constitution pléthorique ; le col était très court, les yeux injectés, la face replète ; dans les autres cas, rien de semblable n'a été remarqué.

Nous n'avons non plus rien à dire sur les causes excitantes, si ce n'est que dans l'observation de M. Fabre, l'attaque a eu lieu au moment où l'on plongeait l'aliéné dans un bain chauffé à + 30°.

Prodromes. Le début est en général brusque et non prévu, comme dans une attaque d'apoplexie due à une hémorrhagie cérébrale, et la paralysie se manifeste subitement. Les symptômes précurseurs manquent le plus souvent : cependant, dans certains cas, il existait de la céphalalgie (4), des vertiges (3), des engourdissements dans les membres et des vomissements.

Symptômes. Les symptômes ne diffèrent point de ceux qui signalent l'apoplexie sanguine.

Une perte subite de connaissance indique l'invasion de la maladie en même temps que l'hémiplégie.

Cette paralysie peut intéresser à la fois le mouvement et le sentiment, ce qui est arrivé six fois. Dans les autres, la motilité était toujours abolie et d'une manière complète, à l'exception d'une seule fois, où l'on a vu la main exécuter des mouvements très bornés.

Quand la sensibilité était conservée, on la trouvait le plus souvent obtuse et notablement diminuée.

L'hémiplégie existait de préférence du côté droit (7) et trois fois seulement à gauche ; dans les autres faits, le côté n'a point été indiqué, ni même le siége de la paralysie ; enfin, dans ceux de Lobstein et Guiaud, elle occupait les extrémités inférieures.

En même temps on trouve la déformation de la face due au défaut d'action des muscles du côté paralysé. La langue n'était pas constamment déviée, la parole souvent abolie, inintelligible ou très embarrassée. La déglutition était gênée.

La paralysie a été poussée à un tel point chez l'individu dont le docteur Duncan a rapporté l'histoire, que tous les muscles abdominaux d'un côté étaient sans action.

Deux ou trois fois, il y a eu des contractions et des convulsions du côté opposé à la paralysie.

Une fois on a noté le strabisme de l'œil du côté hémiplégique, de même que la dilatation de la pupille ; une fois elle était contractée, le plus souvent dans un état moyen de resserrement et de dilatation.

Le facies exprime l'étonnement et la stupeur ; il est tantôt pâle, tantôt injecté.

L'intelligence a paru dans deux ou trois faits assez bien conservée ; on a pu obtenir des réponses assez justes, quoique difficilement articulées ; ou bien l'expression de la face et les gestes du malade témoignaient qu'il comprenait ce qui se passait autour de lui, ou bien elle était obtuse, ou comme stupéfiée, enfin complétement abolie.

Le pouls a été assez variable : au début il était plein et résistant, plutôt lent que précipité ; vers la fin sa fréquence augmentait d'une manière graduelle et a atteint jusqu'à 126 pulsations ; en même temps il perdait en force ce qu'il gagnait en fréquence.

La respiration est bruyante et stertoreuse, rarement libre ; selles et urines involontaires.

Comme on le voit, cette description ne s'éloigne pas de celle qu'on pourrait faire de l'hémorrhagie cérébrale, et nous n'avons pas besoin de nous y arrêter plus longtemps, renvoyant pour l'omission de quelques particularités à l'histoire des malades dont nous avons longuement parlé.

La *marche* est rapide. Ordinairement la mort arrive au bout de trois ou quatre jours, et même après quelques heures; mais la durée peut se prolonger au delà de quinze jours et même plus encore, ainsi que les deux faits intéressants de M. Lélut en font foi. Ses deux malades ont succombé, l'un au bout de deux mois et demi, l'autre après plus d'une année.

L'invasion de la paralysie a été brusque, et les symptômes ont toujours été en s'aggravant à mesure que l'on s'approchait du terme fatal. La paralysie devenait de plus en plus prononcée; la sensibilité disparaissait quand elle n'était pas abolie au début; il survenait des contractures, des mouvements convulsifs, des vomissements. Le pouls prenait une grande fréquence; le coma devenait plus profond, la respiration plus pénible et plus stertoreuse. Dans le cas contraire, le mouvement, la sensibilité et l'intelligence reparaissaient d'une manière graduelle, et quelquefois même dans un espace de temps assez court. Ainsi nous avons vu, dans l'observation trente-deuxième au bout de quinze jours, dans l'observation vingt-sixième au bout de deux mois et demi, des malades complétement paralysés recouvrer la liberté de leurs mouvements au point de pouvoir agir, marcher et être en état de quitter l'infirmerie. M. Lélut a vu un de ses malades, chez lequel les accidents cérébraux avaient complétement disparu, mourir d'une manière subite; ce malade était atteint, il est vrai, de scorbut : nous en avons vu aussi deux succomber à des maladies incidentes.

Pronostic. La terminaison est toujours fâcheuse et le pronostic par conséquent très grave, plus encore que dans l'apoplexie par hémorrhagie cérébrale. Cependant il n'est point permis, en présence des faits que nous venons de réunir, de douter de la possibilité de la guérison de cette maladie, dont les observations de Paolini et de Graim nous auraient offert un exemple, si une gangrène du poumon chez le premier, une entérite très intense, chez le second, n'avaient causé la mort au moment où l'affection cérébrale avait complétement disparu.

Diagnostic. Dans l'état actuel de nos connaissances et avec le nombre restreint d'observations que nous possédons, il n'est pas possible d'établir d'une manière précise le diagnostic de l'apoplexie nerveuse. Ainsi que nous l'avons vu, elle se présente dans la forme paralytique avec toute l'apparence d'une hémorrhagie cérébrale, et c'est seulement par l'autopsie qu'on a pu être éclairé sur la nature de la maladie.

On a donc renoncé jusqu'à présent à reconnaître pendant la vie une maladie encore à peine connue : cependant M. Moulin a tenté de le faire, et il donne comme moyen de la diagnostiquer, lorsque toutefois elle n'a pas eu une funeste terminaison, le peu de durée de la perte de connaissance, de la fixité des pupilles et du stertor, la tranquillité du pouls, et surtout l'absence de paralysie; car, pour lui, toutes les fois qu'elle a existé, on peut affirmer qu'il s'agissait d'une congestion cérébrale et non d'une apoplexie nerveuse; enfin, ajoute-t-il, tous les doutes sont dissipés, si à la structure grêle et sèche du malade se joignait une pâleur générale, une susceptibilité exquise, et à plus forte raison s'il a déjà éprouvé une affection nerveuse.

Ces éléments de diagnostic ne pourraient guère s'appliquer à la maladie dont on vient de lire la description, et il est bon d'être édifié sur le sens qu'on doit donner au mot d'apoplexie nerveuse, ce que nous nous sommes empressé de faire au commencement de ce travail. La névrose apoplectiforme de M. Moulin est donc toute différente de notre apoplexie sans lésion appréciable de l'encéphale, partant ses moyens de diagnostic inutiles. Il faut avouer que jusqu'à présent il nous paraît à peu près impossible de dire qu'à l'autopsie d'un individu frappé d'apoplexie on trouvera ou non les deux lésions anatomiques qui appartiennent à l'hémorrhagie ou au ramollissement du cerveau, surtout lorsque la maladie aura une marche rapide et une terminaison promptement funeste. Mais si le contraire arrive, et qu'après avoir duré un certain temps la paralysie diminue plus vite qu'on ne l'observe d'ordinaire, on sera peut-être autorisé à penser qu'on a affaire à une apoplexie nerveuse. On sera confirmé dans cette opinion si l'individu a présenté antérieurement un dérangement dans les facultés intellectuelles, s'il est affecté d'une des formes d'aliénation mentale que nous avons regardée comme une des causes prédisposantes les plus efficaces de cette maladie.

Malgré tout cela, il convient de faire encore ses réserves, et de ne se prononcer sur ce point délicat de diagnostic qu'avec beaucoup de circonspection.

Il n'est point possible de confondre l'apoplexie sans lésion appréciable du cerveau avec la congestion cérébrale. Si le raptus du sang vers l'organe encéphalique peut expliquer suffisamment une paralysie passagère, il n'en sera plus ainsi quand il s'agira d'une paralysie durant au même degré plusieurs jours de suite, et même plusieurs mois, sans laisser après la mort la moindre lésion appréciable. Nous ne pouvons expliquer ainsi l'apoplexie nerveuse et en faire une simple congestion cérébrale; nous ne devons point davantage nous efforcer de trouver la cause, peut-être à jamais introuvable, de cette curieuse affection, nous bornant à répéter les paroles suivantes, assurément bien peu suspectes dans la bouche d'un médecin célèbre, l'un des plus fermes appuis de l'anatomie pathologique.

« Sans doute, on ne saurait trop encourager et multiplier les recherches qui ont pour but de rattacher chaque désordre fonctionnel du cerveau à une altération appréciable de cet organe. De belles et importantes découvertes ont été déjà le fruit de ce genre de recherches; mais dire que dans tous les cas où il y a eu trouble des fonctions du cerveau, on devra nécessairement trouver une lésion des centres nerveux, c'est émettre une opinion que réfutent des faits très nombreux. Certainement cette lésion existe, puisqu'en saine physiologie on doit admettre qu'une fonction ne peut être troublée sans que l'organe qui en est le siége soit lui-même altéré ; mais ce qu'il faut bien reconnaître, c'est que, dans le système nerveux surtout, cette altération nous échappe entièrement dans un bon nombre de cas. » (Andral, *Clinique médicale*, tom. IV, p. 345.)

Anatomie pathologique. Dans quelques cas tout-à-fait exceptionnels, on a pu noter des lésions que nous devons relever ici, plutôt pour ne point être taxé d'omission que pour en tirer des inductions importantes.

Ainsi le docteur Duncan a trouvé dans un cas que l'artère basilaire offrait une tache morbifique, et que sur le côté de cette artère la substance cérébrale présentait un point qui semblait ramolli, mais qui n'excédait point le volume d'un grain d'orge; encore le ramollissement fut-il considéré comme douteux. Dans l'observation 22e de ce mémoire, on a trouvé une consistance un peu moins grande qu'à l'ordinaire de la voûte à trois piliers; on a aussi eu des doutes sur cette altération.

On a nécessairement dû constater chez les aliénés les altérations qui se rencontrent quelquefois, l'infiltration gélatiniforme, l'adhérence des membranes, etc. On a noté aussi l'existence d'une certaine quantité de sérosité dans les ventricules, une légère injection des vaisseaux arachnoïdiens, une décoloration plus ou moins grande de deux substances; mais dans tout cela, rien qui pût donner une explication satisfaisante des symptômes observés pendant la vie.

Le *traitement* a toujours été celui de l'hémorrhagie cérébrale; la difficulté, disons mieux, l'impossibilité du diagnostic a imposé cette conduite thérapeutique. On a donc eu recours, au premier abord; à des émissions sanguines, saignées générales, sangsues aux tempes et derrière les oreilles, ventouses scarifiées à la nuque, révulsifs cutanés, lavements, purgatifs, etc.

Cependant, si l'on pouvait soupçonner la nature de l'affection, nous pensons qu'il serait au moins inutile d'avoir recours aux émissions sanguines. Cette recommandation serait surtout applicable aux aliénés qui supportent mal les pertes de sang, et l'on devra chercher les moyens curatifs dans l'emploi des dérivatifs cutanés et intestinaux, ainsi que des antispasmodiques.

CONVULSIONS ; ATTAQUES ÉPILEPTIFORMES.

Les phénomènes convulsifs s'observent fréquemment chez les aliénés. M. Bayle (p. 514) dit les avoir notés chez un quart environ des malades. Cependant il est vrai de dire que, sous ce titre, il a décrit des accidents qui tiennent plutôt à la marche habituelle de la folie aiguë et chronique qu'à des maladies qui viennent la compliquer ; par exemple, ce qu'il appelle agitation spasmodique continue et intermittente, les grincements de dents, les tremblements, les contractures, etc., qui ne doivent point nous arrêter ici. Ce qui doit surtout nous occuper, c'est l'éclampsie des aliénés qui se présente sous deux formes distinctes : dans l'une, les convulsions sont semblables à celles que l'on observe dans le tétanos. M. Calmeil en a donné la description suivante :

« Leur bouche, leurs joues, leurs paupières, les quatre membres, sont le siége de secousses convulsives brusques, qui se répètent indéfiniment, et communiquent au corps un ébranlement continuel. Les mâchoires sont serrées l'une contre l'autre ; les muscles du ventre rétractés ; les déjections involontaires ; l'exercice des principaux sens et la sensibilité cutanée suspendus ou émoussés. Le malade ne répond point aux questions qu'on lui adresse ; sa peau est chaude, couverte de sueur ; son pouls agité et fréquent ; le diaphragme, tendu avec une brusque énergie, soulève la poitrine en produisant le hoquet. De violents grincements de dents frappent l'oreille des assistants, qui ne peuvent se dissimuler l'imminence du danger, etc. » (*Dictionnaire de médecine*, t. XXIII, p. 145.)

M. Bayle paraît avoir vu cet état porté à un plus haut degré encore et simulant un véritable tétanos. Le corps est alors roide et tendu ; et en prenant l'individu par les pieds ou par la tête, on l'élève tout d'une pièce comme si c'était un corps solide continu. (Page 523.)

Nous n'avons point pour notre part observé chez les aliénés des phénomènes qui pussent se rapporter entièrement à cette description : aussi donnerons-nous plus d'attention à l'autre forme, qu'on pourrait appeler, en suivant les désignations que Dugès a employées pour décrire l'éclampsie chez les enfants, *éclampsie épileptiforme*. Elle nous paraît beaucoup plus commune que l'*éclampsie tétaniforme*, et plus importante à connaître. Nous ne pouvons souscrire à l'opinion de M. Calmeil, qui regarde ces accès comme peu inquiétants, lorsque, au contraire, il signale les convulsions tétaniques comme plus durables et plus particulières aux paralytiques arrivés à la troisième période.

Fréquence. Il serait encore assez difficile de déterminer d'une manière précise le degré de fréquence des accès convulsifs qui surviennent pendant le cours de la folie. M. Esquirol (t. II, p. 238) a observé dix fois la démence convulsive sur 235 individus; M. Parchappe, deux fois sur 520. Je n'ai, d'après mes notes, observé ces accidents que douze fois sur une population de 800 aliénés, et ils n'ont été considérés comme cause de mort que cinq fois sur 164 décès survenus pendant toute une année. On ne peut donc tirer aucune conséquence rigoureuse de ces documents. M. Aubanel, que nous ne saurions trop remercier de l'obligeance avec laquelle il met à notre disposition les résultats de ses nombreuses observations et de sa consciencieuse pratique, a noté l'existence des convulsions épileptiformes quarante-trois fois sur 254 individus qui ont succombé, parmi lesquels on compte 94 déments paralytiques.

Causes Sur 12 individus dont nous avons conservé l'histoire, 10 étaient en démence, 2 étaient idiots ; sur les 5 individus décédés, 3 étaient déments et 2 étaient idiots.

Sur 27 cas de convulsions épileptiformes réunis par M. Aubanel, on trouve que :

23	étaient	déments paralytiques.
1	était	dément sans paralysie.
1	—	lypémaniaque.
1	—	maniaque à l'état aigu.
1	—	atteint de manie rémittente
27		

Il n'en faut pas davantage pour prouver combien la démence paralytique favorise la production des attaques convulsives. Cette première donnée, une fois admise, nous dispense d'entrer au sujet de l'étiologie dans des détails qui deviendraient inutiles, lorsqu'on a pu déjà tant de fois apprécier les conditions dans lesquelles se trouvent placés les déments avec paralysie générale.

Nous allons maintenant nous occuper de déterminer l'influence du sexe sur le développement des attaques convulsives. M. Esquirol (t. II, p. 238) les a notées quatre fois sur 154 femmes ; M. Parchappe (*Notice statistique*, 1845, p. 52), une fois pour chaque sexe sur 520 individus. Sur 43 faits de convulsions épileptiformes, M. Aubanel les a observées trente fois chez l'homme et treize fois chez la femme. Sur 16 cas de démence paralytique qu'il a en ce moment sous les yeux à l'asile de Marseille, il compte 13 hommes et 3 femmes. Il a constaté des convulsions deux fois chez les premiers et une fois chez ces dernières. M. Baillarger (*Gazette des hôpitaux*, 1846, n° 83) les regarde comme beaucoup plus fréquentes chez les hommes que chez les femmes. Suivant lui, chez ces dernières, elles sont remplacées par des congestions lentes qui se traduisent au dehors par un état demi-comateux.

Nos observations ayant été faites dans un hospice destiné aux hommes, nous ne pouvons rien ajouter aux documents que nous venons de mentionner.

Il est permis de croire, au moins jusqu'à présent, que cet accident est beaucoup plus fréquent chez les hommes que chez les femmes ; ce qui s'explique d'ailleurs tout naturellement par la fréquence plus grande chez les premiers, de la démence avec paralysie.

Nous n'aurons point beaucoup à dire sur les autres causes générales qui peuvent prédisposer à l'affection qui nous occupe. La plupart se rattachent à l'état de démence des individus ; nous ne pouvons nous dispenser de signaler, avec M. Brierre de Boismont, la gloutonnerie et l'ingestion d'une grande quantité d'aliments, qui, ici comme dans bien d'autres cas, peuvent favoriser le développement de ces attaques.

Les causes excitantes ne paraissent point devoir être facilement déterminées. L'aliéné est pris de convulsions sans qu'il soit le plus souvent possible de dire sous quelle influence elles se sont manifestées. — Arrivons à la cause prochaine, ou, pour mieux parler, à la lésion anatomique à laquelle il est permis d'attribuer l'éclampsie épileptiforme des aliénés.

Pour le plus grand nombre des médecins, c'est la congestion cérébrale qui est la cause de ces attaques convulsives. M. Brierre de Boismont l'attribue à l'afflux du sang au cerveau, et spécialement dans la substance blanche. Il décrit cette maladie sous le nom de congestion sanguine cérébrale avec symptômes épileptiformes (*Archives de médecine*, t. XIX, 1829).

Cette opinion exclusive est aussi partagée par M. Aubanel. Ce médecin distingué, qui a étudié le sujet avec un soin tout particulier, considère les convulsions épileptiformes comme étant toujours le résultat d'une congestion cérébrale. « Les symptômes observés le prouvent, dit-il ; l'autopsie le démontre ; et en l'absence de traces de congestion sur le cadavre, il admet néanmoins que le raptus sanguin a existé pendant la vie. On comprend, ajoute-t-il, que cette lésion, fugace de sa nature, ait pu disparaître après la mort. »

M. Calmeil, dans son ouvrage sur la paralysie des aliénés (1826), ne se prononce point sur la lésion anatomique qui existe chez les aliénés atteints de convulsions (pag. 265).

Plus récemment (*Dictionnaire de médecine*, art PARALYSIE, t. XXIII, p. 145), il paraît les attribuer à une stimulation directe de la pulpe cérébrale et à une recrudescence de l'encéphalite.

M. Bayle (*Maladies mentales*, p. 569) pense que les phénomènes convulsifs sont le résultat de l'inflammation de la substance grise des hémisphères, consécutive à la méningite chronique. Il signale également, comme pouvant les provoquer, l'épanchement subit de sérosité à la surface ou dans les ventricules du cerveau.

Enfin on les a considérées comme constamment dues à la réaction de l'arachnoïde enflammée sur le cerveau.

Sans mettre tout-à-fait hors de cause cette dernière opinion, non plus que celle qui donne beaucoup d'importance à l'inflammation de la substance cérébrale elle-même, il est cependant permis de penser que l'on a tort d'expliquer ces accidents par des lésions propres à la paralysie générale.

L'opinion qui attribue l'éclampsie des aliénés à une congestion cérébrale s'appuie sur des faits mieux compris et mieux justifiés par l'observation.

Il est bien certain qu'à la suite de ces attaques on trouve dans le cerveau tous les signes d'une congestion sanguine qu'il est impossible de contester. — Nous allons en citer un exemple.

OBSERVATION PREMIÈRE.

Beauvais, âgé de cinquante-six ans, marchand de coco, marié, sans enfants, entre à Bicêtre le 24 juin 1839. Ses parents ne font remonter le début de sa maladie qu'à deux ou trois mois; et, pour tout renseignement, ils disent qu'il avait perdu la tête et ne savait plus ce qu'il faisait. Ce malade, le jour de son admission, était assez calme; il n'avait point conscience de sa translation à Bicêtre, il pense y être venu en société d'une dame. Sa mémoire est affaiblie; sa langue est tremblotante; il parle sans beaucoup d'embarras dans la parole. La marche est assez facile. Il paraît à peine préoccupé de sa séquestration.

Les jours suivants, il a présenté dans ses paroles et dans ses actions tous les signes d'une démence confirmée. La motilité a paru bientôt gravement atteinte, et l'embarras de la parole est devenu plus manifeste. De plus, il y a eu une agitation assez vive qui a nécessité l'emploi de la camisole. — Il fit plusieurs tentatives d'évasion, et était indocile, difficile à conduire, mangeant des ordures, déchirant ses vêtements. La maladie s'aggrave rapidement; mais la constitution se maintient assez bien, et on le fait passer dans la section des incurables dans les premiers jours d'octobre 1839.

Le 24 octobre, il tombe tout-à-coup dans des accès convulsifs; on l'amène à l'infirmerie, où nous le trouvons dans l'état suivant : il ne parle plus; la perte de connaissance est complète, et il ne paraît rien comprendre aux questions qu'on lui adresse. La bouche est déviée à droite; les paupières de l'œil droit sont paralysées; il y a des mouvements convulsifs dans tout le corps, et plus prononcés à droite qu'à gauche. Les membres sont agités par des secousses violentes et continuelles qui les poussent dans la demi-flexion; ils s'y maintiennent dans une espèce de contracture, et il faut un certain effort pour les ramener dans l'extension. La respiration est saccadée; le pouls d'une force médiocre, mais d'une grande fréquence. (10 sangsues au cou, sinapismes, potion antispasmodique.)

25. Les mouvements convulsifs ont cessé, mais la connaissance n'est point revenue; les paupières s'ouvrent un peu; pas de paralysie des membres. Selles et urines involontaires. (Sinapismes, lavement purgatif.)

27. Encore un peu de roideur dans les membres; la connaissance semble revenir; les yeux sont plus intelligents; il ne parle point. La respiration est calme et régulière; le pouls toujours fréquent. (Vésicatoire aux cuisses.)

30. Agitation depuis deux jours; il n'a point cessé de parler,

de marmotter et de se remuer dans son lit. On est obligé de lui laisser la camisole de force; il ne paraît point comprendre ce qu'on lui dit. Les selles et les urines sont toujours involontaires.

Le malade continue à être agité; il s'affaiblit d'une manière graduelle, et meurt le 7 novembre 1839.

Autopsie. Le crâne est fort épais, surtout dans sa portion occipitale. La dure-mère est très injectée et présente des replis à sa partie antérieure par suite du retrait du cerveau. Celui-ci est manifestement revenu sur lui-même; il n'occupe point toute la cavité crânienne, et il y a une quantité assez considérable de sérosité dans la grande cavité de l'arachnoïde. Les membranes qui recouvrent la face supérieure du cerveau sont le siége d'une injection veineuse extrêmement forte et plus prononcée en arrière qu'en avant. Elles ont une coloration d'un rouge noirâtre, et l'on trouve dans les anfractuosités des veines volumineuses et gorgées d'un sang tout-à-fait noir. Les méninges sont considérablement épaissies; on les enlève facilement et par lambeaux assez étendus, à l'exception des parties voisines de la faux, où se trouvent quelques adhérences. Dans ce point existe une fausse membrane commençante qui adhère à la dure-mère. Les sinus sont gorgés de sang.

Les membranes de la base sont saines, peu injectées, pas épaissies, et on les détache avec facilité, si ce n'est à la partie inférieure des lobes antérieurs, où elles laissent quelques éraillures. Sur le lobe moyen se trouve une extravasation sanguine qui occupe les mailles de la pie-mère. Les circonvolutions sont affaissées, surtout les antérieures qui sont très petites et comme ratatinées. Il n'y a point de ramollissement dans la substance grise, non plus que dans la blanche; elles sont toutes deux d'une bonne consistance. Il existe un pointillé très marqué et leur teinte est légèrement rosée. Le cervelet, la protubérance et la moelle allongée ne présentent pas la moindre altération.

Nous ne croyons point cependant qu'il faille admettre d'une manière trop exclusive l'opinion que nous venons de mentionner et d'appuyer d'un exemple probant. Il vaut mieux, à cet égard, rester dans le doute, lorsque l'autopsie ne révèle aucune lésion ou fait reconnaître des altérations qui ne se rattachent point à l'hypérémie des centres nerveux. Si l'on interroge les faits qui nous sont propres et ceux qui appartiennent à d'autres médecins, on arrive à cette conclusion, que différentes altérations de l'encéphale peuvent donner lieu à la production d'attaques épileptiformes; la congestion séreuse du cerveau, par exemple.

M. Bayle a dit (*Maladies du cerveau*, p. 561) « que dans quelques cas très rares, il est vrai, un épanchement subit de sérosité à la surface du cerveau donne lieu à des attaques épileptiformes. » Tel a été le cas d'un homme âgé de cinquante-six ans, dément avec paralysie, qui mourut au milieu d'une attaque convulsive. A l'autopsie, on trouva la pie-mère infiltrée par une grande quantité de sérosité qui remplissait également les ventricules latéraux. (Obs. III, p. 15.)

On a déjà vu précédemment (p. 179) l'histoire d'un homme qui succomba à une apoplexie séreuse bien caractérisée, et qui, à deux reprises différentes, eut des attaques épileptiformes violentes qui se montrèrent jusque dans les derniers moments de son existence.

Pareille chose s'observe dans l'éclampsie coïncidant avec l'anasarque qui se développe pendant la grossesse, à la suite des maladies éruptives et sous l'influence d'autres états pathologiques, et que l'on doit rapporter à la congestion séreuse des centres nerveux.

Nous avons recueilli deux observations dans lesquelles il paraît rationnel d'attribuer l'existence des accès convulsifs à une congestion séreuse du cerveau.

OBSERVATION DEUXIÈME.

Vandrebrouck était un dément paralytique, âgé de trente-huit ans environ, et depuis longtemps déjà dans la division, lorsqu'il fut atteint de convulsions épileptiformes. Le 1er mars.

vers le soir, le malade présente un peu plus d'agitation que d'habitude, se met à chanter, et une demi-heure après, vers sept heures du soir, il est pris d'un accès épileptiforme qui dure un quart d'heure et est suivi d'un accès moins long; puis un troisième survient pendant lequel nous arrivons auprès du malade. Il est dans un état de résolution complète, les membres supérieurs et inférieurs tombent comme une masse; la sensibilité est anéantie; perte de connaissance; on ne peut obtenir aucune réponse aux questions qu'on adresse; les yeux sont à demi fermés, sans fixité, les pupilles sont dilatées médiocrement; la tête est penchée sur le côté droit; il n'y a point de déviation des commissures de la bouche, ni de la langue. Il y a un ronflement sonore; un peu de salive s'écoule de la bouche. Un nouvel accès, c'est le quatrième, a lieu sous nos yeux: d'abord les bras s'agitent, puis tous les membres se roidissent et se fléchissent ensuite. Enfin, les mouvements convulsifs se déclarent, aussi forts d'un côté que de l'autre; cependant la commissure de la bouche était entraînée à gauche. Ces convulsions sont en tout semblables à celles de l'épilepsie. Le stertor survient après, ainsi que la résolution des membres; le pouls battait cent fois par minute, et était plein, assez fort. (Saignée de 500 grammes, sinapismes aux extrémités inférieures.)

Il ne survient pas de nouveaux accès, mais la résolution persiste ainsi que la perte de connaissance. On administre, à une heure d'intervalle, deux lavements avec l'assa fœtida. Peu de temps après, la résolution cesse, et le malade se met à chanter et à crier.

Le lendemain, 2 mars, on apprend que cette agitation a duré toute la nuit; il parle et pousse des cris, mais sans répondre aux questions qu'on lui fait. Pas de paralysie; il s'agite et résiste lorsqu'on veut l'examiner avec soin. La respiration est libre, le pouls encore fréquent. (Trois ventouses à la nuque, sinapismes, eau-de-vie allemande.) L'agitation cesse et le malade revient à son état antérieur.

Il ne présente rien de remarquable les jours suivants, si ce n'est une agitation momentanée, mais sans mouvements convulsifs. Dans la soirée du 17, sa face se congestionne, puis il survient du râle et il succombe.

Autopsie. Les membranes du cerveau n'offrent rien de particulier à noter. Elles sont un peu infiltrées de sérosité gélatiniforme; elles ne sont ni épaissies, ni friables; pas d'adhérence au cerveau.

La substance grise n'est point ramollie, elle est tout-à-fait décolorée et presque complétement blanche. La substance blanche a une consistance normale : elle est infiltrée par une grande quantité de sérosité, elle est très humide dans toute sa profondeur, et on en exprime un liquide incolore très abondant. Les anfractuosités sont remplies par une grande quantité de sérosité; il en est de même des ventricules latéraux qui sont très dilatés. Pas de traces évidentes de congestion sanguine.

OBSERVATION TROISIÈME.

Moreau, âgé de cinquante-six ans, entre à Bicêtre, le 23 août 1839, sans qu'on ait pu obtenir de renseignements sur son compte. Le malade n'avait point été beaucoup observé depuis lors. Il était dément et paralytique. Dans le mois de septembre, il est pris d'accès épileptiformes très violents, et plusieurs se succédèrent dans la même journée. Il reste quelque temps sans parler, avec résolution des membres. Mais bientôt de nouveaux accès se montrent d'intervalle en intervalle, à ce point qu'on le regarde comme épileptique, et qu'il est placé avec les individus atteints de cette maladie. Mais bientôt il survint de l'agitation, de l'incohérence; il divague continuellement, il parle beaucoup pendant la nuit, et marmotte ou crie. On est obligé, à cause de sa grande agitation, de le tenir au lit. Les calmants lui furent administrés sans succès.

Il avait des accès de temps en temps.

Dans le mois de novembre, son état s'étant amélioré, les

accès étaient plus rares, la face était meilleure, et il n'y avait presque plus d'agitation.

Mais vers le 15, le malade, dont les jambes étaient infiltrées, est pris de dévoiement ; il s'affaiblit et meurt au bout de peu de jours. Depuis quelque temps déjà les accès s'étaient éloignés ; il parlait peu, et la démence avec paralysie générale était confirmée.

Autopsie. La dure-mère est saine ; il n'y a point d'altération dans l'arachnoïde et la pie-mère qui recouvrent le cerveau ; cependant on a noté un certain degré d'opacité et une légère infiltration séreuse ; elles ne sont point adhérentes.

Les circonvolutions sont extrêmement humides, assez épanouies, et les anfractuosités qui les séparent sont pour la plupart remplies de sérosité. Le tissu cérébral est d'une consistance à peu près normale, et il est infiltré d'une abondante sérosité, ce qui donne à sa coupe un aspect luisant. La substance grise est complétement décolorée, comme si elle avait subi une longue macération dans l'eau. Les ventricules sont dilatés par la sérosité et offrent sur leur paroi interne une multitude de granulations miliaires. Rien à noter dans les autres parties du cerveau et les autres organes de l'économie.

Enfin, dans certains cas, il a été impossible de trouver des altérations cadavériques capables d'expliquer les accidents nerveux que nous étudions en ce moment. Dira-t-on qu'il y a eu une hypéremie cérébrale dont les caractères ont disparu après la mort? Si cette explication est admissible lorsque les convulsions n'existent plus depuis quelque temps, elle n'est plus soutenable lorsque l'individu a péri au milieu des accès ; d'ailleurs, pourquoi ne point admettre pour les convulsions épileptiformes ce qu'on admet pour l'épilepsie elle-même dont la lésion anatomique est encore à trouver?

En fin de compte, on peut conclure de tout cela que les attaques convulsives de forme épileptique qui s'observent chez les aliénés, sont le plus souvent dues à une congestion cérébrale, à un violent raptus du sang vers le cerveau; mais qu'elles peuvent être aussi le résultat de lésions assez variables, et que dans certains cas ces lésions ne sont point appréciables à nos sens.

Symptômes, marche et diagnostic. C'est presque constamment, comme nous l'avons vu, dans la démence paralytique que l'on observe les convulsions épileptiformes, et en général dans la dernière période de cette forme de la folie. Cependant il y a quelques exceptions à cet égard. Elles peuvent, au contraire, en signaler le début, et favoriser puissamment son développement, comme le prouve l'observation suivante.

OBSERVATION QUATRIÈME.

Billoret, âgé de trente-huit ans, ancien marchand de vins, est marié depuis dix ans; il est sobre, d'un bon caractère; il n'y a point eu d'aliénés ni d'épileptiques dans sa famille. Il a éprouvé de vives contrariétés à la suite d'insuccès dans son commerce, et depuis lors il a toujours été fort triste. Le 11 mars 1837, il était chez son frère, quand il fut pris d'attaques épileptiformes au milieu d'un dîner; il eut sept ou huit attaques dans l'espace d'une semaine. La connaissance revient, mais la parole reste gênée; la mémoire s'affaiblit de plus en plus; il travaille cependant encore jusqu'au mois d'octobre, époque où une nouvelle attaque a lieu. La gêne de la parole augmente encore à la suite de cette attaque, et il cesse complétement de travailler. Le 2 mai 1838, au moment du dîner, il a encore une attaque, suivie d'une perte de connaissance très prolongée, de selles involontaires, etc. Depuis lors l'aliénation mentale est complète, il ne reconnaît plus ses parents, défait ses matelas pour en manger la laine; il veut mettre des robes, fait un pantalon avec les couvertures de son lit; il a des accès de violence.

Il est admis le 6 mai à Bicêtre; on le trouve assez tranquille; on ne peut obtenir de lui aucune réponse; il parle peu et avec la plus grande incohérence. La langue est tremblotante, les paroles sont mal articulées et les lèvres constamment agitées; il marche avec peine; la sensibilité paraît assez bien conservée; le pouls plein, fort, lent, 44 pulsations par minute; les selles et les urines sont involontaires. (Ventouses scarifiées à la nuque, lavements huileux.)

Le 10, il est agité pendant toute la nuit, et il succombe le 12 pendant la journée, dans un état d'agitation continuelle.

Autopsie. La cavité crânienne seulement a pu être examinée. Les téguments crâniens ont peu d'épaisseur, la voûte osseuse est assez mince et d'une grande friabilité. La dure-mère ne présente rien à noter; après qu'on l'a incisée, il s'en écoule une quantité notable de sérosité sanguinolente. Le réseau veineux de la pie-mère présente un développement très considérable; il est comme variqueux et gorgé d'une grande quantité de sang, ce qui donne à toute la surface supérieure du cerveau une coloration d'un rouge foncé; il existe de plus dans les méninges une infiltration de sérosité gélatiniforme très prononcée. Lorsqu'on cherche à les enlever, on arrache avec chaque lambeau une couche de substance grise d'une demi-ligne d'épaisseur. Cette disposition existe à la surface supérieure du cerveau; après l'enlèvement complet des membranes, elle offre un aspect inégal et chagriné. Partout ailleurs la substance grise est d'une consistance un peu plus grande qu'à l'état normal. Chaque ventricule contient une cuillerée à bouche de sérosité limpide. Les plexus choroïdes sont décolorés et renferment plusieurs kystes de la grosseur d'un petit pois. L'injection des méninges existe à la base, quoique à un degré moins prononcé.

Le début est brusque en général, et les prodromes manquent le plus souvent. Cependant on peut remarquer une augmentation dans les phénomènes de la paralysie; la démarche est plus difficile, la parole plus gênée, les sens plus obtus. M. Bayle a observé chez un de ces individus une *aura* qui partait de la jambe et de la main du côté droit, et qui se portait ensuite à la tête. Il est d'ailleurs le plus souvent impossible d'obtenir des déments paralytiques des renseignements qui puissent faire soupçonner qu'ils sont menacés d'une attaque convulsive.

Ordinairement ils sont frappés tout-à-coup : ils tombent sans connaissance, les membres sont agités de secousses violentes, suivies de flexions et d'extensions successives. Il en est de même des muscles de la face : les lèvres les paupières, les joues sont agitées des mêmes convulsions. Elles sont tout-à-fait semblables à celles que l'on observe chez les épileptiques.

Elles peuvent être plus ou moins générales, occuper successivement et simultanément tous les membres, un seul côté du corps, les membres supérieurs et inférieurs, ou la face seulement. Habituellement, et comme dans la véritable épilepsie, elles sont plus fortes d'un côté que de l'autre. M. Aubanel les a trouvées limitées à un seul côté du corps 4 fois sur 27, et à la face 4 fois seulement. Il a également noté qu'elles ont été suivies d'une hémiplégie manifeste dans 17 cas.

Cette hémiplégie était tantôt complète, tantôt incomplète, et passait successivement d'un côté à l'autre du corps. Dans 8 cas, elle a occupé particulièrement le côté droit, et dans 9 le gauche; 10 fois il a observé des contractures.

Nous avons également observé cette paralysie dans presque tous les cas; ordinairement elle était limitée à un côté, et nous l'avons notée autant de fois à droite qu'à gauche. Elle a une durée très variable, et n'existe que pendant quelques heures, ou bien elle se prolonge plusieurs jours après le retour de l'intelligence et la cessation des accidents épileptiformes.

D'après M. Aubanel, l'existence de cette hémiplégie n'a pu s'expliquer par le siége des lésions du côté opposé que dans 4 cas, 3 fois par des foyers apoplectiques, une fois par des ecchymoses multiples. Nous devons insister sur ce point, et rapprocher ces résultats des observations rapportées à propos de l'apoplexie nerveuse dont nous venons de nous occuper.

Les attaques peuvent durer peu de temps, ou se prolonger pendant un quart d'heure. Le plus souvent il y a une succession d'attaques plus ou moins rapprochées entre lesquelles la connaissance peut revenir. Si la maladie doit se terminer favorablement, on voit l'intelligence, les sens, les mouvements, reparaître d'une manière successive et même assez rapide. Ou bien le stertor persiste et le malade reste pendant un temps très long dans un état de stupeur profonde. Par contre, on a vu une agitation maniaque signaler la fin de l'accès. La mort peut survenir pendant l'accès même ou après sa cessation, ou dans le coma qui le suit, ou bien enfin longtemps après l'attaque, par suite d'un état de marasme et de l'aggravation de tous les symptômes de la paralysie générale.

Ces accidents ont, comme on le voit, la plus grande analogie avec l'épilepsie essentielle, et l'on a pu remarquer dans une de nos observations que le malade, en raison de la fréquence de ses accès, avait été regardé comme épileptique et placé comme tel dans la section qui leur est destinée. C'est qu'en effet le diagnostic offrirait de grandes difficultés pour le médecin appelé pour la première fois au moment d'une de ces attaques, s'il manquait de renseignements sur les antécédents de l'individu.

Mais il n'en sera plus de même lorsque l'on connaîtra ces antécédents, et surtout lorsque l'on pourra suivre la marche de ces attaques, qui diffèrent beaucoup sous ce rapport de la véritable épilepsie.

Pronostic. On doit donc considérer ces accès d'éclampsie comme chose très fâcheuse, car alors même qu'elles ne sont point la cause directe de la mort, elles aggravent toujours l'affection primitive et lui impriment une marche plus rapide.

Traitement. Pour ceux qui considèrent exclusivement l'éclampsie épileptiforme comme le résultat d'une congestion cérébrale, le traitement doit aussi consister exclusivement dans l'emploi des émissions sanguines; c'est le moyen héroïque, au dire de M. Brierre de Boismont. La saignée générale, l'application de sangsues aux apophyses mastoïdes, les ventouses scarifiées à la nuque, ont eu une influence très favorable dans le plus grand nombre de cas. Il a toujours été bon d'y adjoindre l'emploi des révulsifs énergiques sur la peau et le tube digestif; boissons émétisées, lavements, purgatifs, sinapismes, vésicatoires aux extrémités inférieures, etc. C'est dans ce même but aussi que l'on a conseillé un régime peu substantiel, les végétaux, etc.

On a également eu recours aux antispasmodiques, le musc, la valériane, l'assa fœtida. Nous n'avons point, jusqu'à présent, recueilli de faits qui puissent témoigner beaucoup de leur efficacité.

Le traitement antiphlogistique n'a pas toujours un succès constant, surtout quand l'éclampsie apparaît chez des individus atteints de *delirium tremens.* C'est alors qu'il est bon de préférer aux émissions sanguines l'opium et ses composés, qui, dans ce cas, donnent les meilleurs résultats. C'est aussi dans l'éclampsie qui survient à la suite de l'abus des alcooliques, que M. Chabrely a administré avec succès l'acétate d'ammoniaque, qui agissait comme prophylactique dans l'intermission et comme calmant pendant l'accès (*Gazette des hôpitaux*, 1844, p. 268).

Nous signalerons encore, non sans faire nos réserves, l'emploi à haute dose de la digitale, dans la manie compliquée d'accès épileptiformes, proposé par un médecin anglais, qui la donne à la dose de 8 et même 15 grammes (*Journal de médecine*, 1844, p. 58).

MALADIES GÉNÉRALES.

Sous ce titre, auquel nous n'attachons pas plus d'importance qu'il n'en mérite, nous réunissons la description de maladies, peu nombreuses d'ailleurs, qui n'ont pu trouver place dans les divisions précédentes, comme la fièvre typhoïde, la fièvre intermittente, le scorbut, etc.

FIÈVRE TYPHOIDE.

Georget regarde, après l'entérite, la fièvre adynamique comme la maladie la plus fréquente chez les aliénés.

M. Esquirol trouve que 46 fois sur 277 (t. Ier, p. 110) la mort a été due aux fièvres ataxique et adynamique.

M. Calmeil (art. *Aliénés*, Dict. t. II) dit avoir vu à Charenton plusieurs exemples de dothinentérie, et affirme que les individus affectés en ont présenté tous les symptômes, qu'ils étaient tous jeunes; mais il ne fait point mention des lésions qu'il a trouvées à l'autopsie. Cependant il regarde la fièvre typhoïde comme assez rare.

M. Parchappe a rapporté (obs. 17, 57, 72, 101), sous le titre de fièvre typhoïde et d'entérite folliculeuse, des faits que le manque de détails sur les symptômes et l'anatomie pathologique ne nous a point permis de mettre à profit.

Quant à nous, nous pouvons affirmer que nous n'avons pas noté, pendant toute une année passée dans l'hospice de Bicêtre, un cas de fièvre typhoïde, et plusieurs de nos collègues, qui nous ont précédé dans le même service, ont fait la même remarque.

Une seule fois nous avons cru en trouver un exemple chez un individu envoyé dans un autre hôpital avec la plupart des symptômes qu'on peut attribuer à la fièvre typhoïde (voy. art. *Entérite*, p. 145). Stupeur, prostration; dents fuligineuses, lèvres encroûtées; langue sèche, fendillée, brunâtre; diarrhée abondante; gargouillement dans la fosse iliaque droite, avec douleur dans ce point; selles et urines involontaires; râle sibilant dans toute l'étendue de la poitrine; pouls faible et très accéléré. Nous nous attendions à trouver à l'autopsie les caractères anatomiques de la dothinentérie. Nous avons trouvé ceux de l'entérite : injection très vive et ramollissement de la muqueuse, petits abcès dans le tissu cellulaire sous-muqueux, pas de tuméfaction ni d'ulcération des plaques de Peyer, les ganglions mésentériques sains.

Les symptômes cérébraux ont pu, chez ce malade, être expliqués par l'état des méninges. L'arachnoïde était poisseuse, cassante, et ne pouvait s'enlever que par petits lambeaux; la pie-mère était fortement injectée.

En supposant, d'ailleurs, que nous eussions pu trouver un état morbide des plaques de Peyer, il n'eût point encore été permis de regarder ce fait comme un cas d'une fièvre typhoïde survenu chez un aliéné, puisque ce malade avait déjà séjourné quelque temps dans un hôpital, et qu'une seule erreur de diagnostic l'avait fait placer dans un asile destiné au traitement de l'aliénation mentale.

Cette erreur se renouvelle assez fréquemment, et elle n'est point toujours facile à éviter. On trouve, dans le deuxième volume des *Annales médico-psychologiques*, p. 147 et 149, des observations analogues, rapportées par MM. Baillarger et Lacannal. Dans la première, une jeune personne, âgée de vingt-trois ans, à la suite de chagrins et de contrariétés, est prise de délire et de convulsions; deux médecins la regardent comme aliénée et hystérique, et elle est placée à la Salpétrière. On porte le diagnostic suivant : mélancolie sans paralysie du mouvement et du sentiment; elle reste quatre ou cinq jours dans un état de continuelle agitation, avec délire général, mouvements convulsifs, dents fuligineuses, langue sèche, 120 pulsations. Elle succombe, et à l'autopsie on trouve dans l'intestin grêle un grand nombre d'ulcérations, qui deviennent de plus en plus larges à mesure qu'on avance vers le cœcum.

Dans la deuxième observation, il y avait absence complète de symptômes intestinaux et prédominance de symptômes encéphaliques. On trouva à l'autopsie les plaques de Peyer rouges et ulcérées.

Si, comme nous l'avons vu dans l'observation citée, l'entérite peut, chez les aliénés, favoriser la manifestation de symptômes typhoïdes, le plus souvent les dothinentéries qu'on observe chez eux sont prises pour le délire aigu et sont relatives à des individus non aliénés. Cette erreur doit avoir souvent lieu et explique pourquoi quelques médecins ont regardé comme fréquente la maladie qui nous occupe.

Avant donc d'établir la fréquence de la fièvre typhoïde chez les fous, il faudrait être bien sûr que, sous le nom de fièvre ataxique et adynamique, Georget et Esquirol ont voulu parler de ce qu'on appelle aujourd'hui la dothinentérie. Et indépendamment du défaut de concordance complète qui peut exister entre ces deux dénominations, il faut se rappeler que l'on observe chez les aliénés un état tout particulier qui peut être confondu avec les fièvres graves; M. Calmeil le décrit en ces termes (art. *Aliénés*, Dict., p. 186) :

« Il meurt dans les maisons de fous, et peu de temps après l'invasion du délire, un certain nombre de sujets dont l'état maladif est difficile à bien caractériser. Le malade est en proie à l'agitation la plus vive; ses membres sont continuellement en mouvement; il parle avec volubilité et sans qu'il existe de suite, de rapport entre les paroles qui lui échappent; il paraît obsédé par des hallucinations et de fausses sensations de l'ouïe, de la vue et de l'odorat; la figure est altérée, les yeux sont rouges, chassieux, extrêmement vifs ou tout-à-fait ternes; il s'exhale de tout son corps une odeur repoussante; le pouls est fréquent, la peau brûlante, la soif vive; expuition continuelle. Aussitôt que cet aliéné porte un liquide à ses lèvres, il le repousse avec une sorte de précipitation dont il lui est impossible de se rendre maître; sa langue, ses lèvres deviennent arides et fuligineuses; enfin il succombe du cinquième au dixième jour, et souvent l'autopsie des organes ne donne point l'explication de ces funestes accidents. Quelques sujets sont assez heureux pour rentrer dans les conditions ordinaires de la folie, et se rétablissent plus tard. Il ne faut point confondre cet état, qu'on peut, si on le juge convenable, qualifier de délire aigu, avec les symptômes d'une dothinentérie ou avec ceux d'une phlegmasie locale intense. »

Cet état, nous l'avons fréquemment observé, en particulier chez les maniaques et quelques déments dont le délire et l'agitation étaient assez considérables; si c'est à lui que Georget et Esquirol ont appliqué les noms de fièvres adynamique et ataxique, notre observation sera en complète harmonie avec la leur. Nous serions disposé à pencher vers cette idée, attendu qu'aucun de ces médecins ne fait mention des lésions anatomiques découvertes à l'autopsie. Cependant, si, comme on peut le croire et non l'affirmer, des cas de dothinentérie ont été observés à Charenton, pourquoi n'en observerait-on pas également à l'hospice de Bicêtre? Est-ce à cause de l'âge des individus qui y sont renfermés? Mais on y voit des aliénés à toutes les périodes de la vie; parmi les idiots, les épileptiques et les maniaques, et même les déments, se trouvent des individus placés dans des conditions d'âge qui peuvent favoriser le développement de la fièvre typhoïde. Dira-t-on qu'ils sont depuis longtemps à Paris, qu'ils sont acclimatés dans un hôpital de fous? Mais combien d'entre eux sont venus apporter dans cette capitale leurs idées folles et y poursuivre l'objet de leur délire ambitieux! combien sont venus y chercher la guérison de leur maladie, et un asile pour leurs infirmités!

Si, dans l'étiologie de la fièvre typhoïde, on remarque des influences dont l'action doit avoir plus d'efficacité que d'autres, on les trouverait facilement réunies dans un hôpital de fous; ainsi l'entassement, les peines morales, la débilitation produite par des maladies antérieures, la mauvaise qualité des aliments, etc.

Quoi qu'il en soit, le raisonnement doit céder à l'évidence, et l'on peut regarder comme chose certaine que la fièvre typhoïde est rare chez les aliénés, et la plupart des exemples qu'on en possède doivent être revus avec soin et ne peuvent être admis sans un sérieux examen.

Il est une question que nous n'avons point eu le loisir de traiter lorsque nous nous sommes occupé de l'influence qu'exercent les maladies incidentes sur la folie, et réciproquement. Nous devons y revenir avec d'autant plus de soin que depuis cette époque elle a été l'objet de travaux importants. Il s'agit de la folie consécutive à la fièvre typhoïde.

On doit à M. Max. Simon d'avoir attiré l'attention sur ce point de pathologie, aussi important pour les médecins qui ne s'occupent point de l'aliénation mentale que pour ceux qui en ont fait l'objet spécial de leurs études. Bien qu'indiqué par MM. Chomel, Littré et Forget, il n'avait point été l'objet de travaux particuliers, lorsque M. Simon (*Journ. des conn. méd.-chir.*, août 1844, p. 53) publia sur ce sujet un travail qu'on lira avec intérêt. Plus tard, M. Sauvet (*Annales médico-psychologiques*, septembre 1845, p. 223) a rapporté de nouvelles observations.

Nous avons déjà, au commencement de cet ouvrage, insisté sur l'influence qu'exercent les maladies aiguës sur l'intelligence, et nous avons signalé des cas de folie plus ou moins prolongée, survenant, par exemple, à la suite d'une pneumonie. Depuis, notre attention étant fixée sur ce point, nous avons pu recueillir des observations relatives à la fièvre typhoïde, et nous allons les transcrire ici.

OBSERVATION PREMIÈRE.

L..., jeune fille âgée de sept ans, est atteinte, vers le milieu de décembre 1844, d'une fièvre typhoïde de moyenne gravité, dont la marche fut assez régulière et qui n'exigea que l'emploi de légers purgatifs ; la durée ne dépassa pas quinze jours, et la convalescence fut rapide. On remarqua seulement qu'à mesure que la malade reprenait des forces et de l'appétit, le sommeil, qui depuis quelque jours était calme et paisible, devenait agité et court ; enfin, il y eut une insomnie complète, accompagnée d'hallucinations et d'illusions des sens : elle voit les figures les plus étranges lui apparaître, elle prête aux objets qui l'entouraient les formes les plus bizarres ; elle entend des bruits qu'elle-même ne peut définir. Il n'y a point d'incohérence dans les idées ; elle joue et mange bien ; elle est fort gaie tout le jour, et chaque nuit amène les mêmes symptômes ; les hallucinations ont une intensité telle, que les parents sont fort effrayés et passent la nuit auprès d'elle. On prescrit une potion légèrement opiacée et un bain prolongé qui doit être donné le soir. Au bout de deux jours il y a une amélioration notable, et, en peu de temps, les hallucinations ont complétement cessé. L'insomnie fut un peu plus longue à disparaître ; mais vers le commencement du mois de février, le sommeil était redevenu calme et prolongé. Au milieu du même mois, elle était rendue à son état normal.

OBSERVATION DEUXIÈME.

M. H..., âgé de trente et un ans, est d'un tempérament peu robuste, d'une intelligence assez développée, mais d'ailleurs facile à émouvoir, et il a, comme il le dit lui-même, la tête faible. Il n'est pas bien certain qu'il ait fait des excès de boisson : cependant son commerce et les relations qu'il entraîne le forcent de temps en temps à boire plus qu'il ne voudrait. Il n'y a point eu d'aliénés dans sa famille, et lui-même n'a jamais donné le moindre signe de folie. Il a eu, en février 1844, une fièvre typhoïde assez grave, qui a débuté par un accès de délire des plus violents. La maladie a duré un mois, et elle a été traitée par des évacuants fréquemment répétés. La guérison fut rapide et parfaite. L'intelligence resta saine, et pendant quelque temps il n'y eut aucune menace d'aliénation d'esprit. Mais bientôt on s'aperçoit que chaque fois qu'il va à Paris pour ses affaires, il revient chez lui en se livrant à des actes déraisonnables. On était déjà disposé à attribuer cet état à l'abus des alcooliques, mais on put se convaincre plus tard qu'il n'en était rien. — Il devint d'une excessive irritabilité. Souvent, au milieu d'une conversation, il délirait, se livrait à des actions singulières, à des violences même, et il était difficile de le contenir. Dans les intervalles, il cause avec beaucoup de raison et s'occupe avec intelligence de ses affaires. Cet état persiste jusqu'au commencement de 1845. Depuis cette époque nous avons perdu de vue le malade, et nous ignorons ce qu'il est devenu.

OBSERVATION TROISIÈME.

Rosa G..., âgée de dix-huit ans, tombe malade le 27 juillet 1844. Elle a une céphalalgie violente, de la constipation; sa langue est chargée d'un enduit jaunâtre. A la suite d'un vomitif, ces symptômes s'amendent; mais une fièvre intense persiste. et le 3 août elle présente tous les symptômes d'une fièvre typhoïde bien caractérisée. Pouls à 120, stupeur, gargouillement dans la fosse iliaque droite, langue sèche, diarrhée peu abondante, taches lenticulaires. Vers le milieu du deuxième septénaire, apparition d'une diphtérite des plus intenses qui s'étend jusqu'à l'isthme du gosier, et donne lieu à la formation de larges plaques pseudo-membraneuses. Cet état persiste et s'aggrave jusqu'au milieu du mois d'août. La stupeur est portée au plus haut degré; la déglutition est difficile; les selles et les urines sont involontaires. On la traite par les purgatifs. Quelques accès assez prononcés d'exacerbation réclament l'emploi du sulfate de quinine, qui les fait disparaître.

Vers la fin du mois se manifeste une notable amélioration. La langue est plus humide et plus rosée; les selles sont naturelles et volontaires; le sommeil est paisible; la stupeur a disparu. On remarque que vers cette époque le caractère ordinairement assez difficile de cette jeune fille s'aigrit beaucoup. Elle refuse les soins qu'on lui donne avec beaucoup d'empressement; elle adresse des injures à tous ses parents, à tous ceux qui l'entourent; elle a des accès de délire et des hallucinations de la vue. Son frère entre dans sa chambre avec un paquet de linge, et elle croit qu'il a un enfant sur le dos, et elle lui demande pourquoi il veut le pendre au plancher. Elle croit voir et entendre des personnes qui ne se trouvent pas dans sa chambre, sentir de mauvaises odeurs. Elle ne veut plus boire, et devient d'une indocilité telle, que toutes les personnes qui lui donnaient des soins s'en éloignent les unes après les autres. Malgré tout cela, l'état général s'améliorait rapidement; la malade n'a plus de fièvre; elle commence à se lever, à prendre de la force, et elle mange de très bon appétit.

Au commencement de septembre, alors que, sauf l'état mental, on la considérait comme guérie, et que je ne la voyais plus qu'à intervalles éloignés, elle éprouve une rechute, due sans doute à un excès d'aliments; la langue devient brusquement d'un rouge brun, elle se dessèche; les dents s'encroûtent; le ventre se météorise; une fièvre intense reparaît; 124 pulsations. Cet état fort grave cède à la diète et à l'emploi de quelques purgatifs. Mais cependant, pendant tout le mois, elle reste languissante, conservant un pouls fréquent. Sa langue redevient rose et humide, le ventre souple; la constipation persiste; quelques vomissements bilieux assez fréquents apparaissent, qui résistent aux boissons froides, à la glace, mais qui cèdent enfin à un vésicatoire appliqué à l'épigastre. Le caractère de la jeune malade devient de plus en plus difficile et inégal. Elle a un appétit vorace. A mesure que la fièvre diminue de nouveau et que les symptômes propres à la fièvre typhoïde s'éteignent, elle est prise, comme à l'époque de la première convalescence, d'accès de délire très prononcés; elle s'emporte, injurie tous ceux qui l'entourent, et l'on remarque qu'à mesure que son état s'améliore sous tous les autres rapports, le caractère devient de plus en plus difficile. Les hallucinations reparaissent avec plus d'intensité que jamais, ainsi que les illusions de la vue. Elle croit toujours qu'on parle d'elle pour s'en moquer. L'ouïe, qui était restée très obtuse pendant toute sa maladie et presque complétement abolie pendant quinze jours, a acquis une finesse extrême; elle entend le moindre chuchotement d'une pièce dans l'autre; elle reste des jours entiers sans proférer une seule parole, et refuse toute nourriture et toute boisson.

Le 23 septembre, les hallucinations persistent; elle dort bien, ne vomit plus; la peau est fraîche, le ventre souple, et la constipation persiste. Toujours du délire; elle est paisible, parle peu; mais ses idées sont incohérentes; elle ne reconnaît point une personne qui l'a gardée depuis le commencement de sa maladie; elle adresse toujours la parole à sa mère, morte depuis quatre à cinq ans. Elle recommence à manger.

28. Peau fraîche, apyrexie; toujours du délire et des hallucinations de la vue et de l'ouïe. Un abcès s'est formé à l'aisselle gauche et est incisé. Toujours de la constipation.

1er octobre. L'état de l'intelligence est toujours le même. Elle pleure et rit sans motif. Les hallucinations de la vue sont les mêmes; elle voit au pied de son lit une grosse bête qui veut la dévorer, et elle en a grand'peur. Pendant la nuit le sommeil est calme.

10 octobre. Les hallucinations diminuent; elle a de l'appétit. Depuis quelque temps, et quoiqu'elle se lève presque constamment, il s'est formé une escarre au sacrum. Depuis cette époque, la malade ne présente plus aucun trouble de l'intelligence et des sens; mais l'appétit se perd, l'affaissement et l'émaciation deviennent extrêmes. Elle succombe le 18 octobre après quatre-vingt-quatre jours de maladie.

Comme on vient de le voir dans ces observations, et comme on pourra s'en assurer en consultant celles de MM. Simon et Sauvet, les troubles de l'intelligence qui se développent à la suite de la fièvre typhoïde sont assez variables. Tantôt c'est un véritable délire maniaque d'assez courte durée, tantôt un délire plus tranquille et plus prolongé. On a vu aussi apparaître dans ces mêmes conditions un état de stupeur, une monomanie ambitieuse, enfin des hallucinations de plusieurs sens avec ou sans délire. Quoi qu'il en soit, c'est toujours au commencement de la convalescence que cet état a été observé. Il dure en général quelques jours, et dépasse rarement le terme d'un mois. Il reconnaît pour cause les secousses violentes qu'éprouve le système nerveux dans une maladie aiguë, surtout dans la fièvre typhoïde, et plus peut-être encore la prostration des forces de l'économie, qui fait l'un des principaux caractères de cette maladie à son début, pendant son cours et à sa convalescence. Des circonstances individuelles favoriseront encore l'apparition de la folie : ainsi, un développement précoce et exagéré de l'intelligence, une disposition plus prononcée au délire pendant les maladies aiguës, l'hérédité.

En général, un traitement tonique et une nourriture plus abondante dissipent rapidement cet état. On n'en peut douter en lisant les faits recueillis par M. Max. Simon. Nous avons vu nous-même ce délire disparaître très vite dès que l'on accordait quelques aliments ; le régime réparateur est puissamment favorisé par le séjour à la campagne. Enfin, M. Simon pense que ce serait commettre une faute que d'exposer ces individus à la condition de l'isolement. Nous croyons le conseil bon à suivre, car ici l'intelligence a besoin d'être excitée, comme l'économie a besoin d'un régime tonique et stimulant.

FIÈVRE INTERMITTENTE

Nous n'avons recueilli à Bicêtre aucun cas de fièvre intermittente; aussi ne ferons-nous que mentionner cette maladie. Cependant elle ne paraît point être rare et elle a été observée par plusieurs médecins, parmi lesquels nous signalerons Vogel, et plus récemment MM. Renaudin et Charcellay, qui, l'un à Stephansfeld, l'autre à Tours, ont remarqué sa fréquence et la regardent comme une des maladies les plus graves qui viennent compliquer la marche de la folie. M. Calmeil a noté qu'elle était rare à la maison d'aliénés de Charenton, bien qu'elle soit très fréquente dans le reste de la commune; jamais il n'a observé de fièvre pernicieuse. Nous avons déjà (p. 33) des exemples de l'influence favorable qu'exerce la fièvre intermittente sur la marche de l'aliénation mentale. Nous y ajouterons celui de M. Renaudin qui a vu une fièvre quotidienne être la terminaison d'une monomanie. Tout dernièrement, M. Girard (*Ann. méd.-psych.*, t. VIII, p. 89) a rapporté un fait analogue.

RHUMATISME ARTICULAIRE.

Nous n'avons recueilli qu'un seul fait de rhumatisme articulaire, et c'est sans doute une affection peu commune, puisque M. Calmeil, dans l'article le plus récent publié sur le sujet qui nous occupe, n'en fait nullement mention. Il en est de même pour Georget et Esquirol. On doit s'étonner de cette rareté, quand on réfléchit aux cas nombreux que l'on rencontre dans les conditions ordinaires, soit dans la pratique civile, soit dans les hôpitaux destinés au traitement des maladies aiguës.

Nous ne saurions indiquer la cause de cette différence, mais nous ne pouvons l'attribuer au hasard, puisque nos observations sur ce point coïncident parfaitement avec celles des médecins qui nous ont précédé.

OBSERVATION.

Manie chronique ; attaques de rhumatisme il y a plusieurs années ; rhumatisme articulaire survenu sans cause appréciable ; douleurs bornées aux membres supérieurs ; bruit de souffle à la région précordiale ; guérison complète au bout de quinze jours.

Cardronnet, atteint de manie chronique et depuis quelque temps déjà dans la division, est entré à l'infirmerie le 21 mai 1839.

Il est âgé de trente-deux ans, d'une forte constitution ; ses parents n'ont point eu de rhumatismes : il a déjà été atteint deux fois de rhumatisme articulaire, et sa dernière attaque a eu lieu il y a six ans.

Depuis sept ou huit jours il éprouve des douleurs dans les

membres et dans les articulations; il a un léger frisson. Il ne se rappelle aucune cause qui ait pu déterminer sa maladie.

État présent. Décubitus dorsal, expression de souffrance, les articulations des phalanges sont très douloureuses, le moindre mouvement cause une vive douleur; elles ne présentent ni rougeur, ni gonflement. Les articulations du poignet sont rouges et douloureuses. A la région précordiale, il y a une matité de 4 pouces en tous sens. Le premier bruit est remplacé par un souffle très prononcé, le second est sourd : l'impulsion est modérée, les battements sont réguliers, 36 respirations, râle sibilant dans toute l'étendue de la poitrine, pouls à 120, anorexie, soif vive, langue sèche avec enduit jaunâtre. (Bourrache miellée, potion avec tartre stibié 30 centigrammes.)

23. Il est plus calme : la face est moins colorée; 88 pulsations, 32 respirations; bruit de souffle au cœur. Les articulations des deux mains sont tuméfiées, rouges et douloureuses; il y a eu un vomissement et douze selles liquides. (Bourrache; potion stibiée.)

24. Pouls à 104. Les mêmes articulations que la veille sont rouges et douloureuses; il n'y a point eu de vomissements. Selles moins abondantes que la veille. (Même prescription.)

Du 25 au 27, les articulations de la main gauche sont presque complétement indolentes, et la rougeur et le gonflement ont disparu. Ils s'observent encore au poignet droit et aux articulations métacarpo-phalangiennes; pouls à 100.

30. Pouls à 88. Les douleurs ont entièrement disparu; plus de bruit anormal au cœur; l'appétit revient. (Sérum nitré; potage.)

Le 2 juin, la fièvre se rallume, peau chaude, pouls à 110. Les douleurs ne reparaissent pas cependant. (Saignée de 500 grammes; sérum nitré.)

3. Les douleurs ont reparu dans les deux articulations de l'épaule.

4. Même état, pouls à 110. Persistance des douleurs.

6. Elles ont complétement disparu.

10. Le malade quitte l'infirmerie tout-à-fait rétabli, et depuis lors les douleurs n'ont point reparu.

Nous nous bornerons à faire remarquer ici que les douleurs n'ont point envahi les membres inférieurs, et pas même toutes les articulations des membres supérieurs : elles s'accompagnaient d'un mouvement fébrile assez intense; au bout de dix jours tous les accidents disparaissent. Mais bientôt la fièvre reparaît, puis retour des douleurs. Quatre jours après, la guérison est définitive, et le malade observé jusqu'à la fin de l'année n'a éprouvé aucune récidive. On s'est borné au traitement par le tartre stibié à haute dose dans la première phase de la maladie, il a donné lieu à des effets purgatifs; dans la seconde, la saignée a été mise en usage : faut-il attribuer sa durée plus courte à ce changement dans la médication?

SCORBUT.

Le scorbut est une des affections les plus fréquemment observées chez les aliénés et une des premières qui aient été indiquées par ceux qui se sont occupés de cette matière. Hyghmore (*Exercit. de locis affect.. hyponch.*, caput I), Rolfinck (*De part. corp. adf.*, caput XII), Charleton (*De scorbuto*, caput I) en font mention. Wan Swieten (t. III, p. 399) s'exprime ainsi :

« Cum autem demonstratum sit labem hypochondriacam et » hystericam merito inter evidentes melancholiæ causas numerari, patet ea ratio quare his malis afflicti, ægri in scorbu» tum proni sunt, si aliæ causæ hujus modi simul accesserint » et imprimis si talibus locis vixerint ubi endemicus scorbutus » est. »

Tous les auteurs ont signalé la fréquence de cette affection; M. Esquirol dit (t. I, p. 106) que le scorbut est une des complications les plus fréquentes de l'aliénation mentale. Georget fait la remarque que, dans les années froides et pluvieuses, on l'a vu sévir avec beaucoup d'intensité à la Salpêtrière. Il est certain que les causes qui doivent le plus favoriser sa production se trouvent presque toutes réunies dans un hospice destiné aux aliénés; par exemple, les variations de température auxquelles ils sont exposés, la nourriture quelquefois insuffisante et insalubre, le défaut de vêtements et de chaussures convenables, l'humidité des dortoirs et des loges, la condition morale de certains individus qui ont conscience de leur captivité, l'absence d'exercice chez les mélancoliques et les stupides qui restent des journées entières sans changer d'attitude. Ajoutons-y l'entassement, auquel Richard Mead attache une grande importance.

Nous nous sommes attaché, dans la Notice historique de nos recherches statistiques sur Bicêtre, à faire voir les nombreux changements qui s'étaient effectués dans cet hospice depuis le commencement de ce siècle. Quand on pense à l'état déplorable des fous, aux loges étroites et humides que Pinel disait ressembler à des repaires de bêtes féroces, à leur alimentation, qui ne consistait, avant 1792, qu'en une livre et demie de pain délivrée en une seule fois, à l'inaction continuelle à laquelle ils étaient condamnés, on doit facilement concevoir pourquoi le scorbut était si commun et causait la mort d'un si grand nombre d'individus.

Aujourd'hui il n'en est plus ainsi; chaque jour on travaille à placer les aliénés dans des conditions hygiéniques meilleures; ils sont mieux nourris, constamment exercés à différents travaux aussitôt que leur état le permet; aux cabanons, si malsains et si repoussants, ont succédé des cellules aussi commodes qu'élégantes; et bien qu'il reste encore beaucoup à faire, il faut cependant s'empresser de signaler l'heureux résultat obtenu depuis quelques années par les améliorations qui ont déjà été apportées. L'exemple qui prouve le mieux leur importance est celui que nous empruntons à M. Falret :

« A l'occasion du scorbut, je ne puis m'empêcher de citer un nouvel exemple de l'influence des conditions hygiéniques sur le développement de cette maladie. La section dite des Petites-Loges, à l'hospice de la Salpêtrière, qui me fut confiée au 20 mars 1831, présentait des localités si peu conformes aux lois de l'hygiène, que, dans la première année, j'observai 153 scorbutiques sur une population de 113 idiotes et de 360 aliénées chroniques environ. Les améliorations nombreuses que je provoquai, et que j'eus la satisfaction de voir réalisées par l'administration, eurent pour résultat de réduire le chiffre des scorbutiques à 2 ou 3 par année. » (*Annales médico-psychologiques*, mai 1845, p. 444.)

On n'observe plus, en effet, aujourd'hui que quelques cas isolés de scorbut. A peine, à Bicêtre, en avons-nous constaté une vingtaine pendant toute l'année 1839. La plupart offraient peu de gravité, et il n'a causé la mort que six fois seulement.

A peine les premiers symptômes de cette maladie sont-ils aperçus par les infirmiers et les surveillants, que les aliénés sont immédiatement conduits à l'infirmerie, et il n'est guère possible qu'ils échappent à l'observation. Nous avons fait plusieurs fois la revue des 800 individus renfermés dans la division et surtout des incurables ; nous avons examiné avec le plus grand soin les membres inférieurs, les gencives, etc., et jamais nous n'avons découvert un seul cas de scorbut ; les seuls qui existassent se trouvaient à l'infirmerie.

Le plus souvent il a offert peu de gravité ; quelques taches jaunes ou verdâtres, quelques plaques violacées et noires sur les membres inférieurs, à la face dorsale des pieds, aux mollets, à la face interne des cuisses, aux membres supérieurs, sont les principaux phénomènes qu'on observe. Il est plus rare de voir la bouche et les gencives affectées. Quelquefois ces dernières sont boursouflées, fongueuses et saignantes ; l'apparition des taches aux membres inférieurs a été précédée dans le plus grand nombre des cas par des douleurs assez vives qui duraient plusieurs jours et qui cessaient lorsque la peau commençait à prendre une teinte violette ou verdâtre. L'œdème se manifestait alors; borné aux membres inférieurs, on le voyait quelquefois s'étendre à tout le corps, à la face, aux paupières; des escarres assez étendues se formaient à la face dorsale du pied et se détachaient avec rapidité.

Nous avons très rarement noté des hémorrhagies qu'on pût attribuer à cette maladie; presque toujours ces phénomènes s'observaient chez des individus affaiblis et épuisés, comme les déments avec paralysie générale, les mélancoliques et beaucoup plus fréquemment chez les incurables que chez les aliénés en traitement; chez ceux qui restaient dans l'inaction et ne pouvaient être exercés à aucun travail, que chez d'autres que l'on employait pour cultiver la terre.

Les lésions trouvées à l'autopsie ont été les suivantes :

Accumulation de sérosité dans les principaux organes, œdème du poumon, du cerveau, infiltration du tissu cellulaire sous-cutané; quelquefois ecchymoses dans les viscères parenchymateux, comme le foie et les reins. Cœur pâle et flasque. Épanchement de sang dans l'épaisseur des muscles et du tissu cellulaire des membres. Le sang paraît comme combiné avec le tissu musculaire. Souvent on trouvait ce dernier transformé en une masse noirâtre, homogène, où il était impossible de retrouver une disposition fibreuse. Le sang ne s'en écoule point quand on l'incise et qu'on cherche à l'en exprimer. La peau est ordinairement intacte, et c'est la coloration des parties plus profondes qu'on aperçoit à travers son épaisseur. Telles sont les principales lésions que nous avons eues à décrire dans les autopsies, peu nombreuses d'ailleurs, que nous avons faites.

Le traitement mis en usage consistait en médicaments internes et externes. A l'intérieur on administrait les toniques et les acides, limonade sulfurique et tartrique, suc de citron, tranches de citron placées dans la bouche, vin antiscorbutique, tisanes amères, etc. A l'extérieur on employait surtout les frictions pratiquées sur les membres ou les parties malades au moyen de tranches de citron. On a aussi mis en usage avec succès les cataplasmes de pommes de terre broyées et réduites en bouillie. Cependant les frictions avec le citron nous ont paru préférables ; la nourriture consistait en viandes grillées et rôties, vins généreux, aliments acides ; les pommes de terre ont été données aussi comme alimentation exclusive. Assez récemment, le docteur Baly (*Gazette médicale*, 1843, p. 629) a fait voir tous les avantages qu'il y avait à faire entrer une grande proportion de légumes frais dans l'alimentation des individus qui sont exposés à contracter le scorbut, et il invoque des faits qui plaident surtout en faveur de l'usage des pommes de terre.

Nous résumerons cette courte revue thérapeutique par le précepte posé par Richard Mead : *Optimum autem medicamentum est aer salubris opportunè inspiratus cum aptâ diætâ* (De scorbuto).

Le cas le plus grave que nous ayons rencontré est le seul que nous rapportons ici ; les autres observations nous ont présenté peu d'intérêt.

OBSERVATION.

Démence avec délire ambitieux sans paralysie générale ; scorbut ; plusieurs récidives, dont la dernière résiste à tous les traitements ; mort.

Dejean, âgé de soixante-huit ans, était déjà depuis quelque temps dans la division des aliénés de Bicêtre, pour un délire ambitieux assez limité, accompagné d'affaiblissement de la mémoire et de l'intelligence. Il n'offrait aucun signe de paralysie générale. Il est amené à l'infirmerie le 10 janvier 1839.

Les membres inférieurs ont une teinte d'un violet noirâtre, existant à son maximum d'intensité au cou-de-pied. Il y a empâtement et tuméfaction du membre, qui conserve longtemps l'impression du doigt ; douleur assez vive ; quelques taches lenticulaires d'un rouge lie de vin ; apyrexie. (Limonade sulfurique ; frictions avec le citron.)

12 La teinte violacée ne s'étend point au-delà de la limite indiquée ; la jambe gauche est également malade, mais dans une étendue moindre. (*Ut supra.*)

14. Amélioration légère. La teinte violacée des deux jambes est moins étendue. Toujours de l'œdème et de la douleur à la pression.

17. Les taches violettes diminuent d'étendue et commencent à pâlir, l'empâtement existe toujours, mais il est indolent. (Frictions avec le citron; purée de pommes de terre comme aliments.)

19. L'amélioration continue; même régime.

Du 20 au 31, l'état s'améliore encore; la jambe gauche est presque à l'état normal; quelques taches peu étendues et très pâles; la teinte violacée a complétement disparu ainsi que l'œdème. Il n'existe plus qu'au cou-de-pied une petite tache bleuâtre. (*Ut supra.*)

7 février. Cette tache a disparu à son tour. Il n'y a plus de douleur, plus d'œdème, et la peau a repris sa coloration naturelle.

11. La guérison est complète.

18 mars. Le malade rentre de nouveau à l'infirmerie avec un œdème très prononcé des membres inférieurs, accompagné d'une teinte violette. (Limonade sulfurique; frictions avec le citron.)

Les jours suivants, l'amélioration est rapide, et il quitte l'infirmerie encore une fois complétement guéri.

6 avril. Nouvelle récidive caractérisée par l'apparition d'une tache d'un violet foncé de cinq pouces de longueur, avec œdème, à la jambe gauche; la peau est très tendue et a un aspect lisse. (Frictions avec le citron.)

10. Même état.

28. Pas d'amélioration. La jambe gauche s'améliore peu et la droite se couvre de plaques violacées avec œdème. (Frictions avec le citron; cataplasmes de fécule de pommes de terre.

4 mai. L'œdème persiste ainsi que les taches et dès lors le scorbut résiste à tous les moyens mis en usage; la physionomie s'altère; le malade maigrit et cesse d'être gai comme auparavant; il reste constamment couché.

13. La respiration devient difficile et précipitée ; il succombe le 14 au matin.

Autopsie le 15 mai.

Cavité crânienne. On trouve une quantité considérable de sérosité dans l'arachnoïde ; son feuillet viscéral et la pie-mère légèrement épaissis et infiltrés, non adhérents à la substance corticale. Le tissu cérébral est imbibé d'une quantité considérable de sérosité qui s'en écoule par les tranches successives que l'on pratique. Dans les ventricules latéraux, il y a 30 grammes environ de sérosité limpide. Toute la masse encéphalique est d'une extrême pâleur.

Thorax. Adhérences des deux poumons à leur sommet. Leur bord antérieur est emphysémateux. En coupant le poumon gauche, on trouve dans son épaisseur de petits noyaux de la grosseur d'un pois; ils adhèrent fortement à des conduits bronchiques oblitérés, au nombre de deux ou trois, qui leur servent de pédicule. En les incisant, on les trouve formés d'un petit kyste fibreux renfermant une matière jaunâtre, comme caséeuse. Le tissu pulmonaire est infiltré d'une grande quantité de sérosité qui lui donne un aspect tremblotant. On voit à la base des poumons quelques taches peu étendues d'un rouge violet.

Le cœur est assez volumineux, pâle. Un caillot d'un blanc jaunâtre occupe presque toute la cavité du ventricule droit, se prolonge dans l'artère pulmonaire et se divise en languettes au niveau des valvules sigmoïdes.

Les autres viscères n'offrent rien de remarquable.

A l'examen des membres inférieurs, on note que la peau est saine et ne présente aucune coloration anormale. Le tissu cellulaire est infiltré d'une grande quantité de sang noirâtre qui lui donne un aspect gélatiniforme. Les muscles, dans toute la profondeur du membre, ont une teinte d'un rouge noirâtre. La disposition fibreuse y est à peine prononcée, le sang paraît intimement combiné avec les tissus et ne s'écoule point lorsqu'on les incise.

MALADIES CHIRURGICALES.

Les maladies chirurgicales sont assez fréquentes chez les aliénés : on le comprend sans peine quand on réfléchit combien sont multipliées chez eux les causes d'accidents. La violence des maniaques, les rixes auxquelles ils se livrent, la faiblesse et l'incertitude de la marche des déments paralytiques, les exposent également à des chutes dont les conséquences peuvent être fort graves. De plus, et ce n'est pas la chose la moins intéressante, la sensibilité paraît chez beaucoup d'entre eux tellement abolie, qu'ils semblent trouver plaisir à s'infliger les plus terribles tortures et qu'ils se font des blessures très sérieuses, sans paraître éprouver la moindre douleur.

Les *contusions* et les *plaies contuses* ne nous offrent rien de remarquable, si ce n'est le cas d'un aliéné qui fit une chute de sa hauteur. Le cuir chevelu, presque entièrement détaché de la calotte crânienne, formait un énorme lambeau qui retombait derrière le cou. La réunion pratiquée immédiatement fut suivie d'un entier succès.

A propos des *plaies*, nous aurons surtout à signaler celles qui sont le résultat d'un suicide, ou de cette aberration de sensibilité dont nous avons déjà parlé. Nous avons vu quelques individus atteints de monomanie suicide se faire à la région du cœur des plaies de peu d'importance. Un seul, après plusieurs essais inutilement tentés, parvint à dérober un rasoir, se cacha dans les latrines, et se fit au cou une plaie tellement profonde que les jugulaires et les carotides furent coupées, et que l'instrument tranchant n'a été arrêté que par la colonne vertébrale.

Nous allons citer encore deux exemples de plaies pénétrantes de l'abdomen; l'un observé par nous, l'autre extrait d'un journal américain (Voy. *journal des Connaiss. méd.-chir.*, 1846, p. 32, et *Gazette des hôpitaux*, 1846, n° 95.). Chez le premier, les plaies très nombreuses, mais en apparence fort légères, causèrent la mort par hémorrhagie due à une lésion de l'artère épigastrique ; l'autre se retrancha, à la suite d'une plaie de l'abdomen, 17 pouces d'intestin, et guérit.

OBSERVATION PREMIÈRE.

Un homme, paraissant âgé de quarante-cinq ans environ, est placé au n° 33 de la salle Sainte-Marthe, à l'Hôtel-Dieu. Il était atteint de démence avec paralysie générale bien caractérisée ; il ne peut répondre aux questions qu'on lui adresse ; il n'a pas de mémoire et ne peut expliquer pourquoi il s'est donné dans le ventre un si grand nombre de coups de couteau. On trouve, en effet, à la partie antérieure de l'abdomen, principalement à gauche, et à la base de la poitrine du même côté, de petites plaies, dont la plus large n'a pas 5 lignes de diamètre ; d'autres sont très petites comme des piqûres de lancette. Elles sont au nombre de 60 ; leurs lèvres sont rapprochées, et elles ne donnent point issue à du sang ; on ne les croit point pénétrantes, on n'y introduit point le stylet, et l'on se borne à un pansement simple.

7 mars. Il n'y a point d'accidents ; le malade s'agite ; il a un délire ambitieux très prononcé ; il est impossible d'en rien obtenir.

8. Le ventre est un peu météorisé ; il n'y a point d'ailleurs d'accidents fâcheux. Deux heures après la visite, le malade meurt d'une manière presque subite, et au moment où son cadavre est emporté, il s'échappe des plaies du ventre une grande quantité de sang.

Autopsie le 11. Obésité considérable ; la cavité abdominale est remplie par une quantité assez grande de caillots mous. Quelques uns ont une teinte d'un jaune blanchâtre, et s'étendent sur les intestins et dans les intervalles des circonvolutions. La cavité du petit bassin est presque complétement remplie par plusieurs livres d'un sang noir et liquide. En examinant, en dedans et du côté du péritoine, la paroi antérieure de l'abd men, on trouve d'espace en espace, dans les points qui correspondent aux plaies extérieures, d'autres plaies beaucoup plus considérables; le stylet qu'on introduit parcourt un trajet plus ou moins long, et quelquefois d'un pouce à deux pouces et demi d'étendue. La plupart sont fermées par une sorte de bouchon formé par l'épiploon. Une grande quantité de sang, sous forme de caillots, est épanchée dans l'épaisseur des muscles. Toutes les plaies se trouvent sur le trajet de l'artère épigastrique gauche, qui a dû être divisée, ce que la dissection n'a pu d'ailleurs démontrer à cause du désordre des parties molles. Les intestins sont légèrement distendus; ils n'ont été blessés dans aucun point.

On ne trouve pas d'adhérences bien prononcées des membranes du cerveau, qui a sa coloration et sa consistance normales. Pas de sérosité dans les ventricules. Quelques taches verdâtres sans changement de consistance dans le corps strié gauche et dans quelques portions de la substance grise.

OBSERVATION DEUXIÈME.

Une femme de trente-huit ans, atteinte de monomanie suicide, s'étant procuré des ciseaux, se fit deux plaies pénétrantes à l'abdomen, l'une au-dessus de l'ombilic, l'autre au-dessous. Saisissant ensuite l'intestin, elle le fit sortir par la première de ces ouvertures, et elle s'en était retranché une longueur de 17 pouces, lorsqu'elle fut prise sur le fait et arrêtée non sans peine. Le docteur Buttoph, alors de garde, trouva l'intestin complétement détaché, avec une partie du mésentère. Un des bouts était rentré dans la cavité abdominale, l'autre pendait au dehors. Considérant ce cas tout-à-fait au-dessus des ressources de l'art, il fit rentrer dans le ventre le bout qui pendait au dehors, rapprocha avec soin les bords des plaies, les couvrit d'un emplâtre adhésif, entoura le tout d'un bandage de corps, fit prendre à la malade un lavement laudanisé, et plaça un aide auprès d'elle. Il y eut un vomissement pendant le pansement, mais sans apparence de beaucoup de souffrances.

L'intestin détaché avait été découpé en plusieurs endroits ; il contenait une petite quantité de fèces, et pesait une once et un gros ; le mésentère en était détaché et pesait une once deux gros. Les bouts de l'intestin étaient mâchés et découpés obliquement.

Les premiers jours, la malade eut des nausées ; elle ne pouvait garder que de l'eau, et encore en petite quantité. On lui faisait garder un repos absolu, et on lui donnait des lavements de laudanum et de bouillon. Elle demanda ensuite des aliments par la bouche et les garda. Au bout de dix jours environ, elle s'informa si elle n'avait point besoin de prendre médecine ; on lui rappela son accident, en lui faisant sentir que ce n'était pas là le cas de lui en donner une. Elle ne paraissait pas toutefois goûter ces raisons.

Elle resta quelque temps dans le même état ou à peu près, tenue dans un calme parfait à l'aide de lavements laudanisés, mangeant un peu et à plusieurs reprises, vomissant parfois, mais sans aucun symptôme de péritonite.

Le 26 novembre, trente-troisième jour de l'accident, elle rendit par les voies naturelles quelques fèces endurcies. Le lendemain, elle eut une évacuation beaucoup plus copieuse, qui la soulagea beaucoup. Les plaies étaient cicatrisées, et elle ne tarda pas à pouvoir marcher Les évacuations alvines se firent alors régulièrement, toutefois avec une tendance à la diarrhée, que l'on combat actuellement encore avec le laudanum.

Cette malade est maintenant assez bien guérie, seulement elle vomit lorsqu'elle mange trop. Elle est d'ailleurs toujours faible, maigre, comme avant son accident, mais dans un état de démence tranquille.

Quelques années auparavant, pendant une première attaque d'aliénation mentale, cette femme s'était fait à deux différentes reprises, avec un couteau, une plaie pénétrante de l'abdomen, mais sans léser l'intestin.

La précaution que l'on prend de faire entourer les poêles de fonte d'un grillage élevé, rend les brûlures assez rares. Cependant on trouve encore des exemples de brûlures fort graves, résultant le plus souvent de la volonté des aliénés. Ainsi nous avons vu un stupide qui déjà s'était à plaisir écrasé le pouce dans la feuillure d'une porte, et avait subi l'amputation sans témoigner la moindre douleur, introduire son index au milieu du foyer d'un poêle, où il l'aurait sans aucun doute laissé jusqu'à sa complète incinération, si les surveillants n'étaient bien vite accourus pour s'y opposer. Ce même individu s'était fait avec ses ongles, au cou et aux avant-bras, des plaies assez profondes qui intéressaient la peau dans toute son épaisseur, ainsi que le tissu cellulaire sous-cutané.

M. Rochoux a observé à Bicêtre un aliéné qui, par un jour des plus froids, se trouvant dans une salle d'attente, dont le poêle en fonte était chauffé jusqu'au rouge, profita du moment où il n'y avait personne pour appliquer sa tête contre le fer rouge et ses bras au milieu du brasier intérieur. L'odeur qui s'échappa alors attira les personnes voisines qui accoururent et éprouvèrent les plus grandes peines à retirer ce malheureux. Quant à lui, indifférent à ce qui se passait, il ne témoignait aucune douleur, aucune souffrance; les bras étaient brûlés jusqu'aux os.

Lors d'un voyage fait avec M. le professeur Roux en Angleterre pendant l'année 1841, nous visitâmes l'hospice de Bedlam. Le chirurgien en chef, M. Lawrence, qui nous y conduisait, nous fit voir un maniaque qui, quinze ans auparavant, s'était brûlé, contre un poêle chauffé au rouge, la partie supérieure de la tête. Il en résulta une escarre considérable. Deux ans plus tard, une grande partie de la voûte du crâne qui était nécrosée tomba. Il se forma une cicatrice, d'ailleurs peu résistante, et sous laquelle on sentait les battements du cerveau. Quand nous l'avons examiné (9 septembre 1841), nous constatâmes qu'il y avait à travers la cicatrice une hernie de cet organe. Le malade pouvait encore marcher, mais il s'affaiblissait, avait de la diarrhée et paraissait destiné à une mort prochaine.

On observe de temps en temps des fractures, des luxations et surtout des fractures des membres inférieurs, auxquelles les aliénés sont exposés dans les chutes qu'ils font dans les tentatives d'évasion, etc. Les plus communes sont celles du péroné et du calcanéum. On remarque dans le mémoire de M. Malgaigne, qui le premier attira l'attention sur la fracture par écrasement du calcanéum, que sur 3 faits, 2 ont été recueillis sur des aliénés. J'ai consigné dans *la Gazette médicale* (année 1843, p. 516), un fait de fracture du calcanéum, qui avait été produite dans une chute d'un quatrième étage. Le sujet de cette observation était un tailleur, qui s'était jeté par sa fenêtre pendant un accès de délire aigu.

Pour terminer cet article fort incomplet, et que cependant nous devons limiter autant que possible, je mentionnerai une observation de luxation de l'épaule recueillie chez un dément, qui tomba du haut d'un mur qu'il venait d'escalader. La luxation fut méconnue et aucune tentative de réduction ne fut faite. Ce fut beaucoup plus tard que le hasard me fit remarquer la difformité de l'épaule : la mort qui survint au bout de peu de temps permit de constater les caractères anatomiques de cette luxation, qui ont été décrits dans *le Bulletin de la Société anatomique* (année 1836, pag. 33).

OPHTHALMIE ET BLÉPHARITE.

L'ophthalmie a été assez fréquemment observée par nous, mais seulement chez certains individus et dans certaines parties de la division des aliénés de Bicêtre. Il existe une salle au rez-de-chaussée du bâtiment du conseil, destinée à servir d'infirmerie aux déments paralytiques, où se développe une cause incessante d'ophthalmie et de blépharite. Cette salle est occupée par des individus arrivés à la dernière période de la paralysie et qui laissent sans cesse échapper leurs urines et leurs matières fécales. Quelques soins que l'on puisse apporter, il est impossible de s'opposer au développement continuel des gaz qui donnent à cette salle une odeur caractéristique. Dans l'été, une ventilation continuelle peut obvier à cet inconvénient; mais dans les jours froids de l'hiver, la température s'y abaisse si rapidement, on a tant de peine à lutter contre le froid, qu'il est à peu près impossible d'employer ce moyen. Aussi, chaque fois que l'on pénètre dans cette salle, est-on désagréablement affecté par une forte odeur d'ammoniaque, et pour peu que l'on y reste quelque temps, on éprouve aux yeux un picotement assez fort. Si quelques individus s'habituent à cette atmosphère viciée, il en est d'autres, en plus grand nombre, qui en ressentent bientôt les effets, et l'on voit apparaître des ophthalmies chez la plupart d'entre eux. La salle, dite d'admission, offre, quoique à un degré moindre, la réunion des mêmes causes. Cette inflammation affecte plus souvent les paupières que la conjonctive oculaire. Jamais elle ne présente une grande gravité. On trouve ordinairement une injection assez forte de l'œil; les paupières sont rouges, quelquefois tuméfiées. L'écoulement muco-purulent est, en général, peu abondant. Jamais cette inflammation n'est devenue grave, jamais nous n'avons vu de chémosis, de kératite, etc.

Le traitement le plus simple et le plus rationnel, est tout prophylactique : c'est de soustraire le malade aux causes bien évidentes de l'ophthalmie. Il suffit qu'on le place dans une autre salle, pour que la guérison arrive comme par enchantement. Dans le cas contraire, l'inflammation de l'œil et des paupières se prolonge indéfiniment, et tous les autres moyens mis en usage sont plutôt palliatifs que curatifs.

TUMEURS DES OREILLES.

Il y a quatre ans environ, M. Belhomme décrivit une forme particulière de tumeurs du pavillon de l'oreille, observée chez les aliénés. M. Cossy ajouta peu de temps après quelques observations à celles qui avaient été publiées. Mais ils ne paraissent point avoir connu la description d'une affection analogue faite par M. Ferrus, dans ses leçons cliniques, qui attiraient à Bicêtre un nombreux concours de médecins et d'élèves. On trouvera ce document consigné dans *la Gazette des hôpitaux* (année 1838, pag. 565). Nous croyons d'ailleurs, à cause de son importance, devoir le reproduire ici littéralement.

« Je mentionnerai en passant une lésion des pavillons auriculaires observée quelquefois chez les maniaques chroniques, mais beaucoup plus fréquente chez les déments et les paralytiques généraux. D'abord la face externe de l'oreille rougit et se tuméfie. Après huit ou dix jours la peau se détache insensiblement du fibro-cartilage sous-jacent, et l'on constate à l'aide des signes physiques ordinaires la présence d'un liquide qui dissèque la peau de l'oreille dans une grande étendue, de manière à former une tumeur du volume d'un œuf de pigeon. C'est ainsi que j'ai vu la peau se décoller de l'antitragus, de l'anthélix et de l'échancrure de la conque, être soulevée par un liquide et former une tumeur qui obstruait le conduit auditif externe, refoulait le tragus, et était circonscrite par l'hélix et le rebord de l'oreille. Comme la peau du pavillon de l'oreille est très adhérente et présente beaucoup de tension et de finesse, il résulte de ces particularités anatomiques que cette accumulation ne se fait qu'avec lenteur, qu'elle détermine de vives douleurs, malgré le peu de sensibilité du sujet, et qu'on peut apprécier la nature séreuse ou séro-purulente à travers la transparence de la peau. Si on abandonne ces tumeurs à elles-mêmes, deux modes de terminaison ont lieu : ou le liquide est résorbé peu à peu, ce qui est rare; ou bien la peau, déjà si tendue et si fine, s'amincit progressivement, se rompt, le liquide s'écoule et il reste une fistule séro-purulente interminable. Aussi, ai je coutume d'opposer un traitement actif au développement de ces tumeurs. Sont-elles peu volumineuses, je favorise l'absorption du liquide à l'aide d'une compression légère. Ont-elles acquis des dimensions considérables, je me hâte de les ouvrir largement, et comme la vitalité des parties constituant leurs parois est peu considérable, j'introduis dans leur cavité un peu de charpie, de manière à provoquer l'apparition des bourgeons sanguins. Le mode de traitement et plus encore la mort qui surprend les malades m'ont permis de faire l'anatomie pathologique de ces tumeurs. J'ai trouvé la peau très amincie, le cartilage érodé et ses éminences détruites en partie par l'absorption ulcérative; quant au liquide que renfermait la tumeur, sa nature était d'abord séreuse, puis devenait séro-purulente. Comment expliquer l'apparition de ces désordres? A défaut de causes très évidentes, il me semble rationnel de les attribuer à une pression trop prolongée de l'oreille, ou à des frottements trop répétés, ainsi que cela a lieu chez le dément paralytique qu'on couche fréquemment sur l'un des côtés pour varier les modes de décubitus et prévenir les gangrènes partielles. »

On voit, en résumé, d'après cette description, que ces tumeurs paraissent de nature inflammatoire et que le liquide qui se forme est séreux ou séro-sanguinolent, et qu'elles ont une grande tendance à suppurer pendant longtemps et à ulcérer les cartilages du pavillon de l'oreille.

La description de M. Belhomme ne diffère que fort peu de celle de M. Ferrus, sauf que, dans plusieurs cas, il existe avec la sérosité qui s'écoule de ces tumeurs une notable quantité de sang. La description de M. Cossy en diffère davantage; d'après lui, la tumeur ne contient que du sang rouge et liquide, ou noir et coagulé. Les incisions que l'on pratique ne deviennent jamais fistuleuses, et le liquide n'a point présenté le caractère purulent. Je signale en commençant ces différences, et je vais faire la description de ces tumeurs avec les documents que je viens de citer, n'ayant point moi même recueilli de faits analogues capables d'élucider davantage cette question.

Anatomie pathologique. M. Ferrus a trouvé la peau amincie, le cartilage érodé, et ses éminences détruites en partie par l'absorption ulcérative. Le liquide était séreux ou séro sanguinolent.

M. Belhomme a signalé l'épaississement et l'hypertrophie du cartilage de l'oreille qui perd sa forme ordinaire et passe à l'état de fibro-cartilage informe ; la condensation et l'épaississement du tissu cellulaire, qui se sépare difficilement du cartilage.

M. Cossy a fait avec plus de soin encore l'examen anatomique des parties malades. En voici le résultat : le pavillon de l'oreille est notablement épaissi et moins flexible ; sa coupe fait reconnaître l'existence de plusieurs couches, qui sont d'abord, la peau de la face temporale de l'oreille et le tissu cellulaire sous-jacent parfaitement sains ; puis en s'avançant plus profondément, le cartilage de l'oreille qui n'a subi ni déformation, ni épaississement. Une troisième couche de 2 à 3 millimètres d'épaisseur existant seulement au niveau de l'épaississement de la conque seulement, est constituée par un tissu rouge et fibreux, plus consistant que du sang récemment coagulé. Plus en dehors une ligne de 1 millimètre d'épaisseur de couleur blanchâtre, ayant l'aspect d'un cartilage ; puis la peau de la face externe de la conque, ferme, dense et un peu épaissie. Il résulte de cet examen, qu'il existe une lame cartilagineuse épaissie, élastique, dégénérant bientôt en un tissu fibro-celluleux, simplement accollé au cartilage de l'oreille et recouvrant une couche rouge et fibreuse. Il considère le cartilage de nouvelle formation comme le résultat de la fausse membrane qui tapisse le foyer hémorrhagique. Ce résultat diffère beaucoup, comme on le voit, de celui auquel M. Belhomme est arrivé. Cette différence tiendrait-elle, comme semble le croire M. Cossy, à un examen trop superficiel ? Nous ne saurions le dire, et de nouvelles recherches décideront sans doute cette question.

Fréquence. Cette affection ne paraît point très fréquente, à en juger par le petit nombre de faits recueillis jusqu'à ce jour, par ceux mêmes qui l'ont étudiée avec le plus de soin. Trois seulement appartiennent à M Cossy, un nombre indéterminé, mais sans doute peu considérable, à MM. Ferrus et Belhomme.

Causes. M. Ferrus l'a notée quelquefois chez les maniaques, à l'état chronique, mais beaucoup plus souvent chez les déments avec paralysie générale ; M. Belhomme ne paraît l'avoir observée que chez ces derniers. Sur les trois malades de M. Cossy, deux étaient atteints de manie simple, un seul de démence paralytique. Si donc on a eu tort de regarder les tumeurs de l'oreille, comme appartenant exclusivement à cette dernière forme, toujours est il qu'elle paraît y prédisposer plus que toute autre.

Les observations recueillies jusqu'à présent ne sont relatives qu'au sexe masculin, et le plus souvent à des individus âgés de trente à quarante ans, âge de la démence paralytique.

Cette affection ne paraît point se montrer sous l'influence du scorbut ou d'une diathèse hémorrhagique. L'affaiblissement de la constitution et l'amaigrissement notés chez la plupart des malades, peuvent et doivent être mis au rang des causes prédisposantes.

Quant à la véritable cause, elle paraît encore aujourd'hui bien difficile à déterminer. Malgré tout, on ne peut s'empêcher d'attacher quelque importance à l'explication de M. Belhomme. Ce médecin pense que les parties les plus excentriques souffrent plus que les autres du ralentissement de la circulation qui s'observe chez les aliénés, et partant sont plus exposées à devenir le siége d'un épanchement sanguin, sous l'influence d'un choc, de frottements répétés, de pressions trop prolongées. On n'a pas cependant recueilli de faits bien positifs à l'appui de cette étiologie.

Symptômes. La tumeur peut apparaître sur une seule oreille ou sur deux successivement. Son apparition est assez rapide, son volume varie depuis la grosseur d'une noisette jusqu'à celle d'un œuf de pigeon. La peau soulevée cesse de reproduire les saillies et les anfractuosités du cartilage de l'oreille, et parvient quelquefois à obstruer le conduit auditif externe. Elle est rénitente, d'un bleu noirâtre, rouge suivant d'autres; elle est le siége d'une fluctuation obscure; le doigt n'y laisse point d'empreinte; elle offre une élévation considérable de température; on y constate une douleur assez vive et qu'il est facile d'apprécier.

Si l'on fait une ponction aux téguments, il en sort un liquide séro-sanguinolent ou du sang rouge et liquide, et par la pression on détermine l'issue d'un caillot ayant l'apparence de la gelée de groseilles. Les ponctions se cicatrisent rapidement, et une nouvelle accumulation de liquide a lieu. La tumeur, au bout de quelques jours, diminue, et la durée totale est d'environ un mois. D'après les observations de M. Ferrus, les choses ne se passeraient pas toujours ainsi; il a vu rarement le liquide se résorber, mais fréquemment la peau se rompre et une fistule séro-purulente s'établir.

Il paraît, en conséquence, préférer le traitement actif à l'expectation suivie dans d'autres cas; il se hâte de faire de larges incisions et d'exciter dans la plaie la formation de bourgeons sanguins. Dans tous les cas, les incisions assez souvent répétées favorisent la marche de cette affection, et c'est le seul moyen qui jusqu'à présent paraisse avoir quelque utilité.

PHLÉBITE.

Lorsque dans l'étude des causes nous avons recherché l'influence que les vêtements pouvaient avoir sur la production des maladies chez les aliénés, nous avons dit un mot de la chaussure et des sabots en particulier. Il faut rapporter à leur usage un certain nombre d'excoriations légères, d'érysipèles, d'escarres, et d'autres affections qui peuvent offrir un plus haut degré de gravité. La phlébite de la saphène est de ce nombre.

On a déjà pu voir, à l'article *Stomatite*, un fait curieux de ce genre. Nous allons y joindre le suivant peut être moins intéressant en ce que nous n'avons pu constater les lésions anatomiques, mais plus important cependant, car on a pu obtenir une complète guérison.

OBSERVATION.

Manie chronique; plaque érysipélateuse sur le coude-pied; traînée rougeâtre et cordon rénitent le long du trajet de la veine saphène interne; formation de plusieurs abcès à la face dorsale du pied et à la cuisse; le cordon formé par la veine diminue et disparaît. Guérison.

Merle, placé depuis longtemps dans la section des incurables comme atteint de manie chronique, est entré à l'infirmerie de la division le 8 janvier 1839.

Il présente au coude-pied gauche une rougeur assez vive dans l'espace de 3 pouces environ et qui suit la direction des tendons des muscles extenseurs; la partie interne de la cuisse du même côté, le long du trajet de la veine saphène, est rouge et tuméfiée. (Application de 30 sangsues.)

Le 10, il existe une rougeur avec teinte violacée dans le point indiqué ci-dessus; douleur modérée à la pression. La tuméfaction est disposée par plaques. On sent au milieu de la saillie qu'elle forme un cordon rénitent d'une largeur de 5 lignes environ, qui commence à l'insertion de la saphène à la veine fémorale, et s'étend jusqu'au-dessus du condyle interne du fémur. (Prescript. 45 sangsues; cataplasmes émollients.)

Le 11, le pouls est à 84; anorexie, soif modérée, état général bon. La rougeur diminue et cesse à quelques travers de doigt au-dessus du genou; le cordon rénitent est moins sensible, l'empâtement qui l'entoure moins considérable; la douleur n'existe que lorsque l'on exerce une pression. (Prescript. sérum nitré; cataplasmes; potages)

12. Le mieux persiste; la rougeur occupe une étendue moins considérable, et existe seulement dans les 2/3 supé-

rieurs de la cuisse avec un peu d'empâtememt. (Prescript. eau de veau; sulfate de soude, 30 grammes.)

14. Rougeur limitée au 1/3 moyen de la cuisse avec teinte violacée ; le cordon dur ne disparaît point.

16. On reconnaît une inflammation manifeste dans tout le trajet de la veine, à commencer à trois travers de doigt au-dessus du genou jusqu'à deux pouces au-dessous de son insertion à la fémorale. Un point fluctuant est aussi devenu manifeste sur le coude-pied. Trois ponctions sont faites avec une lancette ; il en sort un pus abondant, jaune-verdâtre, bien lié, mêlé à quelques gouttes de sang ; la compression exercée sur tout le trajet de la veine le fait sortir par les ouvertures que l'on vient de pratiquer.

17. A la suite de l'évacuation du pus, on sent un cordon dur et résistant ; écoulement d'un pus abondant et de bonne nature.

30. La suppuration a diminué graduellement et a complétement cessé ; le cordon a presque disparu ; on le sent à peine ; il sort encore un peu de sérosité par l'ouverture supérieure.

23 février. On est obligé de faire une ponction pour évacuer une petite quantité de pus.

25. On ne sent plus le cordon noueux et rénitent ; une teinte brune indique son trajet ; les cicatrices des incisions sont solides ; le malade marche très facilement et il quitte l'infirmerie.

Il est examiné dans le courant du mois d'avril ; on sent à la partie interne de la cuisse un cordon filiforme dur qui suit le trajet de la saphène, et qui est extérieurement indiqué par une teinte brune. Les veines de la jambe ne paraissent point avoir subi une grande dilatation.

Cette affection nous paraît devoir être rapportée à la phlébite externe, à l'inflammation du tissu cellulaire qui entoure la veine saphène. En effet, jamais il n'y a eu de phénomènes de réaction, cette fièvre intense, ces symptômes graves, souvent précurseurs de la mort, qui accompagnent presque immédiatement une phlébite interne. On n'a noté qu'une rougeur érysipélateuse avec sensation du cordon dur et rénitent sur le trajet de la veine saphène. Cette rougeur était disposée par plaques séparées par des portions de peau à l'état sain. Au bout de quelques jours, il se manifeste de la fluctuation le long du trajet de la veine ; il sort du pus de bonne nature par les ouvertures qui sont pratiquées; la suppuration disparaît, les plaies se ferment, le cordon diminue de volume, et finit par n'être plus apparent au bout de quelque temps; il ne reste plus qu'une teinte brune dans les points qui ont été le siége de l'inflammation ; le malade guérit parfaitement bien.

Le second individu a offert des symptômes analogues. Sensation d'un corps cylindrique le long du trajet de la saphène avec coloration rougeâtre; il ne s'est point formé d'abcès. Dans ce dernier cas, le malade ayant succombé à une autre affection, on a pu examiner l'état de la veine, trois mois après l'apparition des premiers symptômes.

On a trouvé que le tissu cellulaire n'offrait point d'altération ; le calibre de la veine n'était point intercepté ; elle était vide ; ses parois semblaient un peu épaissies ; sa cavité était en partie remplie par un caillot de couleur brunâtre et de forme très allongée. On voyait au niveau du genou un caillot assez volumineux non adhérent à la veine.

M. Lélut (*Journal des progrès*, 1830, t. I, 2e série) a rapporté l'histoire intéressante à d'autres titres d'un dément paralytique atteint de phlegmon érysipélateux du pied. Il y avait une inflammation des rameaux des veines saphènes qui se distribuent sur le dos du pied. A l'autopsie, on trouva leurs parois épaissies, opaques, et dans leur cavité, au lieu de sang, un pus grisâtre.

Cette maladie, observée deux fois dans le courant d'une année, nous paraît avoir une assez grande fréquence, ce qui s'explique facilement par la cause que nous avons invoquée. C'est chez deux vieillards, tous deux placés parmi les incurables, qu'elle a été notée. Peut-être le genre de vie de cette classe d'aliénés a-t-il favorisé encore l'action de la cause occasionnelle indiquée plus haut. Les suites ne paraissent point avoir de gravité.

Le traitement a été assez énergique : il a consisté en applications de sangsues en grand nombre sur le trajet de la veine malade, en cataplasmes émollients, fomentations, etc.; boissons délayantes et laxatives au début. Plus tard, les frictions mercurielles paraissent avoir exercé une influence favorable sur la marche de la maladie.

ESCARRES.

Les aliénés, plus que tous les autres individus, sont exposés au facile développement de la gangrène sur plusieurs points de la surface cutanée. L'apparition d'escarres, ajoutée à la détérioration profonde que subit l'économie, devient une cause fréquente de mort. M. Calmeil a trouvé 20 fois des escarres sur 100 aliénés. Nous calculons que le 1/3 de nos malades a succombé pendant le cours d'une année avec des escarres au sacrum et dans d'autres parties du corps. C'est chez les aliénés que l'affaiblissement et le marasme, ou bien encore une agitation considérable et une extrême malpropreté, forcent à retenir dans leur lit, que ces points gangréneux se forment le plus souvent. On doit, en effet, regarder comme une chose rare que des gâteux, toujours plongés, malgré les soins qu'on leur donne et les précautions que l'on prend, au milieu de l'urine et des matières fécales, puissent éviter la formation de plaques gangréneuses dans les points du corps les plus exposés à la pression. A cette cause, il faut ajouter l'emploi des entraves, de la camisole, qui, souvent placées avec négligence par les infirmiers, exercent sur certaines parties une compression trop forte.

C'est au sacrum que les escarres se montrent le plus souvent, puis aux trochanters, aux aisselles, aux coudes, aux omoplates. On en a vu quelquefois à certaines parties de la face, au nez, aux pommettes, au cou.

En général, la mort arrive avant leur complet détachement, ou bien elles tombent et laissent après elles des plaies dont la cicatrisation est impossible. Nous avons vu des déments paralytiques dont tout le sacrum et une portion de la région lombaire de la colonne vertébrale étaient complétement dénudés ; d'autres chez lesquels une escarre de l'aisselle avait mis à découvert le grand pectoral, etc.

Vouloir guérir une aussi grave lésion est chose assurément fort difficile, surtout dans la fâcheuse condition où se trouvent placés les aliénés. Elle n'est, en effet, que le symptôme d'une maladie générale, le résultat d'une altération profonde de l'organisme sur laquelle il n'est point possible d'agir. Le meilleur traitement sans doute doit consister à prévenir la formation de ces escarres, mais il est rarement possible d'atteindre ce but Malgré tout, une fois formées, on ne doit point les abandonner aux seules forces de la nature. Le traitement tonique est surtout indiqué ici. On met en usage à Bicêtre le quinquina étalé sur des gâteaux de charpie, des compresses ou de la charpie imbibée dans l'alcool camphré. Lorsque l'escarre est tombée, on panse la plaie avec le cérat, le digestif, la poudre de quinquina.

Ce traitement, continué pendant longtemps, et joint aux plus grands soins de propreté, a paru être fort utile chez certains individus qu'on n'était pas obligé de retenir sans cesse dans leur lit, qu'on pouvait placer sur des fauteuils et qui étaient aptes à se livrer à quelque exercice.

Dans le fait qui va suivre, on peut voir qu'une escarre du sacrum, malgré son étendue, n'aurait point amené une terminaison funeste, si le malade n'avait succombé à de graves désordres survenus dans les méninges. La plaie qui résultait d'une perte considérable de substance était en pleine voie de cicatrisation lorsqu'une mort rapide est survenue.

OBSERVATION.

Manie aiguë ; tentative de suicide ; amélioration coïncidant avec l'apparition d'une escarre ; le délire se manifeste de nouveau à la suite d'une nouvelle fâcheuse ; mort subite.

Thuillier, âgé de cinquante-trois ans, tonnelier, né à Liége, fixé à Paris depuis 1824, est entré à Bicêtre le 30 mars 1839.

Il n'y a point eu d'aliénés dans sa famille, mais il a deux oncles épileptiques. Il n'a point éprouvé de chagrins, point fait de perte d'argent ; sa conduite a toujours été régulière ; il ne fait jamais d'excès.

21 mars. On lui annonce brusquement la mort subite d'un ami qu'il avait encore vu bien portant quelques jours auparavant. Il en ressent un vif chagrin ; il continue à travailler, mais on remarque que sa parole s'embarrasse, qu'il tremble et bégaie. Il se plaint d'une céphalalgie intense et reste dans cet état jusqu'au 29 dans la matinée. Alors il commence à être fort agité ; il parle beaucoup, mais sans incohérence bien manifeste. Vers le soir, il se plaint encore d'un mal de tête fort pénible. On applique 16 sangsues aux malléoles

A la suite de cette émission sanguine, le délire devient complet, l'agitation est des plus grandes ; on est obligé de le lier, et on lui pratique une saignée de 500 grammes. L'agitation augmente encore ; il croit qu'on veut l'empoisonner ; il fait goûter par ceux qui sont auprès de lui sa tisane avant de la boire, et encore il ne boit qu'avec une extrême répugnance.

Le 2 avril, l'agitation continue, loquacité très grande, incohérence ; il ne peut suivre une idée un seul moment ; il croit qu'on veut l'empoisonner, fait goûter à toutes ses boissons, et refuse ensuite de boire. On lui fait prendre quelques gouttes d'huile de croton tiglium, qu'il rejette aussitôt. Apyrexie ; pas de selles ; dents fuligineuses ; insomnie complète. (Bains.)

4. Toujours de l'agitation et du délire. Cependant il se décide à boire volontairement. (Bains.)

6. T... est plus calme et on lui ôte la camisole ; il boit bien ; la langue est couverte d'un enduit brunâtre ; il y a encore du délire. (Bains.)

7. Il profite de la liberté qu'on lui laisse pour chercher à s'étrangler avec son drap ; la langue est sèche et couverte d'un enduit brunâtre ; les dents sont fuligineuses ; il boit, mais ne veut pas prendre d'aliments ; toujours de la constipation. (Prescript. limonade ; bains ; 2 vésicatoires aux jambes.)

10. Il a constamment jusqu'ici refusé de manger ; il s'épuise ; ce n'est qu'après avoir employé la force qu'on le décide à prendre volontairement des aliments.

Jusqu'au 15, l'amélioration continue ; il mange sans trop de difficulté ; il est calme, tranquille. Le délire diminue. Le malade rend assez bien compte des événements qui ont précédé son admission. Il rappelle des dates avec assez de précision ; il s'occupe de sa famille, en demande des nouvelles ; il avouerait presque qu'il a déliré. Depuis quelques jours, on s'est aperçu qu'une escarre se formait à la région sacrée. Elle a 5 pouces de largeur sur 4 de hauteur. Il y en a une autre au grand trochanter droit.

18. L'escarre commence à se détacher, et les bords suppurent déjà. L'intelligence est en meilleur état, mais il reste toujours un peu de stupeur. Il se lève et mange les 3/4 de la portion.

23. L'escarre s'est détachée sur tous ses bords ; elle est réduite de moitié, mince et sèche ; elle laisse une plaie énorme de 6 pouces au moins de largeur. Au milieu se voit le sacrum dénudé ; des bourgeons charnus et vermeils se développent sur les côtés et sécrètent un pus de bonne nature. L'état de l'intelligence s'améliore de plus en plus.

4 mai. La plaie conserve un bon aspect ; le sacrum est toujours dénudé. Une visite que le malade a reçue la veille paraît avoir eu une fâcheuse influence sur son état. Le délire et l'incohérence reparaissent tout à coup, et il a beaucoup d'agitation pendant la nuit.

6. La plaie se rétrécit avec rapidité. Bourgeons charnus exubérants qu'il est nécessaire de toucher avec le nitrate d'argent; le sacrum commence à se recouvrir. L'état mental est toujours peu satisfaisant. Il y a du délire; T... pleure sans motif, s'agite et devient difficile à contenir. Une diarrhée abondante se manifeste et des matières fécales liquides couvrent la plaie.

8. L'agitation augmente; il se porte à des actes de violence et frappe des infirmiers. Il délire toujours, et ses paroles sont de plus en plus incohérentes. L'aspect de la plaie de la région sacrée a changé, les bourgeons charnus sont devenus pâles et blafards; elle se couvre en différents points de taches d'un gris verdâtre. Le pus est sanieux et mal lié; une plaque d'un brun noirâtre se remarque au milieu; elle semble due à la gangrène des bourgeons charnus. Les traits sont altérés; amaigrissement rapide.

12. On a pansé la plaie avec de la poudre de kina; elle a un aspect tanné et brunâtre; le sacrum est de nouveau à découvert. Toujours de la diarrhée. L'agitation est moins grande.

Dans la nuit du 13 au 14, le malade est resté couché; il avait mangé la veille comme à l'ordinaire. Vers le matin, il se lève pour aller à la selle, se recouche et meurt à cinq heures.

Autopsie faite le 15. La voûte crânienne enlevée, on voit qu'en avant la dure-mère présente de la fluctuation, comme si un liquide y était renfermé en grande quantité. Dès qu'elle est incisée, il s'en échappe 4 onces environ de sérosité sanguinolente, qui était rassemblée à la partie antérieure. Elle était contenue dans la grande cavité de l'arachnoïde. Sa face interne est tapissée par une pseudo-membrane d'une demi-ligne d'épaisseur, jaunâtre, assez résistante, sans formation de vaisseaux. De place en place se voient de larges plaques d'un sang noirâtre moins foncé sur ses bords, ce qui donne à cette fausse membrane un aspect tout-à-fait comparable à celui de l'écaille. Elle naît d'une ligne qui aurait suivi le bord supérieur du rocher et le sinus latéral. Dans ce point, elle est tellement mince qu'elle semble se confondre avec l'arachnoïde. Cette disposition existe des deux côtés, mais elle est plus prononcée à gauche. Il semble, lorsqu'on a enlevé la fausse membrane, qu'on trouve à nu au-dessous d'elle les fibres de la dure-mère.

Sous le feuillet viscéral de l'arachnoïde, on voit ramper des veines nombreuses, largement dilatées et distendues par un sang noirâtre. Ce feuillet est parsemé de nombreuses taches jaunâtres, de forme circulaire, disposées surtout dans les anfractuosités. Si on enlève l'arachnoïde viscérale, elles s'enlèvent avec elle, et semblent contenues dans son épaisseur. Ce feuillet est manifestement plus épais qu'à l'état normal et d'nn blanc laiteux. Une couche de sérosité gélatiniforme est répandue entre lui et la pie-mère qui n'est point adhérente aux circonvolutions.

La pulpe cérébrale paraît avoir conservé sa consistance et sa coloration normales; un peu de pointillé aux diverses coupes que l'on pratique. Les ventricules latéraux contiennent une once environ de sérosité trouble et grumeleuse. Pas de granulations. Rien à noter à la base du cerveau.

Les deux poumons sont adhérents aux parois thoraciques, le cœur a son volume normal.

La membrane muqueuse de l'estomac est couverte d'un enduit épais et visqueux, d'un blanc grisâtre; elle donne des lambeaux de 4 à 5 lignes. Quelques restes d'aliments en petite quantité (morceaux d'omelette); les intestins sont vides dans toute leur étendue; il existe une couche épaisse et grisâtre à leur surface interne. La muqueuse a une bonne consistance partout.

Les lymphatiques se voient très distinctement sur la surface externe de l'intestin grêle, apparaissant près du bord voisin du mésentère, qu'ils traversent en se ramifiant et s'anastomosant assez rarement; ils suivent une direction presque droite; on les voit tous se rendre aux ganglions mésentériques qu'ils paraissent former en totalité par leur réunion et leur enlacement. Ils sont d'un blanc nacré, et ils n'ont disparu que lorsque l'intestin a été desséché.

La vessie contenait une petite quantité d'urine ; la membrane musculeuse présente la disposition réticulée des vessies à colonne. Les reins sont plus volumineux qu'à l'ordinaire ; ils sont couverts de taches rougeâtres extérieurement.

La plaie résultant de la chute de l'escarre s'est beaucoup rétrécie depuis cette chute. On la trouve formée d'un tissu noirâtre au milieu duquel le sacrum, dans presque toute sa hauteur, se trouve à nu.

Cette observation est une des plus intéressantes que nous ayons recueillies pendant notre séjour à Bicêtre. C'est une chose trop rare que des lésions aussi remarquables trouvées à l'autopsie d'un maniaque pour que nous puissions passer ce fait sous silence. Il existait dans la cavité de l'arachnoïde une fausse membrane, résultat probable d'une hémorrhagie, des granulations jaunâtres ; le malade avait cependant présenté une amélioration notable, et l'on pouvait presque compter sur sa guérison, lorsqu'une mort rapide et imprévue est venue l'enlever. C'est une bonne fortune que de trouver les vaisseaux chylifères aussi bien injectés. La mort paraît être survenue pendant la digestion. On a, en effet, rencontré dans l'estomac des morceaux d'aliments non encore digérés. Nous avons pu conserver pendant quelque temps une portion d'intestin et de mésentère sur laquelle les chylifères étaient parfaitement injectés. La dessiccation les faisait disparaître, mais il suffisait de les plonger dans l'eau pour qu'ils parussent de nouveau.

FIN.

TABLE.

PATHOLOGIE GÉNÉRALE.

PATHOLOGIE SPÉCIALE.

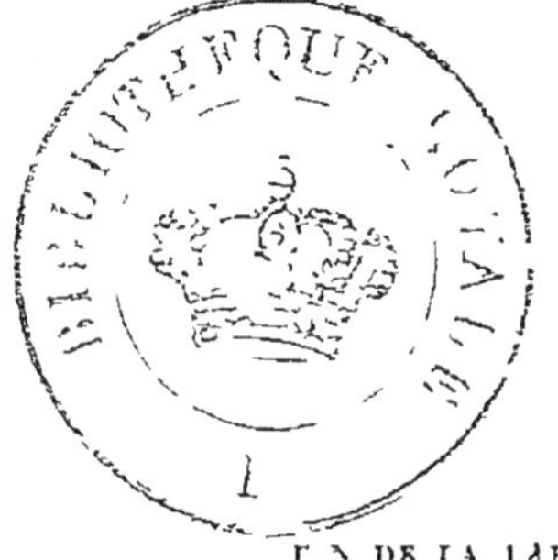

FIN DE LA TABLE.